D1704447

Haftungsgefahren und Risikomanagement in Orthopädie und Chirurgie

Reinhold T. Müller, Karl Otto Bergmann

Georg Thieme Verlag Stuttgart · New York 2000

Anschriften

Dr. jur. Karl Otto Bergmann
Anwaltssozietät Dr. Eick und Partner
Postfach 1411
D-59004 Hamm

Prof. Dr. med. Reinhold T. Müller
Universitätsklinikum Essen
Hufelandstraße 55
D-45122 Essen

*Die Deutsche Bibliothek –
CIP-Einheitsaufnahme*

Müller, Reinhold T.:
Haftungsverfahren und Risikomanagement in Orthopädie und Chirurgie / Reinhold T. Müller ; Karl Otto Bergmann. - Stuttgart ; New York : Thieme, 2000

Wichtiger Hinweis: Wie jede Wissenschaft ist die Medizin ständigen Entwicklungen unterworfen. Forschung und klinische Erfahrung erweitern unsere Erkenntnisse, insbesondere was Behandlung und medikamentöse Therapie anbelangt. Soweit in diesem Werk eine Dosierung oder eine Applikation erwähnt wird, darf der Leser zwar darauf vertrauen, dass Autoren Herausgeber und Verlag große Sorgfalt darauf verwandt haben, dass diese Angabe **dem Wissensstand bei Fertigstellung des Werkes** entspricht.

Für Angaben über Dosierungsanweisungen und Applikationsformen kann vom Verlag jedoch keine Gewähr übernommen werden. **Jeder Benutzer ist angehalten**, durch sorgfältige Prüfung der Beipackzettel der verwendeten Präparate und gegebenenfalls nach Konsultation eines Spezialisten festzustellen, ob die dort gegebene Empfehlung für Dosierungen oder die Beachtung von Kontraindikationen gegenüber der Angabe in diesem Buch abweicht. Eine solche Prüfung ist besonders wichtig bei selten verwendeten Präparaten oder solchen, die neu auf den Markt gebracht worden sind. **Jede Dosierung oder Applikation erfolgt auf eigene Gefahr des Benutzers.** Autoren und Verlag appellieren an jeden Benutzer, ihm etwa auffallende Ungenauigkeiten dem Verlag mitzuteilen.

© 2000 Georg Thieme Verlag
Rüdigerstraße 14
D-70469 Stuttgart
Unsere Homepage: http://www.thieme.de

Printed in Germany

Umschlaggestaltung: Martina Berge,
   Erbach-Ernsbach
Satz, Druck und Bildreproduktion:
   Gulde-Druck GmbH, D-72072 Tübingen;
   gesetzt auf CCS Textline

Geschützte Warennamen werden **nicht** besonders kenntlich gemacht. Aus dem Fehlen eines solchen Hinweises kann also nicht geschlossen werden, dass es sich um einen freien Warennamen handele.

Das Werk, einschließlich aller seiner Teile, ist urheberrechtlich geschützt. Jede Verwertung außerhalb der engen Grenzen des Urheberrechtsgesetzes ist ohne Zustimmung des Verlages unzulässig und strafbar. Das gilt insbesondere für Vervielfältigungen, Übersetzungen, Mikroverfilmungen und die Einspeicherung und Verarbeitung in elektronischen Systemen.

ISBN 3-13-124561-1   1 2 3 4 5 6

Vorwort

Die Tätigkeit des Arztes gründet auf der Wissenschaft und Humanität, auf naturwissenschaftlicher Erkenntnis und menschlicher Zuwendung. Andererseits ist nicht zu verkennen, dass mit der zunehmenden Verrechtlichung der Arzt-Patient-Beziehung das Element der Qualität und der ärztlichen Haftung immer stärker in den Blickpunkt der Betrachtungen rückt. Dies gilt insbesondere für Orthopädie und Chirurgie, also die Bereiche, die häufig mit dem Skalpell, sei es durch Medikament, Instrument oder Strahl für jeden erkennbar in den menschlichen Organismus eingreifen. Dem Eingriff immanent ist das Risiko, die Möglichkeit des Fehlschlags, der oft tiefen Beeinträchtigung der Lebensführung des Patienten für die Zukunft.

Es ist daher nicht verwunderlich, dass Orthopädie und Chirurgie zu den haftungsträchtigsten Sparten der Medizin gehören. In den Schadensstatistiken der Gutachterkommissionen entfallen über 50% der angemeldeten Schäden auf Chirurgie und Orthopädie, wobei die Chirurgie, wohl entsprechend den höheren Eingriffszahlen, wiederum deutlich überwiegt. Dabei stehen insuffiziente Frakturversorgungen und Kniegelenkoperationen an der Spitze der chirurgischen Behandlungsfehler, während im Bereich der Orthopädie insuffiziente Hüftgelenkoperationen und Injektionsschäden an der Spitze der Schadensstatistiken stehen. Die Verfasser haben sich in interdisziplinärer Zusammenarbeit bemüht, das Spannungsfeld zwischen medizinischem Heilauftrag und Verrechtlichung der Medizin zu erarbeiten. Im Mittelpunkt dieses Buches steht die Frage, wie durch richtige Organisation und Risikomanagement die Haftung des Orthopäden und Chirurgen vermindert und damit gleichzeitig die Patientenversorgung verbessert werden kann.

Die Verfasser wünschen sich aus dem Kreise ihrer Leser viele Anregungen und Hinweise, um dem gemeinsamen Anliegen, Haftungsfälle zu minimieren und die Qualität der Arbeit des Orthopäden und Chirurgen zu optimieren, gerecht zu werden.

Essen/Hamm,
im Frühjahr 2000

Prof. Dr. R.T. Müller
Dr. Karl Otto Bergmann

Inhaltsverzeichnis

1 Einleitung — 1

2 Grundlagen der Arzt-Patient-Beziehung — 3

1. Behandlungsvertrag 3
   Parteien des Behandlungsvertrags 3
   Charakter und Inhalt des Behandlungsvertrags 4
2. Haftung aus unerlaubter Handlung (Delikt) 5
3. Fahrlässigkeit als Verschulden 6
4. Checkliste zu den Grundlagen der Arzt-Patient-Beziehung 7

3 Einwilligung des Patienten — 9

1. Folgen fehlender Aufklärung 9
2. Einwilligungsfähigkeit 10
3. Ausländische Patienten 10
4. Aufklärungsverzicht 11
5. Substanziierungspflichten des Patienten 11
6. Erweiterung der Operation ohne Aufklärung 11
7. Checkliste Einwilligung des Patienten ... 12

4 Aufklärung des Patienten — 13

1. Sicherungsaufklärung / therapeutische Aufklärung 13
   Forensische Bedeutung 13
   Praktische Bedeutung 14
   Der uneinsichtige Patient 14
   Dokumentation Sicherungsaufklärung .. 15
2. Eingriffsaufklärung / Selbstbestimmungsaufklärung 16
   Ziel der Eingriffsaufklärung 16
   Arten der Eingriffsaufklärung 16
3. Das Aufklärungsgespräch 20
   Zur Person des Aufklärenden 20
   Zur Umgebung 21
   Zeitpunkt der Aufklärung 21
   Forensische Bedeutung 23
   Dauer des Aufklärungsgesprächs 23
   Adressat der Aufklärung 23
   Verständnis der Aufklärung 24
   Bedeutung von Vorkenntnissen des Patienten – Entbehrlichkeit der Aufklärung 24
   Sprachprobleme bei Ausländern 25
   Aufklärung vor Wiederholungseingriffen 25
   Aufklärung über den Operateur 26
   Aufklärung über ein allgemein nicht anerkanntes Vorgehen 26
4. Auswirkung der Risikoaufklärung auf den Patienten 26
5. Beweissicherung der Aufklärung 27
   Vorgedruckte Bögen 27
   Vermerk im Krankenblatt 27
   Beweis der ständigen und ausnahmslosen Übung 27
   Das computergestützte Aufklärungskonzept 28
6. Überaufklärung 31
7. Checkliste zur Aufklärung 32

5 Aufklärung in der Praxis anhand ausgewählter Eingriffe　33

1. Allgemeines Risiko einer Operation 33
2. Alternativaufklärung Eigenblutspende .. 34
3. Appendektomie 35
4. Leistenbruch 36
   Speziell bei MIC 37
5. Cholezystektomie 37
   Wichtig bei minimalinvasivem
   Vorgehen 39
6. Kolonchirurgie 40
7. Strumaresektion 42
8. Endoprothetik der großen Gelenke am
   Beispiel des Hüftgelenks 43
   Risikoaufklärung 43
   Alternativaufklärung Gelenkerhalt 45
   Sondersituation Wechseloperationen
   beim Gelenkersatz 45
   Sondersituation: Verwendung von
   entfernten Knochenanteilen als
   allogene Transplantate 46
9. Operationen an der Wirbelsäule 46
   Bandscheibenoperation als Standardeingriff an der Wirbelsäule 46
   Der Zweihöhleneingriff als komplizierter Eingriff an der Wirbelsäule 48
10. Hand 50
    Entfernung eines Ganglions im
    Handbereich 50
    Dupuytren-Kontraktur 51
11. Fuß 52
    Hallux valgus 52
12. Kniegelenk 53
    Verdacht auf Meniskusschaden 53

6 Fahrlässigkeit und erforderliche Sorgfalt　57

1. Feststellung des Sorgfaltsmaßstabs 57
2. Sorgfaltsmaßstab bei neuen Methoden .. 58
3. Facharztstandard 58
4. Übernahmeverschulden 59
5. Arbeitsteilung 59
6. Organisationsstrukturen und
   Organisationsverschulden 61
   Forensische Bedeutung 61
   Verkehrssicherheit 62
   Schutz vor Selbstschädigung 63
   Sicherung des Patienteneigentums 64
7. Der grobe Behandlungsfehler 65
8. Checkliste zum ärztlichen Standard und
   Sorgfaltsmaßstab 66

7 Fahrlässigkeit und Sorgfaltsmaßstab anhand von Fallbeispielen Empfehlungen für die Praxis　67

1. Steuerungsfunktion von Anamnese,
   klinischer Untersuchung und apparativ-
   technischen Befunden 67
   Anamnese und klinischer
   Untersuchungsbefund 67
   Atypische neurologische Befunde 69
   Bewertung von Untersuchungs-
   ergebnissen 70
   Klinischer Befund und Therapie 71
   Befunderhebung, Verlaufskontrollen im
   Therapieverlauf 72
2. Problemkreis Infektion 77
   Konzept zur Vermeidung einer das
   gewöhnliche Ausmaß deutlich
   übersteigenden Risikolage 77
   Abklärung eines Infektionsverdachts,
   Erhebung elementarer Befunde,
   Kontrollpflichten im Verlauf 79
   Konsequenzen bei Vorliegen einer
   Infektion 81
3. Problemkreis Allergie 82
4. Nachhaltige Schäden in Zusammenhang
   mit einer Manualtherapie 83
5. Thrombose und Thromboseprophylaxe . 84
   Beratungs- und Kontrollpflichten 84
   Die Entscheidung über die Thrombose-
   prophylaxe 85
   Thrombose und Diagnosefehler 85
   Sonderfälle, z.B. Ovulationshemmer 86
6. Intra- und postoperative
   Nervenläsionen 86

	Nervenausfälle im Bereich des Halses ...	86	
	Nervenausfälle in der Endoprothetik und Extremitätenchirurgie	87	
	Ausfälle nach Eingriffen an der Wirbelsäule	89	
7.	Verzögerung der Behandlung...........	90	
8.	Zur Sorgfalt bei der Abfassung ärztlicher Mitteilungen	90	
9.	Injektionen und Punktionen	92	
	Alternativaufklärung und Indikation von intraartikulären Injektionen	92	
	Anforderungen an die Hygiene	92	

- Besonderheiten beim Einsatz von Corticoiden in Gelenken und Hohlräumen ... 93
- Injektionen bei Sonderfällen 94
10. Zur peri- und intraoperativen Sorgfalt .. 95
    - Minimierung des potenziellen Risikos ... 95
    - Indikation und Alternativen 96
    - Vermeidung von Virustransmissionen .. 96
    - Lagerung 97
    - Operationstechnik 97
    - Zur Bedeutung einer intraoperativen Röntgenkontrolle 99
    - Zur postoperativen Phase 100
11. Behandlung von Tumoren 100

8 Sorgfaltsmaßstab, Wirtschaftlichkeit, Leitlinien und Qualitätssicherung   103

1. Das sozialrechtliche Wirtschaftlichkeitsgebot 103
2. Qualitätssicherung und ärztlicher Standard 105
3. Bedeutung von Leitlinien für den medizinischen Standard 107
4. Ärztekammer und Qualitätssicherung .. 108
5. Qualitätssicherung durch Weiterbildung 109
6. Defensivmedizin durch Qualitätssicherung und Kostendruck? 110
7. Risikomanagement und Qualitätssicherung 111
8. Checkliste Sorgfaltsmaßstab, Wirtschaftlichkeit, Leitlinien und Qualitätssicherung 112

9 Auswirkungen des Arbeitsrechts auf das Haftungsrecht, insbesondere das Arbeitszeitgesetz   113

1. Inhalt des Arbeitszeitgesetzes 113
   - Höchstarbeitszeit gemäß § 3 ArbZG 114
   - Ruhepausen gemäß § 4 ArbZG 114
   - Ruhezeit, Bereitschaftsdienst und Rufbereitschaft 114
   - Nachtarbeit 114
2. Haftungsrechtliche Problematik 115
3. Verhältnis BAT/Arbeitszeitgesetz 116
4. Umsetzungsmöglichkeiten des Arbeitszeitgesetzes 116
5. Checkliste Bereitschafts- und Rufbereitschaftsdienst gemäß Arbeitszeitgesetz .. 117

10 Dokumentation der Behandlung   119

1. Inhalt und Umfang der Dokumentation . 119
2. Rechtzeitigkeit der Dokumentation 120
3. Ärztliche bzw. pflegerische Dokumentation 120
   - Ärztliche Dokumentation 120
   - Pflegerische Dokumentation 121
4. Auswirkungen der Dokumentationspflicht 122
   - Aufbewahrungspflicht 122
   - Einsichtsrecht des Patienten in die Krankenunterlagen 123
   - Dokumentationsmängel 123
5. Dokumentation in Chirurgie und Orthopädie 124
   - Aufnahmebefund 124
   - Operationsbericht 124
   - Sonstige Dokumentationsformen 129
   - Verlaufsdokumentation 129

6. Dokumentation bei ambulanten Operationen, vor- und nachstationärer Behandlung 130
7. Checkliste Dokumentation 130

11 Arzt und Versicherer — 131

1. Bedeutung der Arzthaftpflichtversicherung 131
2. Der Versicherungsschutz für den selbst liquidierenden Arzt 131
3. Versicherungsschutz für das Krankenhaus und seine Mitarbeiter 132
4. Deckungsumfang 132
5. Die Obliegenheiten des Versicherungsnehmers 133
   Anzeigepflicht 133
   Mitwirkungsverpflichtung des Arztes ... 133
   Anerkenntnisverbot des Arztes 133
6. Die Regulierungsvollmacht des Versicherers 133
7. Strafrechtsschutzversicherung 134
8. Checkliste zur Zusammenarbeit zwischen Arzt und Versicherer 134

12 Der Arzt im Strafverfahren und im Zivilverfahren — 135

1. Das Strafverfahren 135
2. Die Straftatbestände 136
3. Checkliste im Strafverfahren 138
4. Das Zivilverfahren 138
   Bedeutung des Zivilrechtsstreits 138
   Ablauf des gerichtlichen Verfahrens 139
5. Beweisaufnahme und Sachverständigengutachten 139
6. Die Beweislast, insbesondere bei orthopädischen und chirurgischen Einzelfällen 140
   Beweislast des Patienten 140
   Beweiserleichterungen für den Patienten 141
7. Die Verjährung der Haftungsansprüche . 143
8. Checkliste im Zivilverfahren 144

13 Arzt und Gutachterkommission — 145

1. Bedeutung 145
2. Das Verfahren 145

14 Risikomanagement in Orthopädie und Chirurgie — 147

1. Abgrenzung 147
2. Notwendigkeit des Risikomanagements . 148
   Steigende Versicherungsprämien 148
   Gesetzgeberische Initiativen 148
   Entwicklung der Rechtsprechung 148
   Patientenschutz 148
3. Maßnahmen des Risikomanagements ... 149
   Juristische Schulung 149
   Schnittstellen in den Arbeitsbereichen .. 149
   Beinaheschäden 149
4. Beispiel eines Maßnahmenkatalogs für Orthopädie und Chirurgie 150

Literatur — 152

Abkürzungsverzeichnis — 154

Sachverzeichnis — 156

1 Einleitung

Das Arzthaftungsrecht beschreibt als privatrechtliches Berufsrecht der Ärzte, nach welchen medizinischen und rechtlichen Bewertungsmaßstäben ärztliches Handeln der ärztlichen Pflicht entspricht oder im Falle ärztlicher Fehlleistungen und damit der Pflichtwidrigkeit zur Haftung führt. H.L. Schreiber hat in seiner lesenswerten Monographie über „Notwendigkeit und Grenzen rechtlicher Kontrolle der Medizin" zu diesem Spannungsverhältnis auch zwischen Ärzten und Juristen zutreffend ausgeführt, es bleibe „nur der steinige Weg der Klärung der Gegensätze, der Kenntnis der unterschiedlichen Ausgangspunkte und Methoden von Medizin und Recht sowie des Versuchs einer jedenfalls teilweisen Einigung im Interesse der gemeinsamen Aufgaben beider im Ansatz sich so fremden Disziplinen"[1]. Insoweit wirkt das Haftungsrecht auch durch die Festlegung von ärztlichen Standards, ärztlichen und nichtärztlichen Pflichten im Rahmen der Arbeitsteilung und Beschreibung der notwendigen Essenzialien von Aufklärung und Dokumentation inzidenter als Qualitätskontrolle[2]. Damit hat auch die Rechtsprechung durch ihre Entscheidungen wesentlich zur Verbesserung des ärztlichen Managements beigetragen.

Aus dieser strengen Rechtsprechung resultieren aber auch Haftungsgefahren. Denn ärztliches Tun ist gefahrengeneigte Arbeit, Haftpflichtgefahren begleiten insbesondere bei Eingriffen den Orthopäden und Chirurgen. Notwendiges Korrelat der Therapiefreiheit, d.h. dem Arzt wird primär die Wahl der Therapie überlassen, ist die Festlegung von Sorgfaltspflichten, die die Verfahrensqualität gewährleisten[3]. Leitlinien können als Handlungsempfehlung den ärztlichen Standard beschreiben und festlegen, in welchem Handlungskorridor sich der Arzt bei der Ausübung seiner operativen Tätigkeit bewegen kann. Der ärztliche Behandlungsfehler stellt sich aber nicht immer als bloßes Abweichen vom ärztlichen Standard dar, nach forensischer Erfahrung resultiert die Mehrzahl der durch die Gerichte entschiedenen Fälle nicht aus einfachen Behandlungsfehlern, sondern aus Haftpflichtgefahren bei der Wahrung des ärztlichen Standards der Patientenaufklärung, der Dokumentation und der Organisation in der arbeitsteiligen Medizin.

Die Verfasser bemühen sich, derartige Fehler in den einzelnen Kapiteln bewusst zu machen und Möglichkeiten der Haftungsvermeidung aufzuzeigen. Neben der Qualitätssicherung des ärztlichen Standards bedarf es einer fehlerfreien Organisation, einer vollständigen Patientenaufklärung und einer sachgerechten Dokumentation in den Krankenunterlagen. Gerade hier liegt die Aufgabe des Risikomanagements. Risikomanagement oder Risikomanagement bedeutet die Früherkennung von Gefahrenzuständen durch systematische Fehlersuche und Schadensanalyse, die sich nicht nur auf medizinische, sondern insbesondere auf juristische, organisatorische, technische, bauliche und sonstige haftungsrelevante Aspekte erstreckt. Risikomanagement ist daher im Unterschied zur bereits gesetzlich vorgeschriebenen Qualitätssicherung, die sich bislang nur an einzelnen Parametern orientiert, z.B. der Komplikationsdichte, eine das ärztliche Handeln erfassende ganzheitliche Daueranalyse mit dem Ziel, durch Risikovermeidung und Schadensverhütung zu einer Verbesserung der Haftungssituation in Klinik und Praxis zu gelangen[4].

Zum Risikomanagement gehört an erster Stelle das entsprechende Wissen. Deshalb werden im vorliegenden Buch die wesentlichen Merksätze und Handlungsempfehlungen zur Haftungsvermeidung zusammengestellt. Einzelheiten und Beispiele sollen das Verständnis erleichtern und die praktischen Konsequenzen verdeutlichen. Zusam-

---
[1] Schreiber 1984, S. 48
[2] Bergmann/Kienzle 1996, S. 7, Rdnr. 1
[3] Laufs/Uhlenbruck 1999, § 3 Rdnr. 16, S. 17–18
[4] eingehend zum Riskmanagement Bergmann/Kienzle 1996, Rdnr. 732 ff. und unten Kap. 14.

menfassende Checklisten jeweils am Ende der meisten Kapitel dienen der Schnellinformation.

Die vielfältigen Gefahren für den Arzt reichen vom fehlerhaften Vorgehen im Falle eines Behandlungsfehlervorwurfs bis hin zum Verhalten, wenn Krankenunterlagen auf Antrag des Staatsanwalts vor Ort beschlagnahmt werden. Deshalb wird auch ein Überblick über den Ablauf von Zivil- und Strafverfahren sowie das außergerichtliche Verfahren vor den Gutachter- und Schlichtungsstellen gegeben. Nur die Kenntnis auch dieser verfahrensrechtlichen Zusammenhänge, verbunden mit einem Überblick über den Versicherungsschutz, ermöglichen ein optimales Risikomanagement.

Bei allen notwendigen Qualitätssicherungsmaßnahmen, Qualitätskontrollen und Haftungspräventionen darf und kann nicht außer Acht gelassen werden, dass der einzelne Patient in seiner menschlichen Würde, aber auch seiner Hilfebedürftigkeit das Vertrauen des Chirurgen und Orthopäden, aber auch aller anderen Arztgruppen sucht und die Arzt-Patient-Beziehung weit mehr als eine juristische Vertragsbeziehung bleiben muss[5]. Wir dürfen nicht vergessen, dass der Arzt sich im entscheidenden Augenblick seiner Tätigkeit „in einer unvertretbaren Einsamkeit befindet, in der er – gestützt auf sein fachliches Können – allein auf sein Gewissen gestellt ist"[6]. Gerade deshalb haben wir aber auch nicht den Haftungsfall und den Haftungsprozess, sondern Haftungsvermeidung und Schadensverhütung in den Mittelpunkt ärztlichen Handelns zu stellen.

---

[5] so auch ausdrücklich BGHZ 29,46,53
[6] so zutreffend BVerwG, NJW 1968, 218

2 Grundlagen der Arzt-Patient-Beziehung

Eine spezialgesetzliche Regelung der Arzt-Patient-Beziehung gibt es nicht. Es gibt weder ein gesetzlich normiertes Sonderrecht der ärztlichen Berufshaftung, aus dem der Patient Rechte herleiten kann, noch einen gesetzlich normierten besonderen Vertragstypus des ärztlichen Behandlungsvertrages, aus dem die Behandlungsseite ihre Honoraransprüche ableiten kann. Hier muss auf die allgemeinen Regelungen des Bürgerlichen Gesetzbuches (BGB) zurückgegriffen werden. Das Arzthaftungsrecht ist im Grundsatz zweispurig aufgebaut[7]. Der Patient steht unter dem Schutz des Delikts- und zum anderen des Vertragsrechts. Dieser Schutz ist prinzipiell identisch[8], die Zweispurigkeit erlangt nur für den Inhalt des Anspruchs (Schadensersatz und/oder Schmerzensgeld) Bedeutung.

Praktisch kann damit der Patient seinen Schadensersatzanspruch aus einem Vertragsverhältnis ableiten. Voraussetzung ist der Abschluss bzw. das Bestehen eines Vertragsverhältnisses. Dies besteht z.B. regelmäßig nicht zwischen einem Krankenhauspatienten und einem Assistenzarzt.

Die andere Anspruchsgrundlage ergibt sich daraus, dass die beanstandete ärztliche Leistung als unerlaubte Handlung (= Delikt) bewertet wird und daraus neben Schadensersatz, im Gegensatz zum Vertragsverhältnis auch Schmerzensgeld gefordert werden kann. Dieser Anspruch richtet sich an den oder die „Täter", nämlich an den- oder diejenigen, die an der Behandlung beteiligt waren, z.B. den Patienten operiert haben. Dies kann dann natürlich auch ein Assistenzarzt sein (zu den Einzelheiten s.u.).

1. Behandlungsvertrag

Die Behandlung eines Patienten geschieht im Rahmen eines Behandlungsvertrages.

■ Parteien des Behandlungsvertrags

Auf der einen Seite des Behandlungsvertrages steht der *Patient*. Einen Unterschied zwischen Privatpatient/Selbstzahler und Kassenpatient gibt es nicht. Beide werden durch Vertragsschluss Partei des Behandlungsvertrages. Die direkte Abrechnung mit der gesetzlichen Krankenkasse oder Ersatzkasse erfolgt aufgrund der öffentlich-rechtlichen Vorschriften des im 5. Buch des Sozialgesetzbuches (SGB V) geregelten Rechts der gesetzlichen Krankenversicherung und berührt die Charakterisierung der Rechtsbeziehung zwischen Patient und Behandlungsseite nicht. Die Versicherungs- und Versorgungsträger können aber im Schadensfall für die von ihnen erbrachten Leistungen aus übergegangenem Recht (§§ 116, 119 SGB X, 87 a BBG) Ansprüche des Patienten im eigenen Namen regressieren.

Auch der Privatpatient ist allein Vertragspartei, hier ist es unbeachtlich, ob der Patient Selbstzahler ist oder die Kosten nur vorschießt und ggf. über eine private Krankenversicherung abgedeckt hat, die bei stationären Aufenthalten aufgrund der Versicherungsbedingungen direkt mit dem Vertragspartner ihres Versicherungsnehmers abrechnet.

Für die stationäre Behandlung schließt der Kassenpatient mit dem Krankenhausträger grundsätzlich einen so genannten „*totalen Krankenhausvertrag*" ab. Dieser Vertrag beinhaltet grundsätzlich *alle erforderlichen ärztlichen und nichtärztlichen Leistungen* im Rahmen der anstehenden Behandlung. Dem Kassenpatienten ist es allerdings unbenommen, zusätzliche Leistungen privat in Anspruch zu nehmen, die er dann selber zahlt und ggf. über eine private Zusatzkrankenversicherung abdeckt.

---
[7] Bergmann/Kienzle 1996, Rdnr. 3
[8] Steffen/Dressler 1999, Rdnr. 3

Ist ein *Belegarzt* beteiligt, wird grundsätzlich ein so genannter *„gespaltener Arzt-Krankenhaus-Vertrag"* abgeschlossen. Bei dieser Konstellation handelt es sich um zwei voneinander unabhängige Verträge. Mit dem Belegarzt wird ein Vertrag über die Erbringung der ärztlichen Leistungen abgeschlossen, mit dem Krankenhaus ein Vertrag über die pflegerischen Leistungen und die sog. Hotelleistungen. Bei der Haftung ist nach den unterschiedlichen Verantwortungsbereichen zu differenzieren, nur in bestimmten Fällen liegen Überschneidungen vor, in denen beide Vertragspartner zusammen haften (z.B. Arztfehler und Organisationsfehler des Krankenhauses).

Für den Selbstzahler muss i. d. R. von einem „totalen Krankenhausvertrag mit Arztzusatzvertrag" ausgegangen werden. Hier schließt der Patient zusätzlich zu dem totalen Krankenhausvertrag mit dem Krankenhausträger einen gesonderten Vertrag über die ärztliche Behandlung mit dem selbstliquidierenden leitenden Arzt ab. Beide haften gemeinsam als Gesamtschuldner nebeneinander.

Bei der ambulanten Krankenhausversorgung ist zu differenzieren. Die ambulante Versorgung von Kassenpatienten ist grds. nicht Aufgabe von Krankenhausträgern, sie wird von frei praktizierenden Vertrags- und Kassenärzten sichergestellt[9]. Ausnahmsweise können Krankenhausärzte gem. §§ 116 SGB V zur Teilnahme an der vertragsärztlichen Versorgung ermächtigt werden. Da es sich hierbei in der Regel um Chefärzte handelt, hat sich der Begriff der Chefarztambulanz eingebürgert[10]. Eine vertragliche Beziehung entsteht in diesen Fällen nur zwischen Chefarzt und Patient[11]. Für den Privatpatienten ist grds. von derselben Art der Vertragsgestaltung auszugehen[12]. Bei den durch § 115 b SGB V neu eingeführten ambulanten Operationen im Krankenhaus kommt eine vertragliche Beziehung nur zwischen Krankenhausträger und Patient zustande[13], ebenso im Falle vor- und nachstationärer Behandlung gemäß § 115 a SGB V.

Bei der Notfallbehandlung ist immer nach dem Einzelfall zu differenzieren. Es gilt der Grundsatz, dass eine vertragliche Beziehung mit dem die Ambulanz kraft kassenärztlicher Ermächtigung gemäß §§ 95, 116 SGB V betreibenden Chefarzt entsteht[14]. Eine allgemeine Institutsambulanz ist im herrschenden System der ärztlichen Versorgung nicht vorgesehen[15]. In Notfällen, d.h. wenn nur eine sofortige ärztliche Behandlung Hilfe bringen kann, kommt ein Vertragsschluss mit dem Krankenhausträger selber oder aber mit den nicht beteiligten Ärzten zustande, diese rechnen dann ihre Tätigkeit selbst ab[16].

Der niedergelassene Arzt schließt seinen Behandlungsvertrag direkt mit dem Patienten ab. Überweist der niedergelassene Arzt seinen Patienten an einen anderen niedergelassenen Arzt (z.B. zur speziellen Diagnostik, für die in der eigenen Praxis die notwendigen technischen Geräte nicht zur Verfügung stehen), wird zwischen diesen beiden ein neuer Behandlungsvertrag abgeschlossen, der Spezialist wird nicht Erfüllungsgehilfe des überweisenden Arztes. Die Überweisung ist nur von Bedeutung für die kassenarztrechtliche Erstattungsfähigkeit, ändert an der Selbstständigkeit der beiden unabhängigen Vertragsbeziehungen nichts. Hiervon zu unterscheiden ist lediglich die Inanspruchnahme von unselbständigen Leistungen von Dritten durch den Arzt (z.B. die Erbringung von Laborleistungen in einem Fremdlabor im Auftrag des behandelnden Arztes).

■ Charakter und Inhalt des Behandlungsvertrags

Der Behandlungsvertrag ist rechtlich als Dienstvertrag (§ 611 BGB) zu qualifizieren. Der Dienstvertrag verpflichtet den Arzt und das Krankenhaus zur Erbringung der versprochenen Dienste. Hauptpflicht des Behandlungsvertrages ist die Untersuchung und die Behandlung des Patienten nach dem aktuellen Standard der medizinischen Wissenschaft, wie er von einem gewissenhaften Facharzt zur Zeit der Behandlung[17] erwartet werden kann. Nicht geschuldet ist der Erfolg der Diagnostik und Therapie, denn eine Garantie für den Heilerfolg kann kein Arzt erbringen. Hierin liegt das Abgrenzungskriterium zum Werkvertrag (§ 631 BGB). Das Besondere der ärztlichen Heilbehandlung liegt darin, dass der Arzt einen jeweils ver-

---

[9] BGH, MedR 1988, 86 = NJW 1987, 2289ff.
[10] BGH, MedR 1989, 88 (89); Bohle, ZaeF 1995, 609 (611)
[11] vgl. die vorangehende Fn.; Büsken/Klüglich, VersR 1994, 1141 (1148)
[12] BGH, MedR 1989, 88 (90); Uhlenbruck, in: Laufs/Uhlenbruck, § 95 Rdnr. 1; Reiling 1995
[13] Bergmann/Kienzle 1996, Rdnr. 21
[14] für Kassenpatienten: BGH, NJW 1987, 2289; für Privatpatienten: BGH, NJW 1989, 769 = MedR 1989, 88
[15] BGH, MedR 1989, 88 (89)
[16] Bergmann/Kienzle 1996, Rdnr. 22f.
[17] Steffen/Dressler 1999, Rdnr. 166

schieden reagierenden, regelmäßig durch Krankheit gestörten Organismus auf das Behandlungsziel hin steuern soll, ohne selbst bei optimaler Behandlung für das Erreichen des Zieles garantieren zu können, weil ihr biologische und medizinische Grenzen durch die jeweils verschiedene Befindlichkeit des Patienten vorgegeben sind. Das Krankheitsrisiko wird nicht dadurch, dass der Arzt die Behandlung übernimmt, zum Arztrisiko in dem Sinne, dass er für die trotz der Behandlung verbleibenden Gesundheitsschäden zu haften hätte, auch nicht, wenn diese erst in der Therapie gesetzt worden sind, weil Diagnose und Therapie den Patienten mit einem behandlungsspezifischen Fehlschlagrisiko belasten müssen. Insoweit setzt sich das Risiko der unbehandelten Krankheit im Austausch gegen das „Behandlungsrisiko" nur fort. Schadenslasten aus diesem Tauschrisiko sind der Krankheit zuzurechnen und vom Patienten zu tragen[18]. Den Arzt trifft eine Verantwortung nur dann, wenn Schäden auf einem Unterschreiten des zu fordernden Qualitätsstandards beruhen[19].

Zu den Nebenpflichten aus dem Behandlungsvertrag gehören die sorgsame Durchführung der Patientenaufklärung, die Anfertigung einer angemessenen Dokumentation und die Einhaltung der ärztlichen Schweigepflicht. Eine Verletzung der Haupt- und/oder der Nebenpflichten kann eine vertragliche Haftung begründen. Die Haftung des Vertragspartners des Patienten deckt auch fremde Fehler beteiligter Gehilfen (z.B. Chefarzt, weitere Ärzte als Erfüllungsgehilfen des Krankenhausträgers) ab (§§ 278, 31 BGB), gleichgültig, ob der Arzt bzw. der Krankenhausträger ihnen gegenüber weisungsbefugt ist oder nicht (z.B. Laborleistungen eines selbstständigen Instituts, Zahntechniker, Konsiliarius)[20]. Das Versagen technischer Apparate (z.B. OP-Instrumente, Röntgengerät) kommt, sofern bei gehöriger Sorgfalt erkennbar und vermeidbar, dem Gehilfenversagen gleich[21].

2. Haftung aus unerlaubter Handlung (Delikt)

Erfüllt der behandelnde Arzt durch ein Tun oder Unterlassen tatbestandsmäßig, rechtswidrig und schuldhaft die Voraussetzungen einer Körperverletzung, so haftet er auch aus dem Gesichtspunkt der unerlaubten Handlung (§§ 823 ff. BGB). Diese deliktische Haftung tritt neben eine eventuelle Haftung aus Vertrag und ist unabhängig von dieser. Die Bedeutung der deliktischen Haftung liegt insbesondere darin, dass nur die deliktische Haftung einen Anspruch auf Schmerzensgeld rechtfertigen kann (§ 847 BGB). Daneben gelten hier auch kürzere Verjährungsfristen.

Jeden Arzt, unabhängig von einer vertraglichen Bindung, trifft die allgemeine Rechtspflicht, den ihm anvertrauten Patienten nicht zu schädigen. Der ärztliche Heileingriff wird ohne Rücksicht auf sein Gelingen oder Misslingen und unabhängig davon, ob er den zu fordernden Standards entspricht, zivilrechtlich (und auch strafrechtlich) als tatbestandsmäßige *Körperverletzung* qualifiziert[22]. Ansatzpunkt hierfür ist, dass der ärztliche Heileingriff einen Eingriff in die körperliche Integrität darstellt und (vor Eintritt des gewünschten Heilerfolges) mit nicht unerheblichen Beeinträchtigungen des körperlichen Wohlbefindens des Patienten verbunden ist.

§ 823 Abs. 1 BGB macht die Verletzung von Körper und Gesundheit ersatzpflichtig, wenn diese rechtswidrig ist und Verschulden vorliegt. Schuldhaft ist eine Körperverletzung dann begangen, wenn der behandelnde Arzt die ihm obliegenden Sorgfaltsanforderungen verletzt hat. Bei einer lege artis durchgeführten Heilbehandlung entfällt die Rechtswidrigkeit wegen rechtfertigender Einwilligung, wenn der Patient nach erfolgter Aufklärung in die ärztliche Heilbehandlung wirksam eingewilligt hat.

Auch im Bereich der deliktischen Haftung findet eine Haftungszurechnung für fremdes Verschulden statt. Dem Krankenhausträger oder dem lei-

---

[18] Steffen/Dressler 1999, Rdnr. 128
[19] BGH, NJW 1980, 1333 = VersR 1980, 428; BGH, NJW 1991, 1541 = VersR 1991, 467; OLG Schleswig mit NA-Beschluß des BGH, VersR 1997, 831
[20] Steffen/Dressler 1999, Rdnr. 70
[21] Steffen/Dressler 1999, Rdnr. 74
[22] Nicht ganz zu Unrecht fühlt sich die Ärzteschaft hierdurch mit gemeinen Messerstechern auf eine Stufe gestellt. Die Diskussion dieses rechtspolitisch hoch brisanten Komplexes würde im Rahmen dieser Arbeit jedoch zu weit führen. Es sei daher nur der Hinweis erlaubt, dass alle anderen denkbaren Lösungen zu keinen anderen Ergebnissen führen. Der Einordnung der ärztlichen Heilbehandlung als tatbestandsmäßiger Körperverletzung stehen Korrektive gegenüber, die auch für die Ärzteschaft zu akzeptablen Ergebnissen führen.

tenden Arzt werden die Handlungen seiner Organe und Gehilfen zugerechnet (§§ 831, 31 BGB). Damit kann jede ärztliche Behandlung zu Haftpflichtansprüchen führen, auch die, die z.B. ein Assistenzarzt, am Krankenhaus angestellt, durchführt.

3. Fahrlässigkeit als Verschulden

Im Bereich der Arzthaftung gilt das Prinzip der Verschuldenshaftung. Eine Haftung aus den Grundsätzen der Gefährdungshaftung gibt es nach dem geltenden Rechtssystem weder für den Arzt, den Krankenhausträger noch für das Handeln des nichtärztlichen Personals[23]. Vertragliche und deliktische Haftung setzen gleichermaßen Verschulden voraus. Das Zivilrecht kennt Verschulden in Form des Vorsatzes und der Fahrlässigkeit. Die Haftung des Arztes aus Vorsatz darf in den Bereich der literarischen Fiktion und den Bereich der reißerischen Fernsehsendungen verwiesen werden. In der Praxis kommt für die Arzthaftung allein der fahrlässige Sorgfaltsverstoß in Betracht[24]. Dem Vorwurf der Fahrlässigkeit[25] setzt sich gemäß der Legaldefinition des § 276 BGB aus, „wer die im Verkehr erforderliche Sorgfalt außer Acht läßt".

Schon der Gesetzesformulierung lässt sich entnehmen, dass, obwohl Verschulden stets subjektiv ist, objektive Elemente die erforderliche Sorgfalt bestimmen. Jeder Teilnehmer im Rechtsverkehr darf darauf vertrauen, dass der andere die für die Erfüllung seiner Pflichten erforderlichen Kenntnisse und Fähigkeiten besitzt[26]. Fahrlässigkeit ist gruppenbezogen, sie bestimmt sich nach der Eigenart des betreffenden Verkehrskreises. Haftungsbegründend ist somit die Abweichung vom ärztlichen Standard in dem Fachgebiet der Orthopädie oder Chirurgie, von guter bewährter Übung oder vom Stand der medizinischen Kenntnis, also unabhängig von persönlichen Schwächen oder örtlichen Besonderheiten und besonderen Situationen[27].

Die objektive Verletzung der erforderlichen Sorgfalt steht dem subjektiven Fahrlässigkeitsvorwurf gleich, weil von jedem Arzt erwartet wird, dass er eine Unterschreitung des zu fordernden Standards erkennen und vermeiden kann. Hinsichtlich der konkreten Beurteilung im Einzelfall darf auf die folgenden Kapitel, insbesondere das Kapitel 6. verwiesen werden. Dort werden Einzelfälle, die die Rechtsprechung immer wieder beschäftigen und von daher als besonders haftungsrelevant bezeichnet werden können, aus medizinischer und juristischer Sicht dargestellt und erläutert.

---

[23] Bergmann/Kienzle 1996, Rdnr. 92
[24] Bergmann/Kienzle 1996, Rdnr. 93
[25] s. Kap. 6. Fahrlässigkeit und erforderliche Sorgfalt
[26] Palandt-Heinrichs, BGB, § 276 Rdnr. 15
[27] Bergmann/Kienzle 1996, Rdnr. 93

4. Checkliste zu den Grundlagen der Arzt-Patient-Beziehung

⟦1⟧ Dem Patienten können vertragliche und außervertragliche (deliktische) Schadensersatzansprüche wegen Fehlbehandlung oder Verletzung der Aufklärungspflicht zustehen. Der deliktische Anspruch richtet sich gegen den Handelnden, regelmäßig also den Arzt, und seinen Geschäftsherrn, z.B. den Krankenhausträger. Der vertragliche Anspruch richtet sich gegen den Vertragspartner, beim Kassenpatienten im Rahmen des totalen Krankenhausvertrages gegen den Krankenhausträger, im Falle des Belegarztes wegen der ärztlichen Leistung gegen den Belegarzt, wegen der pflegerischen und Hotelleistung gegen den Krankenhausträger. Für den Selbstzahler muss i. d. R. von einem „totalen Krankenhausvertrag mit Arztzusatzvertrag" ausgegangen werden. Vertragspartner wird dann auch der Arzt, der gesamtschuldnerisch mit dem Krankenhausträger haftet.

⟦2⟧ Bei der Notfallbehandlung richtet sich der Anspruch gegen den die Ambulanz kraft kassenärztlicher Ermächtigung betreibenden Chefarzt.

⟦3⟧ Der überweisende Arzt haftet nicht für Fehler des Arztes, an den überwiesen worden ist. Der Patient schließt mit dem überweisenden Arzt und dem Spezialisten selbstständige Verträge.

⟦4⟧ Der Arzt schuldet nur die Behandlung des Patienten nach dem aktuellen Stand der medizinischen Wissenschaft, wie er von einem gewissenhaften Facharzt zum Zeitpunkt der Behandlung erwartet werden kann, er schuldet keinen Erfolg der Diagnostik und Therapie. Für Schäden haftet er nur bei Unterschreiten des zu fordernden Qualitätsstandards.

⟦5⟧ Der ärztliche Heileingriff erfüllt zivilrechtlich und strafrechtlich den Tatbestand der Körperverletzung als Eingriff in die körperliche Integrität. Bei einer lege artis durchgeführten Heilbehandlung und wirksamer Einwilligung des Patienten ist das Handeln des Arztes aber rechtmäßig.

⟦6⟧ Vertragliche und deliktische Haftung setzen Verschulden des Arztes voraus. Das Verschulden wird im Bereich der Fahrlässigkeit objektiviert. Haftungsbegründend ist die Abweichung vom ärztlichen Standard in dem Fachgebiet der Orthopädie oder Chirurgie, von guter bewährter Übung oder vom Stande medizinischer Kenntnis unabhängig von persönlichen Schwächen oder örtlichen Besonderheiten und besonderen Situationen.

3 Einwilligung des Patienten

Ohne vorherige Einwilligung des Patienten erfüllt der ärztliche Heileingriff, unabhängig davon, ob er lege artis erfolgte, den Tatbestand einer Körperverletzung. Der Arzt bedarf daher zu seiner Rechtfertigung außer der medizinischen Indikation und der sachgerechten Durchführung des Heileingriffs auch der Einwilligung des Patienten nach ordnungsgemäßer Aufklärung[28]. Der Patient muss vor Abgabe seiner Einwilligungserklärung wissen, worauf er sich einlässt (sog. „informed consent")[29].

Da er Laie ist, muss ihm diese Kenntnis durch ein Aufklärungsgespräch vermittelt werden[30]. Zu den Einzelheiten eines ordnungsgemäßen Aufklärungsgespräches darf auf die folgenden Kap. 4 und 5. verwiesen werden. Auch wenn in diesem Buch die Einwilligung vor der Aufklärung behandelt wird, darf dies nicht darüber hinwegtäuschen, dass niemals eine wirksame Einwilligung vom Patienten erklärt werden kann, wenn nicht vorher ordnungsgemäß aufgeklärt worden ist.

1. Folgen fehlender Aufklärung

Verletzt der Arzt seine Aufklärungspflicht und nimmt er dadurch dem Patienten die Möglichkeit, sein Selbstbestimmungsrecht auszuüben, so ist auch eine positiv vom Patienten erklärte Einwilligung unwirksam. Auch die medizinisch indizierte und sachgerecht ausgeführte Behandlung wird bei fehlender rechtfertigender Einwilligung rechtswidrig. Hierdurch erweitert sich die Haftung des Arztes auch auf solche Folgen, die nicht von ihm verschuldet worden sind, sie umfasst auch alle Beeinträchtigungen, die notwendig zu erleiden sind, um den Heilerfolg zu erlangen. In diesem Fall stellen z.B. die Operation und ihre Beschwerden einen ersatzfähigen Körperschaden dar[31].

Neben dem medizinischen Anliegen muss die Rechtsprechung dem Interesse des Patienten Rechnung tragen, dass dieser nicht Objekt, sondern Subjekt der medizinischen Behandlung ist. Die Einwilligung des Patienten ist das Gegengewicht zur medizinischen Autorität[32]. Die Auswahl der richtigen Therapie ist ureigene Aufgabe des Arztes, die Therapieentscheidung ist Grundbestandteil der ärztlichen Therapiefreiheit. Ob der Patient diese vom Arzt getroffene Therapieentscheidung mitträgt und die Behandlung durchführen lassen will, ist seine eigene personale Entscheidung. Medizinische Indikation und Patienteneinwilligung bilden ein Junktim der ärztlichen Behandlung[33]. Die Rechtfertigung einer Behandlung setzt sich demnach zusammen aus objektiven Kriterien der medizinischen Indikation und der sachgerechten Ausführung der Heilmaßnahmen sowie aus dem von der Subjektivität des Patienten bestimmten Kriterium der Einwilligung.

---

[28] Bergmann/Kienzle 1996, Rdnr. 357
[29] Steffen/Dressler 1999, Rdnr. 321
[30] Franzki 1993
[31] BGH, NJW 1987, 1481
[32] Steffen/Dressler 1999, Rdnr. 321
[33] BGH, NJW 1980, 1333 = VersR 1980, 428; BGH, NJW 1984, 1807 = VersR 1984, 538, 539

2. Einwilligungsfähigkeit

Voraussetzung für die Einwilligung des Patienten ist seine Einwilligungsfähigkeit. Sie setzt voraus, dass der Patient einem Aufklärungsgespräch folgen kann, durch eigene Fragen, Zweifel und Bedenken Einfluss auf seinen Inhalt und Umfang zu nehmen in der Lage ist und sich danach zu einer eigenverantwortlichen Entscheidung durchzuringen versteht[34]. Probleme ergeben sich hier bei in ihrer Beurteilungsfähigkeit eingeschränkten Menschen, Jugendlichen und bei solchen Menschen, die altersunabhängig krankheitsbedingt vorübergehend oder dauerhaft an einer freien Willensentscheidung gehindert sind. Hierzu reicht es schon aus, dass die Schmerzen eines Menschen so groß sind, dass er keinen klaren Gedanken mehr fassen kann (z.B. unerträglicher Schmerz nach schwerem Bandscheibenvorfall).

Bei Kindern muss die Einwilligung von den Eltern, bei geschiedenen vom jeweils sorgeberechtigten Elternteil eingeholt werden. Bei Jugendlichen ist im Einzelfall je nach der Schwere der bevorstehenden Operation und den drohenden Konsequenzen bei Nichtdurchführung des Eingriffs zu unterscheiden. Es muss immer auf die Einsichtsfähigkeit des jeweiligen jugendlichen Patienten abgestellt werden. Die Altersgrenze von 18 Jahren gilt nur für die Geschäftsfähigkeit beim Abschluss von Verträgen, für die Einwilligungsfähigkeit kommt es nicht auf eine starre Altersgrenze, sondern auf konkrete geistige Reife an. Im Zweifel sollte immer die Zustimmung von dem Jugendlichen und dessen Eltern eingeholt werden, sofern nicht der Jugendliche ausdrücklich wünscht, dass seine Eltern nicht informiert werden (zum Aufklärungsgespräch bei Minderjährigen Kap. 4, Abschnitt Adressat der Aufklärung, S. 23 f.).

Fehlt es bei volljährigen Patienten an der Einwilligungsfähigkeit und ist eine Besserung des Zustandes nicht zu erwarten, so muss vom Vormundschaftsgericht ein Betreuer bestellt werden, sofern nicht mit dem Aufschub Gefahr für den Patienten verbunden ist. Dieser ist dann aufzuklären und berechtigt, die Einwilligung zu erklären, es sei denn, mit dem Eingriff ist eine Gefahr für das Leben oder die Gefahr eines länger andauernden gesundheitlichen Schadens verbunden. In diesen Fällen muss das Vormundschaftsgericht den Eingriff genehmigen. Ist die rechtzeitige Einholung einer Einwilligung nicht möglich, kann sich die Rechtfertigung noch aus dem Gesichtspunkt der mutmaßlichen Einwilligung ergeben.

3. Ausländische Patienten

Bei ausländischen Patienten besteht die Gefahr, dass aufgrund von Verständigungsschwierigkeiten die Einwilligung fraglich wird. Im Zweifel sollte ein Dolmetscher hinzugezogen werden, wenn nicht ohne weiteres sicher ist, dass der Patient die deutsche Sprache so gut beherrscht, dass er die Erläuterungen des Arztes verstehen kann[35]. Die Anforderungen an Dolmetscher brauchen nicht überspannt zu werden, es kann sogar ausreichen, wenn eine ausländische Krankenhausmitarbeiterin als Dolmetscherin eingesetzt wird[36].

Andererseits wird von einem ausländischen Patienten, der offenbar der deutschen Sprache nicht mächtig ist, erwartet, dass er zu erkennen gibt, wenn er die Aufklärung nicht verstanden hat. Verlangt er nicht die Hinzuziehung eines Dolmetschers oder wenigstens eines deutsch sprechenden Familienangehörigen, können die Ärzte davon ausgehen, dass die erteilte Einwilligung in den Eingriff wirksam ist[37]. Stellt sich allerdings in einem späteren Prozess heraus, dass der Patient kein Wort deutsch spricht, so kann ein Aufklärungsbogen, der in deutscher Sprache ausgefüllt ist, nicht den Nachweis einer ordnungsgemäßen Aufklärung bringen[38] (zum Aufklärungsgespräch weiter Kap. 4, Abschnitt Verständnis der Aufklärung, S. 24).

---

[34] Franzki 1993
[35] OLG Düsseldorf, Urt. v. 12. 10. 1989, AHRS 5350/17 = NJW 1990, 771
[36] OLG Karlsruhe, VersR 1997, 241
[37] OLG München, Urt. v. 31. 5. 1990, AHRS 5350/21
[38] OLG Oldenburg, VersR 1997, 978

4. Aufklärungsverzicht

Grundsätzlich steht es dem Patienten frei, auf eine Risikoaufklärung zu verzichten und ohne ausführliches Aufklärungsgespräch dem Eingriff zuzustimmen. Dem steht allerdings entgegen, dass eine Einwilligung von der Rechtsordnung nur dann für wirksam erachtet wird, wenn der Patient das Wesen, die Bedeutung und die Tragweite des ärztlichen Eingriffs in seinen Grundzügen erkannt hat[39]. Hier besteht ein gewisser Widerspruch zwischen dem möglicherweise eindeutig erklärten Willen des Patienten, nichts wissen zu wollen, und der Forderung der Gerichte, diesem dennoch ein zutreffendes Bild in Grundzügen zu vermitteln. Dieser Widerspruch erklärt sich durch die besonderen Schutzpflichten, die aus der Rolle der körperlichen Unversehrtheit als Schutzgut von höchstem Range herrühren. So hat die Allgemeinheit zwar eigenverantwortliche Selbstgefährdungen zu respektieren, muss es Dritten (hier: Ärzten) aber verbieten, aufgrund unzureichender Information in die körperliche Integrität des Patienten einzugreifen. Die körperliche Unversehrtheit ist für den Einzelnen nur eingeschränkt disponibel.

Der Verzichtende muss daher eine Vorstellung davon haben, worauf er verzichtet[40]. Auch der Verzicht setzt zu seiner Wirksamkeit voraus, dass der Patient die Notwendigkeit des Eingriffs kennt und nicht von einem unerwartetem Eingriffsrisiko überrascht wird[41].

Im Zweifel sollte daher dem Patienten durch allgemeine Hinweise bewusst gemacht werden, um welche Qualität es sich bei den mit der anstehenden Behandlung verbundenen Risiken handelt (z.B. Hinweis auf die Möglichkeit der sich ergebenden Notwendigkeit der Gelenkentfernung bei Infektion, Hinweis auf die Möglichkeit von Lähmungen), und dies sollte unbedingt auch durch einen Vermerk zumindest in den Krankenunterlagen dokumentiert werden.

5. Substanziierungspflichten des Patienten

Der Arzt wird bei Erhebung der Aufklärungsrüge regelmäßig den Einwand des rechtmäßigen Alternativverhaltens dahingehend erheben, dass sich der Patient bei unterstellter ordnungsgemäßer Aufklärung nicht anders als positiv für den geplanten Eingriff entschieden hätte[42]. Die Darlegungs- und Beweislast hierfür liegt beim Arzt. Der Patient braucht diesem Argument des Arztes nicht dadurch zu begegnen, dass er nachweist, dass er sich bei gehöriger Aufklärung anders entschieden hätte. Der Patient muss lediglich plausibel darlegen, dass er bei ordnungsgemäßer Aufklärung eine Behandlungsalternative ernsthaft in Erwägung gezogen hätte oder von dem Eingriff Abstand genommen hätte, sei es auch zunächst nur, um eine zweite ärztliche Meinung einzuholen. Legt der Patient glaubhaft einen Entscheidungskonflikt dar, fehlt es an der wirksamen Einwilligung, die Handlung des Arztes ist dann als rechtswidrig und zugleich haftungsauslösend zu qualifizieren[43].

6. Erweiterung der Operation ohne Aufklärung

Stellt sich erst während des Eingriffs heraus, dass eine von der Einwilligung des Patienten nicht gedeckte Erweiterung des Eingriffs notwendig wird, muss der Arzt abwägen, ob der Eingriff abgebrochen werden muss, oder ob er davon ausgehen kann, dass die Erweiterung des ursprünglichen Operationsplanes dem mutmaßlichen Willen des Patienten entspricht. Je dringlicher die Operationserweiterung ist und je weniger der Patient eine vernünftige Alternative hat, desto eher wird sich der Arzt zur Fortführung der Operation für befugt halten dürfen[44], um dem Patienten einen nochmaligen Eingriff zu ersparen. Ist die Operationserweiterung aufgrund akuter vitaler Indikation geboten und ist ein entgegenstehender Wille der Patienten vorher nicht geäußert worden, rechtfertigt dies die Durchführung der Erweiterung unter dem Gesichtspunkt der mutmaßlichen Einwilligung[45]. Eine Erweiterung der Operation

---

[39] Palandt-Thomas, § 823, Rdnr. 44
[40] Laufs 1994
[41] Bergmann/Kienzle 1996, Rdnr. 362
[42] BGH, NJW 1991, 2342; BGH, NJW 1993, 2373
[43] Bergmann/Kienzle 1996, Rdnr. 361
[44] Franzki 1993
[45] Bergmann/Kienzle 1996, Rdnr. 362

ohne vitale Indikation kommt dann in Betracht, wenn der Abbruch oder die Wiederholung der Operation den Patienten mehr belasten oder gefährden würde als die sofortige Operationserweiterung. In allen anderen Fällen ist der Eingriff abzubrechen[46].

Hätte die Notwendigkeit einer Operationserweiterung allerdings bei Anwendung der erforderlichen Sorgfalt vorhergesehen werden können, dann wäre auch dies ein aufklärungspflichtiges Element des Aufklärungsgesprächs vor Einholung der Einwilligung gewesen. Die ohne vorherige Einwilligung durchgeführte naheliegende Operationserweiterung steht in diesen Fällen dem Eingriff gleich, der ohne die erforderliche Einwilligung bzw. wirksame Einwilligung durchgeführt worden ist. Bei dieser Konstellation versagt die Rechtfertigung aus dem Gesichtspunkt der mutmaßlichen Einwilligung.

7. Checkliste Einwilligung des Patienten

[1] Auch die medizinisch indizierte und sachgerecht ausgeführte Behandlung ist bei fehlender rechtfertigender Einwilligung rechtswidrig und führt zur Haftung des Arztes auch bei unverschuldeten Schäden. Die Operation selbst und die Beschwerden stellen einen ersatzfähigen Körperschaden dar.

[2] Der Arzt hat insbesondere bei in ihrer Beurteilungsfähigkeit eingeschränkten Menschen, Jugendlichen und bei solchen Patienten, die krankheitsbedingt in ihrer Willensentscheidung beeinträchtigt sind, die Einwilligungsfähigkeit mit ärztlicher Sachkenntnis zu überprüfen. Zweifel und Ausräumung der Zweifel sind zu dokumentieren.

[3] Die Altersgrenze von 18 Jahren gilt nicht für die Einwilligungsfähigkeit, es kommt auf die konkrete geistige Reife des Patienten an. Im Zweifel sollte die Zustimmung des Jugendlichen und der Eltern eingeholt werden.

[4] Bei fehlender Einwilligungsfähigkeit ist ein Betreuer zu bestellen, bei dringlichem Eingriff rechtfertigt der Gesichtspunkt der mutmaßlichen Einwilligung.

[5] Bei Ausländern ist im Zweifel ein Dolmetscher hinzuzuziehen, wobei es sich auch um nicht ausgebildete Krankenhausmitarbeiter handeln kann. Die Verständigung über Dolmetscher ist zu dokumentieren.

[6] Der Patient kann auf eine wirksame Aufklärung verzichten, also auch ohne Aufklärung in den Eingriff einwilligen. Der Verzicht setzt aber voraus, dass der Patient die Notwendigkeit des Eingriffs kennt und nicht von einem unerwarteten Eingriffsrisiko überrascht wird. Der Verzicht ist zu dokumentieren.

[7] Stellt sich während des Eingriffs, in den der Patient eingewilligt hat, die Notwendigkeit einer Operationserweiterung heraus, darf von dem Erfordernis der Einwilligung in die Operationserweiterung nur abgewichen werden, wenn der Patient keine vernünftige Alternative hat, insbesondere bei akuter vitaler Indikation. In allen anderen Fällen ist der Eingriff ohne Operationserweiterung zu beenden. War die Notwendigkeit einer Operationserweiterung bei erforderlicher Sorgfalt voraussehbar, versagt die Rechtfertigung aus dem Gesichtspunkt der mutmaßlichen Einwilligung.

---

[46] Carstensen 1994, 981 (983)

4 Aufklärung des Patienten

Die Patientenaufklärung lässt sich aus haftungsrechtlicher Sicht zunächst grob in zwei wesensverschiedene Bereiche unterteilen. Die *Selbstbestimmungs – oder Eingriffsaufklärung* ist für eine wirksame Einwilligung des Patienten in die geplante Behandlung erforderlich. Ohne wirksam erklärte Einwilligung ist die Behandlung rechtswidrig. Der ärztliche Eingriff, der tatbestandsmäßig die Voraussetzungen einer Körperverletzung erfüllt, wird nur dann gebilligt, wenn

- der Eingriff indiziert ist,
- die Heilbehandlung lege artis erfolgt und
- das durch Einwilligung erklärte Einverständnis des Patienten mit der Heilbehandlung vorliegt. Die wirksame Einwilligung setzt eine zuvor erfolgte ordnungsgemäße Selbstbestimmungs- bzw. Eingriffsaufklärung voraus.

- Der Arzt bestimmt zunächst im Rahmen seiner Therapiefreiheit, welche Behandlung erforderlich ist. Durchführen darf er die Behandlung nur mit dem Einverständnis des Patienten.

Von der Selbstbestimmungsaufklärung zu trennen ist die *therapeutische Aufklärung oder Sicherungsaufklärung*. Sie ist wesensverschieden von der Selbstbestimmungsaufklärung. Es handelt sich um eine ärztlich geschuldete Behandlungsleistung in Form der Beratung. Sie soll den Therapieerfolg durch die Herstellung der notwendigen Patienten-Compliance gewährleisten.

Im Folgenden wollen sich die Autoren bemühen, für den Arzt die von der Rechtsprechung entwickelten Grundsätze darzustellen und, ohne den theoretischen Überbau ganz zu vergessen, praktisch handhabbar zu machen[47].

1. Sicherungsaufklärung / therapeutische Aufklärung

Die Sicherungsaufklärung, auch therapeutische Aufklärung genannt, dient der Sicherung des Heilerfolges, d.h. der Sicherstellung des therapierichtigen Verhaltens des Patienten zur Sicherung des Heilerfolges, zum Schutz vor Unverträglichkeitsrisiken und vor Nachteilen der Überschätzung einer Therapie[48]. Sie muss dem Patienten drohende Gefahren und das notwendige Verhalten zur Gefahrenabwehr aufzeigen.

■ Forensische Bedeutung

Ein Verstoß gegen die Aufklärungspflicht im Bereich der Sicherungsaufklärung kommt einem selbstständigen Behandlungsfehler gleich. Es handelt sich um eine vertraglich bedingte Aufklärungspflicht[49], die dem Patienten in verständlicher Form den postoperativen Verlauf und die notwendigen Verhaltensmaßregeln verdeutlicht[50]. Geschuldet ist vom Arzt die Behandlungsleistung in Form einer Beratung, einen Verstoß hat allerdings der Patient, wie bei sonstigen Behandlungsfehlern auch, zu beweisen[51]. An die erforderliche Beratungsleistung sind zum Schutz des Patienten sehr hohe Anforderungen zu stellen, wenn sie sich einerseits mit geringem Aufwand erfüllen lässt und andererseits dem Patienten bei Risikoverwirklichung erhebliche Schäden drohen, z.B. bei der durch Medikamentengabe verursachten Gefahr einer orthostatischen Kreislaufdysregulation[52].

---

[47] Zur vertiefenden Lektüre darf an dieser Stelle auf das Literaturverzeichnis bei Bergmann/Kienzle 1996, S. 122 f. verwiesen werden.
[48] Steffen/Dressler 1999, Rdnr. 325
[49] Ehlers 1987
[50] Kern 1996
[51] Bergmann/Kienzle 1996, Rdnr. 358
[52] OLG Köln, VersR 1996, 1278

Praktische Bedeutung

Der therapeutischen oder Sicherungsaufklärung kommt nach eigenen Erfahrungen im orthopädischen oder chirurgischen Bereich eine geringere Bedeutung als der Eingriffsaufklärung zu. Es mag sein, dass hier weniger Fehler gemacht werden, weil diese Aufklärung aus ärztlicher Sicht viel näher liegt als z. B. seltene Risiken, denn im Wesentlichen geht es um das korrekte Verhalten des Patienten in der Nachbehandlungsphase. Dieses sichert bei vielen chirurgischen und orthopädischen Erkrankungen den Erfolg. Ein weiterer Grund könnte darin liegen, dass die Beweislast dieser Aufklärung beim Patienten liegt.

Dennoch wird empfohlen, um Vorwürfen von vornherein entgegentreten zu können, alle Maßnahmen der ärztlichen Gefahrenabwehr zu dokumentieren (s. Abschnitt Dokumentation Sicherungsaufklärung, S. 15, und Kap. 10).

So muss der Patient, der nach Leistenhernienoperation nach Hause entlassen wird, wissen, dass schwere Hebearbeiten zumindest bis zu einer dauerhaften festen Ausheilung vermieden werden müssen.

Der Patient, der eine intertrochantäre Umstellungsosteotomie erhalten hat, muss bis zur knöchernen Ausheilung der Osteotomie eine konsequente Entlastung des operierten Beines im Dreipunktgang durchführen (Abb. 1). Anderenfalls droht das Ausbrechen der Plattenklinge oder das Versagen der Schraubenfixierung (Abb. 2). Es bedarf einer entsprechenden Aufklärung des Patienten über das notwendige Verhalten, um den Therapieerfolg sicherzustellen.

Ähnlich verhält es sich bei einer intraoperativ im Rahmen einer Hüftendoprothesenimplantation eingetretenen Femurfraktur, die durch Cerclagen stabilisiert worden ist. Eine Belastungsfähigkeit ist wegen der Gefahr eines Stielausbruchs bei verminderter Knochenfestigkeit nicht gegeben.

Eine rezidivierende Hüftgelenkluxation bedarf der Aufklärung über die Notwendigkeit, bestimmte Beinpositionen zu vermeiden, bzw. des Hinweises, dass eine entsprechende Orthese zur Prophylaxe getragen werden muss.

Tritt während der Operation eine Komplikation auf, so ist der Patient anschließend darüber und über mögliche Folgen zu unterrichten[53]. Auch diese therapeutische Aufklärung ist im Krankenblatt zu dokumentieren.

---

[53] BGH, Beschluß v. 23. 4. 1985, AHRS 6450/22

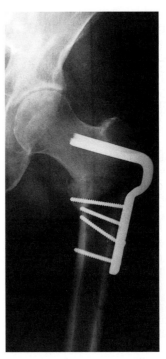

Abb. 1 Postoperative Röntgenkontrolle nach intertrochantärer Umstellungsosteotomie. Der Patient wurde eindringlich auf die Notwendigkeit einer konsequenten Entlastung des operierten Beines im Dreipunktgang hingewiesen.

Der uneinsichtige Patient

Besondere Beachtung verdient die Sicherungsaufklärung bei bestehender Uneinsichtigkeit oder mangelnder Kooperationsbereitschaft des Patienten. Dabei geht die Verantwortung nicht automatisch vom Arzt auf den Patienten über, sofern sich dieser den medizinischen Empfehlungen und Anordnungen entzieht.

Zur Abwehr einer erkennbaren Gefahr ist der Arzt verpflichtet, mit dem Hausarzt oder mit der familiären Umgebung des Patienten Verbindung aufzunehmen und auf typische Komplikationen hinzuweisen. Die Pflicht zur Gefahrenabwehr kann nicht von einem vom Patienten unterschriebenen Formblatt mit Bestätigung des Behandlungsabbruchs durch den Patienten gegen ärztlichen Rat nach entsprechender Aufklärung ersetzt werden:

Vor Entlassung eines Patienten nach Implantation einer Hüftendoprothese berichtet dieser über frisch aufgetretene Unterschenkelschmer-

Die operative Behandlung einer Fraktur ist in vielen Fällen fristgebunden, weil mit zunehmenden Heilungsvorgängen eine anatomisch korrekte Wiederherstellung nicht oder nur noch mit Einschränkungen gelingt.

So kann z.B. ein knöcherner Strecksehnenausriss mit großem Fragment, das die Hälfte der Endphalanxgelenkfläche einnimmt und durch den Sehnenzug disloziert ist, nach einem konservativen Therapieversuch 6 Wochen später nicht mehr mit der ursprünglichen Erfolgsaussicht behandelt werden.

■ Dokumentation Sicherungsaufklärung

Zur besseren Nachvollziehbarkeit ist dringend zu empfehlen, auch therapeutische Aufklärungsgespräche in den Krankenunterlagen festzuhalten. Soweit es um das Verhalten nach der Entlassung oder Abschluss einer fachärztlichen ambulanten Behandlung geht, eignen sich insbesondere auch Arztbriefe. Über Letztere kann über den informierten weiterbehandelnden Arzt eine weitere Motivation zum richtigen Verhalten erreicht werden. Dies kann dann scheitern, wenn der Arztbrief erst Wochen nach Entlassung des Patienten beim Hausarzt eingeht.

Gespräche mit dem Patienten, seinen Angehörigen oder nachbehandelnden Ärzten, alle ergriffenen Maßnahmen sollten durch Eintragung von Notizen über mündliche bzw. fernmündliche Bemühungen im Krankenblatt dokumentiert werden.

Standard bei der vorzeitigen Entlassung oder frühzeitigen Beurlaubung gegen ärztlichen Rat ist die Gegenzeichnung eines Merkblattes durch den Patienten. Soweit der Patient, was gelegentlich zu beobachten ist, plötzlich verschwunden ist oder eine Unterschrift verweigert, genügt neben den oben dargestellten Maßnahmen der Gefahrenabwehr die Dokumentation des Patientenverhaltens.

Empfehlenswert ist die Verwendung von Merkblättern aber auch in anderen Bereichen. Sinnvoll ist auch die Ausgabe von Gipsmerkblättern, die neben der Beschreibung von kontrollbedürftigen Beschwerden auch die Telefonnummern der zuständigen Ambulanz enthalten, damit sich der Patient bei Unsicherheit Rat einholen kann.

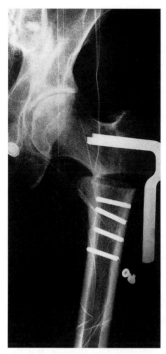

Abb. 2 Neuerliche Röntgenkontrolle nach akut aufgetretenen starken Schmerzen mit Gehunfähigkeit und notfallmäßiger stationärer Aufnahme. Durch ungenügende Entlastung war es zu einem Abriss der Schraubenköpfe und Dislokation der Plattenklinge gekommen.
Bei Vorwürfen seitens des Patienten kommt es auf eine entsprechende Aufklärung des Patienten über das notwendige Verhalten, um den Therapieerfolg sicherzustellen, an.

zen. Nach klinischer Untersuchung wird die Verdachtsdiagnose Unterschenkelthrombose gestellt. Der Patient lehnt die weitere stationäre Behandlung zwecks Sicherung bzw. Ausschluss der Diagnose mittels Phlebographie ab, weil er nach Hause möchte. Die Ablehnung des Patienten ersetzt nicht die ärztliche Pflicht zur Gefahrenabwehr, hier sind weitere Bemühungen z.B. über den Hausarzt erforderlich.

Verlässt ein Patient vorzeitig das Krankenhaus gegen ärztlichen Rat, so muss der Arzt zur Sicherung der Durchführbarkeit einer indizierten ärztlichen Heilbehandlung auch darauf hinweisen, dass im konkreten Fall zeitliche Fristen bestehen.

2. Eingriffsaufklärung / Selbstbestimmungsaufklärung

Die heutige Aufklärungspraxis ist das Ergebnis eines langjährigen Prozesses der Diskussion und der wechselseitigen Beeinflussung von Medizin und höchstrichterlicher Rechtsprechung. Umfang, Zeitpunkt sowie Art und Weise der Selbstbestimmungsaufklärung richten sich nach den Regeln, wie sie die Rechtsprechung in den letzten zwei Jahrzehnten entwickelt hat[54]. Die Aufklärungspflicht ist, obwohl schon lange ein kontrovers diskutiertes Thema zwischen Juristen und Ärzten, erst 1988 in die BOÄ aufgenommen worden[55].

■ Ziel der Eingriffsaufklärung

Die von der Rechtsprechung entwickelte Haftung aus Aufklärungsversäumnissen knüpft an das Postulat an, dass die Einwilligung eines Patienten nur dann wirksam sein kann, wenn der Patient weiß, worin er einwilligt (sog. „informed consent")[56]. Die Aufklärung darf daher nicht als zeitraubende und überflüssige Formalie betrachtet werden. Sie ist in erster Linie vertrauensbildende Maßnahme in der Arzt-Patient-Beziehung. Das Aufklärungsgespräch kann und soll den Patienten vor späteren Enttäuschungen oder einer Überschätzung des Therapieerfolges bewahren (z.B. Frühlockerung einer Endoprothese mit neuerlicher Operation, Früharthrose nach Osteosynthese einer Gelenkfraktur) und die Verantwortung mit ihm teilen (z.B. richtiges Verhalten des Patienten mit der Endoprothese).

Treffender lässt sich das Aufklärungsgespräch als Informationsgespräch begreifen, welches aus ärztlicher Fürsorge heraus integraler Bestandteil der ärztlichen Behandlung ist, die auch eine fortlaufende Kommunikationsbeziehung zwischen Arzt und Patient ist[57]. Eine Aufklärung, die nur durch haftungsrechtlichen Druck und die vom Arzt befürchteten Konsequenzen motiviert ist, kann nicht befriedigen. Eine solche Aufklärung vernachlässigt den Anspruch des Patienten auf personale Achtung in biologischer, psychischer und sozialer Hinsicht[58]. Nach dem Aufklärungsgespräch und vor Erklärung oder Versagung der Einwilligung muss der Patient in die Lage versetzt worden sein, das „Für und Wider" des beabsichtigten ärztlichen Eingriffs abwägen zu können[59].

Das Aufklärungsgespräch bietet auch die Chance, falsche Vorstellungen über die Möglichkeiten und Grenzen der modernen Chirurgie oder Orthopädie zu korrigieren und damit eine überzogene Anspruchshaltung auf das normale Maß zurückzuführen. Dies kann für alle Beteiligten nur von Vorteil sein.

■ Arten der Eingriffsaufklärung

Diagnoseaufklärung

Diagnoseaufklärung ist die Unterrichtung des Patienten über den medizinischen Befund. Bei der Diagnoseaufklärung besteht aus therapeutischen Gründen ein erheblicher Ermessensspielraum[60]. So muss beispielsweise nicht jeder unbestimmte und entfernt erscheinende Tumorverdacht mitgeteilt werden. Ausreichend kann hier die Mitteilung sein, dass ein abklärungsbedürftiger Befund vorliegt. Je nach psychischer Verfassung des Patienten könnte unter Umständen die Mitteilung eines entfernt liegenden Tumorverdachtes unnötige Ängste auslösen, die bis zur Behandlungsverweigerung aufgrund eines „Abschließens mit dem Leben" führen. Hier würde eine zu korrekte medizinische Bezeichnung der Befunde möglicherweise den Therapieerfolg gefährden, wenn beispielsweise eine leicht zu therapierende gutartige Veränderung vorliegt.

Verlaufsaufklärung

Verlaufsaufklärung ist die Information des Patienten über Art, Umfang und Durchführung der Therapie und deren Folgen, ihm muss ein allgemeines Bild über den Umfang des Eingriffs vermittelt werden[61]. Hierzu gehört eine Aufklärung über Operationsfolgen wie z.B. Operationsnarben, Aussehen des betroffenen Körperteils nach dem Eingriff, ein Funktionsverlust, der Grad der Erfolgschancen bzw. die Gefahr eines Misserfolges[62]. Im Bereich

---

[54] Bergmann/Kienzle 1996, Rdnr. 357–470 mit umfangreichen Einzelnachweisen aus Rechtsprechung und Literatur
[55] Richtlinien zur Patientenaufklärung wurden veröffentlicht in DÄBl. 1990, 1779–1783
[56] Steffen/Dressler 1999, Rdnr. 321; Bergmann/Kienzle 1996, Rdnr. 357
[57] Bergmann/Kienzle 1996, Rdnr. 389
[58] Bergmann/Kienzle 1996, Rdnr. 390
[59] OLG Hamm, VersR 1995, 661
[60] Bergmann/Kienzle, a.a.O., Rdnr. 359
[61] zu den Einzelheiten der aufklärungsbedürftigen OP-Folgen Bergmann/Kienzle, a.a.O., Rdnr. 360
[62] Bergmann/Kienzle, a.a.O., Rdnr. 360

der Verlaufsaufklärung besteht eine Überschneidung mit der Risikoaufklärung, die dem Patienten ein zutreffendes Bild von den Risiken eines Eingriffs geben soll. Ist die Misserfolgschance erheblich, hat der Arzt das Für und Wider eingehend zu erläutern, damit sich der Patient über das, was ihn im Falle des Misserfolges erwartet, keine Illusionen macht[63].

Ein seit langem schmerzendes Hüftgelenk eines 29-jährigen Patienten, das nach abgelaufenem Morbus Perthes eine erhebliche Femurkopfdeformierung aufwies, sollte intertrochantär umgestellt werden. Nach dem Eingriff blieb die erwartete längerfristige Besserung aus, es kam zur Klage.

Nach Anhörung des aufklärenden Arztes durch das Gericht stand fest, dass der Patient darauf hingewiesen worden war, dass ein sicherer Operationserfolg nicht vorausgesagt werden könne.

Dies reichte nach Ansicht des OLG Stuttgart[64] nicht aus:

> „Zu den Risiken, auf die der Kläger hingewiesen werden musste, gehörte möglicherweise auch die Gefahr einer deutlichen Verschlechterung des Zustandes durch die Operation, jedenfalls aber der deutliche Hinweis auf die Gefahr eines Fehlschlages der Operation. Das ergibt sich aus den Ausführungen des Sachverständigen. Wenn der Eingriff nur in der Hälfte der Fälle zu der erhofften Verbesserung des Zustandes oder wenigstens zu einem Zeitgewinn führt, ist durch entsprechende Aufklärung eine Kenntnis des Patienten sicherzustellen, dass der Eingriff in der anderen Hälfte der Eingriffe ohne Erfolg bleibt."

Alternativaufklärung

Zur Verlaufsaufklärung gehört auch die Information des Patienten über *alternative Behandlungsmöglichkeiten*[65], sofern diese eine echte Alternative vom Risikospektrum oder vom Wirkungsgrad her darstellen. Im übrigen ist nicht über die Wahl der richtigen Behandlungsmethode aufzuklären[66], die Auswahl fällt in das von der Therapiefreiheit gedeckte Therapieermessen des Arztes[67]. Anderes gilt, wenn die geplante Methode nicht die Methode der Wahl ist[68].

Dies erlangt besonderes Gewicht bei den nunmehr gesetzlich vorgesehenen ambulanten Eingriffen im Krankenhaus. Es ist darüber aufzuklären, ob der vorgesehene Eingriff ambulant oder stationär erfolgen soll[69], dies insbesondere dann, wenn der Eingriff nach guter ärztlicher Übung überwiegend noch stationär durchgeführt wird[70]. Für eine ärztliche Aufklärungspflicht wegen zur Verfügung stehender Behandlungsalternativen reicht es bereits aus, wenn in der medizinischen Wissenschaft ernsthafte Stimmen auf bestimmte, mit einer Behandlung verbundene Risiken hinweisen[71].

Ist die Prognose eines geplanten operativen Eingriffs unsicher, im konkreten Fall war die Erfolgsaussicht einer Umstellungsosteomie vom Sachverständigen mit 50% eingeschätzt worden, dann muss dem Patienten, ggf. durch Aufklärung klar sein, dass als alternative Behandlungsmethode das weitere Zuwarten in Betracht kommt[72].

Klassische Alternative bei vielen elektiven operativen Eingriffen ist die konservative Behandlung, die naturgemäß ohne die Risiken der Operation durchzuführen ist. Dies wird besonders bei Wirbelsäulenoperationen deutlich: Ein Großteil bandscheibenbedingter Erkrankungen, insbesondere *Bandscheibenprotrusionen und -vorfälle* kann konservativ mit gutem Erfolg behandelt werden. Je hartnäckiger die Beschwerden, desto mehr rückt eine operative Bandscheibenausräumung in den Vordergrund, vor allem, wenn neurologische Störungen hinzutreten. Da sich leichtere neurologische Störungen unter konservativer Behandlung zurückbilden können, wenngleich nicht müssen, verbleibt die konservative Therapie auch in diesen Fällen als realistische Alternative. Schließlich ist es Sache des Patienten, welches Verfahren mit welchem Risiko er wählen will.

Dies wird durch ein Urteil des OLG Frankfurt[73] bestätigt. Ein Patient litt seit zwei Monaten unter einem akuten Schub eines über Jahre verlaufenden chronisch rezidivierenden Wirbelsäulensyndroms. Wirbelsäulenextensionen und Injektionen brachten nur eine kurzfristige Besserung. Eine Computertomographie sicherte einen Bandscheibenvorfall L 4/5. Als dann zusätzlich eine Taubheit

---

[63] BGH, NJW 1981, 1319
[64] OLG Stuttgart, AHRS 4650/10
[65] Bergmann/Kienzle, a.a.O., Rdnr. 360
[66] Bergmann/Kienzle, a.a.O., Rdnr. 361
[67] BGH, NJW 1988, 763 (764); BGH, NJW 1988,1514 (1515)
[68] BGHZ 88, 248
[69] Bergmann/Kienzle, a.a.O., Rdnr. 387
[70] Bonvie, Rechtliche Risiken des ambulanten Operierens, MedR 1993, 43 (49); Jansen 1995, 663 (665)
[71] BGH, VersR 1996, 233
[72] OLG Hamm, Urt. Vom 6.5. 1985, AHRS 5000/10 = VersR 1987, 106
[73] OLG Frankfurt, Urt. V. 5.2. 1993, AHRS 4350 /101

bis in die linke Großzehe und eine Schwäche des linken Beines mit Ungeschicklichkeit des linken Fußes beim Laufen auftraten, erfolgte nach myelographischer Sicherung des Vorfalls die Operation. Postoperativ Reflexausfall, Gefühllosigkeit und hochgradige Fußheberschwäche, die Symptomatik besserte sich im weiteren Verlauf trotz sofortiger operativer Revision unter dem Verdacht einer Nachblutung nicht wesentlich.

Der Kläger musste u.a. über die Möglichkeit einer konservativen Behandlung unterrichtet werden, um das Für und Wider der Operation sorgfältig abwägen zu können. Da er neben der ausreichenden Risikoaufklärung auch über verschiedene konservative Behandlungsmethoden unterrichtet worden war, hatte seine Klage keinen Erfolg.

Die Alternative einer konservativen Behandlung dürfte in einem Teil der Fälle den Patienten schon aus eigener langjähriger Erfahrung bekannt sein, weil abhängig vom Krankheitsbild vor einer Operation konservativ behandelt wird. Dennoch ist eine diesbezügliche Alternativaufklärung wegen der für den Arzt ungünstigen Beweislastverteilung dringend anzuraten.

In der chirurgischen oder orthopädischen Praxis spielen intraartikuläre *Injektionen und Infiltrationen* an Sehnen- oder Muskelansätzen sowie im Bereich der Wirbelsäule eine besondere Rolle.

Das Risiko einer Infektion ist relativ gering, steigt allerdings bei Applikation von Corticoiden insbesondere bei kurzfristiger Wiederholung[74] an. Verwirklicht sich das Infektionsrisiko, dann droht vor allem bei intraartikulärer Lokalisation ein dauerhafter Gelenkschaden mit dementsprechenden subjektiven Beschwerden. Der dann im Vergleich zu der scheinbar harmlosen Injektion erhebliche „Schaden" führt häufig zu gerichtlichen Auseinandersetzungen.

Fast immer besteht alternativ die Möglichkeit einer medikamentösen Behandlung per os, z.B. mit Antiphlogistika oder physikalischen Therapiemaßnahmen, die gerade nicht mit dem Risiko einer erheblichen und u.U. dauerhaften Gelenkschädigung einhergehen. Aus diesem Grunde wird in diesen Fällen eine dementsprechende Alternativaufklärung geschuldet.

Demzufolge sah es das OLG Hamm[75] bei einer Behandlung mit paravertebralen Injektionen, die wegen daraus resultierender neurologischer Ausfallserscheinungen zur Klage geführt hatten, als erforderlich an, über alternative Behandlungsmethoden mit Tablette oder Zäpfchen aufzuklären.

Typische Behandlungsalternativen sind die *Verwendung von Fremd- oder Eigenknochen,* z.B. bei der Behandlung einer Pseudarthrose oder eines Knochendefekts hinreichender Größe. Im Falle des allogenen Knochens muss neben anderen Risiken das typische Virustransmissionsrisiko getragen werden, das bei der Verwendung von Eigenknochen entfällt. Die Entnahme von Eigenknochen bedarf i.d.R. eines weiteren Zugangs, meist am Beckenkamm, mit dem nur ein lokales Entzündungs- und Nachblutungsrisiko einhergeht.

Eine Klavikulapseudarthrose war mittels allogenem Knochentransplantat eines Multiorganspenders versorgt worden. 9 Jahre später stellte sich heraus, dass der spätere Kläger, der selbst keiner Risikogruppe angehörte, noch Fremdblut oder Fremdblutprodukte erhalten hatte, HIV-infiziert war. Der Spender gehörte einer Risikogruppe an. Eine Untersuchung des noch vorhandenen Serums des Spenders belegte, dass dieser zum Zeitpunkt der Spende HIV-infiziert war.

Die Verurteilung der Beklagten erfolgte, weil ohne zwingenden Grund ein Risikospender ausgewählt worden war[76]. Denkbar wäre auch ein Verstoß gegen die Alternativaufklärung gewesen, denn die naheliegende Entnahme von Eigenknochen hätte das sich verwirklichende Risiko einer Virustransmission ausgeschlossen.

Eine ähnliche Situation ergibt sich für die Verwendung von Fremd- oder Eigenblut, wenn mit einer Substitution gerechnet werden musste.[77]

Regelmäßig wird eine Alternativaufklärung erforderlich, wenn *neue* Verfahren zum Einsatz kommen sollen, mit denen noch keine ausreichenden Erfahrungen vorliegen. Ganz allgemein gilt der Grundsatz, dass die Aufklärung besonders umfassend sein muss, wenn der behandelnde Arzt sich auf Neuland mit ungeklärten Risiken begibt[78].

Die endoskopische Appendektomie war im Jahre 1991 eine noch relativ neue Methode mit noch nicht abschließend geklärten Risiken. Sie war damals noch umstritten und hatte sich noch nicht als Standardoperation durchgesetzt. Darüber musste nach Ansicht des OLG Oldenburg aufgeklärt werden.[79]

---

[74] siehe auch Kap. 6 Fahrlässigkeit und erforderliche Sorgfalt
[75] OLG Hamm, Urt. v. 17.2.1993, AHRS 5100/100
[76] LG Hannover – 190150/95 – nicht veröffentlicht, nicht rechtskräftig, s. auch Kap. 8, Abschnitt Qualitätssicherung und ärztlicher Standard
[77] vgl. Bergmann 1999, Bender 1999
[78] Laufs 1993, Rdnr. 487 u. 489
[79] Urteil vom 6.2.1996 – 9 U 113195 – VersR 1997, 491

Dies gilt analog für *neue Modelle von Gelenkprothesen*. Neue Werkstoffe mit geänderten Eigenschaften, Oberflächenbeschichtungen, -bearbeitungen und neue Designs versprechen immer wieder Fortschritte beim Gelenkersatz. Teilweise werden neue Techniken mit großem Optimismus, unterstützt durch leichtfertige Aussagen gegenüber der Laienpresse, verbreitet, wie dies derzeit bei der roboterunterstützten Frästechnik zu beobachten ist. Ob sich dieser Optimismus langfristig für die Patienten erfüllt, bleibt unsicher.

Die retrospektive Untersuchung mit Überlebenskurven nach Kaplan-Meier von zwei „Neuentwicklungen", die in der eigenen Klinik implantiert worden sind (Mecring = gewindetragende zementfreie Hüftgelenkpfanne, Triosprothesenstiel = zu zementierender Prothesenstiel aus dem Werkstoff Titan) zeigen, dass sich zumindest für diese Produkte die Hoffnungen in keiner Weise erfüllt haben:

Die Überlebenswahrscheinlichkeit des Mecrings, bezogen auf die Explantation als Endpunkt, betrug nach 9 Jahren 51% gegenüber 96% bei Standardzementpfannen, die des Triosstiels nach 3 Jahren 72% gegenüber 98% bei Standardzementstielen[80].

Das Identifit-System passte die Form des Prothesenstieles mithilfe der computergestützten Frästechnik und eines intraoperativ entnommenen Abdruckes der Femurmarkhöhle individuell an den Patientenknochen an. Während die Pfanne implantiert wurde, erfolgte die Herstellung des Stieles, der nach Sterilisation anschließend implantiert werden konnte. Dass sich die Hoffnungen mit dem Identifit-System nicht erfüllten, zeigte eine Überlebenswahrscheinlichkeit von 80% nach 3,6 Jahren[81] bei Steigerung der Op-Zeit um das 1,6fache, des Blutverlustes um das 1,5fache und der Kosten um das 1,4fache[82].

Die dargestellten katastrophalen Überlebenswahrscheinlichkeiten belegen, dass mit Neuentwicklungen in ungünstigen Fällen ein erhebliches Risiko für den Patienten verbunden ist. Damit drohen beim Einsatz von Neuentwicklungen in der Endoprothetik u.U. erhebliche Schadensersatzforderungen, wenn der Patient nach einer Entscheidung des OLG Oldenburg durch Aufklärung nicht in der Lage ist, zu entscheiden, ob er sich auf das neue Verfahren einlassen will. Der Arzt muss im Zweifel beweisen, dass der Patient nach Aufklärung nicht die Standardmethode gewählt hätte[83]. Dieser Beweis ist nur zu führen, wenn bei Neuentwicklungen beweisbar darüber aufgeklärt wird, dass es sich um ein Verfahren handelt, dessen Ergebnisse im ungünstigen Falle wesentlich schlechter ausfallen als diejenigen des Standardverfahrens.

Die *Grenzen einer Alternativaufklärung* werden bei theoretisch denkbaren Verfahren erreicht, die keine echte medizinische Alternative darstellen.

Angesichts einer *linksbetonten Rezidivstruma* mit Verdrängung der Trachea nach rechts bei einer Musiklehrerin wurde eine Operation empfohlen. Auf das im Vergleich zum Ersteingriff höhere Risiko einer *Rekurrensparese* wurde hingewiesen. Nach dem Eingriff wurde eine linksseitige Rekurrenslähmung festgestellt, die Patientin konnte nur unter großen Anstrengungen sprechen und hatte starke Atembeschwerden, die Beschwerden verschwanden trotz weiterer Therapie nicht vollständig.

Die Klage der Patientin blieb ohne Erfolg. Das OLG München führte aus, dass u.a. nicht über die Alternative einer Radiojodtherapie aufgeklärt werden musste, weil diese Therapie im Falle der Klägerin keine echte Alternative darstellte. Der Sachverständige hatte ausgeführt, dass angesichts einer Pelottierung der Trachea und aus prophylaktisch-diagnostischen Gründen bei bereits früher durchgeführten Feinnadelpunktion bei Wachstumstendenz die Indikation zur Operation bestand[84].

Ebenso wenig wird eine Alternativaufklärung über die Möglichkeit eine *Knöchelfraktur* innerhalb von sechs Stunden oder alternativ nach Abschwellung mittels Osteosynthese zu versorgen, geschuldet, da es sich insoweit nicht um echte Behandlungsalternativen handelt[85].

Über bessere Behandlungsbedingungen in einem anderen Krankenhaus ist grundsätzlich nicht aufzuklären. Dies ist aber zu trennen von der Frage, ob der Krankenhausarzt die Behandlung ablehnen und an ein anderes Krankenhaus verweisen muss, weil er den zu gewährleistenden Standard nicht erfüllen kann.

Risikoaufklärung

Risikoaufklärung ist die Information des Patienten über die Risiken des geplanten Eingriffs. Dem Pa-

---

[80] Bertram B., R.T. Müller 1998 u. Lichtinger Th., N. Schürmann, R.T. Müller: Frühlockerungen eines zementierten Hüftendoprothesenstiels aus Titan, zur Publikation eingereicht 1998
[81] Robinson u. Clark 1996
[82] Bargar 1996
[83] OLG Oldenburg, Urteil v. 17.10. 1995 – 5 U 65/95 – n.v.
[84] OLG München, Urt. v. 17.3. 1994, AHRS 5000/121
[85] OLG Hamm, Urt. v. 1.6. 1994, AHRS 5000/124

tienten muss ein zutreffender Eindruck von der Schwere des Eingriffs und von der Art der Belastungen vermittelt werden, die für seine körperliche Integrität und Lebensführung auf ihn zukommen können[86], der Patient muss auch einen Hinweis auf das schwerste in Betracht kommende Risiko erhalten haben[87]. Je weniger dringlich oder geboten ein Eingriff erscheint, desto weitgehender ist die Pflicht zur Aufklärung.

Im Rahmen der patientenbezogenen Aufklärung hat der Arzt nicht nur über die typischerweise mit dem Eingriff verbundenen Risiken, sondern auch über sehr seltene Risiken aufzuklären, wenn sie im Einzelfall das zukünftige berufliche und persönliche Leben des Patienten schwer belasten und auch bei geringer Komplikationsrate für den Eingriff spezifisch, für den Laien jedoch überraschend sind[88]. Eine Aufklärung ist entgegen weit verbreiteter Auffassung auch dann erforderlich, wenn sich ein Risiko nur in geringen Promille-Sätzen ausdrücken lässt.

Typisch ist die Schädigung des N. recurrens bei der Strumaresektion. Überraschend für den Patienten kann ein Lagerungsschaden, z.B. ein Ulnarisschaden, an der oberen Extremität bei einer Bandscheibenoperation sein. Extrem selten, für den Laien i. d. R. überraschend und bezüglich der weiteren Lebensführung außerordentlich schwerwiegend ist die Querschnittslähmung, die im Rahmen einer Wirbelsäulenoperation, z.B. bei Bandscheibenoperationen eintritt[89].

Insgesamt hat aber der Arzt im Rahmen eines mündlichen Aufklärungsgesprächs nur im „Großen und Ganzen" aufzuklären. Aufklärung im Großen und Ganzen erfordert keine exakte medizinische Beschreibung, der Patient muss aber ein allgemeines Bild von der Schwere und der Richtung der Risiken des geplanten Eingriffs gewinnen[90].

Soweit der aufklärende Arzt geneigt ist, zur Schonung des Patienten aus therapeutischen Gründen die Gefahr schwerwiegender Risiken bis zur Letalität herunterzuspielen, kann immer nur geraten werden, die Risiken des Eingriffs erstens klar und deutlich und zweitens exakt zu bezeichnen, um dem eigenen mit einfachen Mitteln vermeidbaren Haftungsrisiko zu entgehen[91]. Nur zu verständlich ist aus der laienhaften Sicht des Patienten, dass dieser nach vermeintlich gefahrloser Operation sich nicht mit eingetretenen Komplikationen abfinden will.

Im Rahmen des Aufklärungsgesprächs sind schriftliche Hinweise und Abbildungen von Vorteil. Merkblätter können den notwendigen Inhalt des Aufklärungsgesprächs nicht verkürzen[92], erst recht kann ein Merkblatt ein persönliches Gespräch nicht ersetzen. Der Arzt hat sich in jedem Fall darüber zu vergewissern, dass der Patient das Merkblatt gelesen und verstanden hat[93], Risikoverharmlosungen in Merkblättern müssen korrigiert werden[94] und sollten auch handschriftlich gekennzeichnet werden (im Einzelnen zur Beweissicherung der Aufklärung siehe S. 27 ff. unten, zum Inhalt der Aufklärung Kap. 5).

3. Das Aufklärungsgespräch

Die Aufklärung des Patienten kann nur durch ein Aufklärungsgespräch erfolgen. Das persönliche Gespräch kann nicht durch Formulare ersetzt werden. Generell wird der Unterzeichnung eines Aufklärungsformulars durch den Patienten zu viel Bedeutung beigemessen, die Rechtsprechung hat große Vorbehalte gegen die pauschale Freizeichnung der Behandlungsseite durch ein Formular. Das „Wie" der Aufklärung überlässt der Bundesgerichtshof vielmehr dem pflichtgemäßen Beurteilungsermessen des Arztes[95], d.h., es gibt keine konkreten Formvorschriften für das Aufklärungsgespräch.

■ Zur Person des Aufklärenden

Die Aufklärung kann nur von einem Arzt durchgeführt werden. Aufklären sollte derjenige Arzt, der den anstehenden Eingriff auch durchführt, denn Aufklärung ist abhängig von Zuständigkeit und

---

[86] BGH, VersR 1991, 777 (778 ff.)
[87] BGH, VersR 1996, 195 (196)
[88] Steffen/Dressler, a.a.O., S. 130 ff.; vgl. auch die umfangreichen Beispiele bei: Bergmann/Kienzle, a.a.O., Rdnr. 361 ff.
[89] BGH, VersR 1984, 582
[90] Bergmann/Kienzle, a.a.O., Rdnr. 365; Steffen/Dressler, a.a.O., Rdnr. 394 m.w.N. aus der Rechtsprechung
[91] Bergmann/Kienzle, a.a.O., Rdnr. 365, zum Selbstverständnis der Aufklärung aus ärztlicher Sicht vgl. Rdnr. 389 ff.
[92] vgl. Tempel 1980
[93] Bergmann/Kienzle, a.a.O., Rdnr. 366
[94] Steffen/Dressler, a.a.O., Rdnr. 398
[95] BGH, NJW 1984, 1397 = VersR 1984, 465; BGH, NJW 1984, 2629 = VersR 1984, 582 (583); BGH, NJW 1990, 2928 = VersR 1990, 1238

Sachkunde[96]. Stehen mehrere Behandlungsschritte an, so muss jeder der beteiligten Ärzte für die von ihm übernommene Behandlungsaufgabe die Aufklärung übernehmen, der Operateur klärt über Operationsrisiken einschließlich der Lagerungsrisiken auf, der Anästhesist über Narkoserisiken und der Strahlentherapeut über das Risiko einer Bestrahlung[97].

Es ist zulässig und im heutigen arbeitsteiligen Klinikbetrieb sogar oft unumgänglich, dass die Aufklärung auf einen anderen Arzt übertragen wird. Wird die Aufklärung delegiert, dann haftet wegen eines Aufklärungsmangels grundsätzlich der Arzt, dem die Aufgabe zugefallen war[98]. Eine deliktische Haftung des Arztes, der nach Delegation des Aufklärungsgesprächs mangels wirksam erklärter Einwilligung rechtswidrig operiert, scheidet aber nur aus, wenn ihn kein Verschulden trifft, weil er aufgrund der Klinikorganisation davon hätte ausgehen können, dass der Patient ordnungsgemäß aufgeklärt worden war. Wenn dem Arzt die mangelnde Organisation allerdings bekannt war, kann er sich nur entlasten, wenn er sich über die wirksame Einwilligung vergewissert hat. Organisationsfehler im Rahmen der Patientenaufklärung führen zu einer Haftung des Klinikträgers.

■ Zur Umgebung

Das Aufklärungsgespräch sollte schon wegen der ärztlichen Schweigepflicht und der zu wahrenden Intimsphäre des Patienten auch im Krankenhausbetrieb nicht im Mehrbettzimmer in Gegenwart von Besuchern oder Bettnachbarn geführt werden. Zu Recht werden nach einem solchen Aufklärungsgespräch Patienten Gehör mit der Behauptung finden, sie hätten trotz bestehender Ängste und Hemmungen in dieser Situation in Gegenwart von Fremden nicht gewagt, ihre Bedenken oder Unsicherheiten zu äußern[99]. Es empfiehlt sich daher immer, das Gespräch in ruhiger und ungestörter Atmosphäre im Arzt- oder Behandlungszimmer abgeschottet von der Hektik des Klinikalltages zu führen. Kann ein Patient sein Mehrbettzimmer nicht verlassen, sollten nach Möglichkeit die Mitpatienten gebeten werden, sich kurzfristig aus dem Zimmer zu begeben. Bedenken bestehen auch gegen die Führung von Gruppenaufklärungsgesprächen. Zwar mag sich aus Gruppengesprächen für die Bewältigung einer Erkrankung ein gewisser positiver therapeutischer Effekt ergeben, die auf den einzelnen Patienten bezogene persönliche Risikoaufklärung erfordert jedoch in der Regel mehr Intimität, als in einem Gruppengespräch möglich ist. Unserem Dafürhalten nach kommen solche Gruppengespräche, die auch einen gewissen Rationalisierungseffekt bewirken, nur dann in Betracht, wenn die geplante Behandlung nur mit relativ geringen Risiken verbunden ist und den Patienten ausdrücklich die Möglichkeit eröffnet wird, nach der Aufklärung das Zweiergespräch mit dem Arzt zu suchen, ohne dass zeitlicher Druck auf die Patienten ausgeübt wird.

■ Zeitpunkt der Aufklärung

Die Aufklärung muss zum richtigen Zeitpunkt stattfinden. Der Patient muss Gelegenheit haben, ohne Zeitdruck, sofern die Dringlichkeit der Maßnahme dies zulässt, das Für und Wider abzuwägen. Dies kann er nur, wenn er im vollen Besitz seiner Erkenntnis-und Entscheidungsfreiheit ist. Der erforderliche Zeitraum lässt sich aber nicht generell, sondern nur unter Berücksichtigung der im Einzelfall gegebenen Umstände bestimmen[100]. In einer Entscheidung des BGH vom 7.4.1992 heißt es hierzu:

> „Als Grundsatz muss gelten, dass die Aufklärung unter Berücksichtigung dieser Umstände so frühzeitig wie nötig zu erfolgen hat, um den hier erforderlichen Rechtsgutschutz zu erreichen. ..."

Konkret ging es um eine Patientin, bei der sich 19 Jahre nach bilateraler Strumaresektion neuerlich zwei kalte Knoten gebildet hatten. Bei einer ambulanten Vorstellung wurde zur neuerlichen Schilddrüsenoperation geraten und ein fester Termin zur stationären Aufnahme vereinbart. Bei der stationären Aufnahme wurde ein Merkblatt ausgehändigt. Die Patientin wurde am Vortag der Operation von dem Operateur auf die gesundheitlichen Risiken des Eingriffs aufmerksam gemacht. Der Arzt hatte auf das Risiko einer bleibenden Heiserkeit durch Schädigung des Nervus recurrens hingewiesen und bei Entgegennahme des Merkblatts nochmals die Behandlungsrisiken angespro-

---

[96] Carstensen 1994
[97] OLG Hamm, VersR 1994, 815
[98] Rumler-Detzel 1993; BGH, NJW 1980, 1905 = VersR 1981, 456; BGH, VersR 1990, 1010; OLG Nürnberg, VersR 1992, 754
[99] Franzki 1993
[100] BGH, JZ 1993, 312 = MDR 1992, 748 = NJW 1992, 2351 = VersR 1992, 960

chen. Bei der Operation wurde der linke Stimmbandnerv verletzt.

Aufklärung bei festem Operationstermin

Diese Aufklärung im geschilderten Fall hielt das Berufsgericht für nicht ausreichend, da sie verspätet gewesen sei. Der BGH bestätigte, dass die Patientin bereits bei der ambulanten Vorstellung hätte aufgeklärt werden müssen, ob das am Vortag geführte Gespräch verspätet war, bedurfte weiterer Feststellungen.

Wörtlich heißt es in dem Urteil des Bundesgerichtshof vom 7. 4. 1992 weiter:

> „Soll ein Patient einem Arzt gegenüber definitiv seine Bereitschaft erklären, sich bei ihm zu einem genau festgelegten und in absehbarer Zeit liegenden Termin einem bestimmten operativen Eingriff zu unterziehen, ohne dass dies noch von dem Vorliegen wichtiger Untersuchungsbefunde abhängig gemacht wird, dann hat das auch Einfluss auf die ... Verpflichtung des Arztes zur Wahrung des Selbstbestimmungsrechts dieses Patienten durch Aufklärung. Manche Patienten bauen dadurch schon psychische Barrieren auf, die es ihnen schwer machen, später, etwa nach einer erst am Tag vor der Operation erfolgenden Risikoaufklärung, die Operationseinwilligung zu widerrufen. Zum Schutz des Selbstbestimmungsrechtes des Patienten ist es deshalb erforderlich, dass ein Arzt, der einem Patienten eine Entscheidung über die Duldung eines ... Eingriffs abverlangt und für diesen Eingriff bereits einen Termin bestimmt, diesen dabei nicht nur umfassend über die Vorteile der Operation gegenüber einer Nichtbehandlung oder einer konservativen Behandlungsmethode informiert, sondern ihm auch die Risiken aufzeigt, die mit diesem Eingriff verbunden sind. Es sind keine medizinischen Interessen erkennbar, die es generell geboten erscheinen lassen, mit der Risikoaufklärung zu warten, etwa bis zur Aufnahme des Patienten ins Krankenhaus zu dem vorbestimmten Termin."

Wird also vom Patienten eine Entscheidung über einen operativen Eingriff abverlangt und für diesen Eingriff bereits ein Termin bestimmt, dann ist zu diesem Zeitpunkt grundsätzlich auch die erforderliche Eingriffsaufklärung durchzuführen. Dem liegt die Erwägung zugrunde, dass der Patient bei bereits fest vereinbarter Operation schon mit der Terminvereinbarung in einen Geschehensablauf eingebunden ist, der zwangsläufig zur Operation führen muss, der Patient folglich nicht mehr zu fragen oder zu widersprechen wagt. Die vorstehend geschilderten, von der Rechtsprechung entwickelten Grundsätze gelten natürlich nicht, wenn die feste Terminvereinbarung erst zur Abklärung der in Erwägung gezogenen Operationsindikation erfolgt[101]. Die Risikoaufklärung kann erst erfolgen, wenn die Indikation feststeht.

Spätere Aufklärung

Aus dieser generellen Verpflichtung zur Eingriffsaufklärung vor der festen Vereinbarung eines Operationstermins folgt aber nicht, dass eine spätere Aufklärung grundsätzlich unwirksam wäre. Das kann, muss jedoch nicht der Fall sein. Die Wirksamkeit der Aufklärung hängt davon ab, ob der Patient noch die Möglichkeit hatte, sich innerlich frei zu entscheiden.

Vorabend einer Operation

Bei einer Aufklärung am Vorabend einer Operation wird der Patient regelmäßig mit der Verarbeitung der ihm mitgeteilten Fakten und der von ihm zu treffenden Entscheidung überfordert sein, wenn er – für ihn überraschend – erstmals noch für ihn gravierende Risiken des Eingriffs erfährt[102]. Die bei nicht unbedingter Dringlichkeit der Operationsdurchführung (vitale Indikation) zwingend einzuräumende Überlegungsfrist[103] ist dann nicht gewahrt.

Am Vorabend der Operation kommt allenfalls noch eine Aufklärung über die allgemeinen Narkoserisiken in Betracht[104].

Keiner näheren Auseinandersetzung bedarf es, dass eine Aufklärung immer verspätet ist, wenn sich der Patient schon auf dem Operationstisch befindet oder schon medikamentös auf den Eingriff vorbereitet wird[105]. Wenn die medikamentöse Vorbereitung am Vorabend der Operation erfolgt, dann muss die Aufklärung zeitlich deutlich abgesetzt von dem Beginn der Vorbereitungen erfolgen.

Vortag einer Operation

Am Vortag wird eine Aufklärung in vielen Fällen noch ausreichend sein. Allerdings dürfte bei

---

[101] Wertenbruch, MedR 1995, 306 (307)
[102] BGH, NJW 1992, 2351; OLG Hamm, VersR 1995, 1440
[103] BGH, NJW 1992, 2351 (2352)
[104] BGH, NJW 1992, 2351; OLG Hamm, VersR 1995, 1440
[105] Bergmann/Kienzle 1996, Rdnr. 369

schweren Eingriffen die am Vortag gegebene Aufklärung nach der Rechtsprechung schon zu spät kommen.

Die am Vortag vor einer Bypass-Operation gegebene Aufklärung war nach Auffassung des Kammergerichts Berlin unwirksam, weil der Patient wegen der bereits laufenden allgemeinen Operationsvorbereitungen und auch im Hinblick auf die mit dem schweren Eingriff verbundenen erheblichen psychischen Belastungen nicht mehr in der Lage war, das Für und Wider abzuwägen[106]. Der Beklagte konnte nicht darlegen, dass ein früheres Gespräch nicht möglich gewesen wäre. Es handelte sich um keinen akuten Behandlungsfall. So bestand reichlich Gelegenheit, auch durch Einbindung anderer Ärzte, in ausreichendem zeitlichen Abstand vor der Operation umfassend aufzuklären.

Es ist anzustreben, die Aufklärung generell zu dem Zeitpunkt durchzuführen, bei dem die Entscheidung zum Eingriff fällt. Vergehen zwischen Aufklärung und stationärer Aufnahme mehrere Wochen, ist eine kurze Wiederholung des Inhalts nach Aufnahme zu empfehlen.

Die Notwendigkeit, über die Möglichkeit einer Eigenblutspende aufzuklären und diese ggf. dann auch durchzuführen, erfordert in der elektiven Chirurgie ohnehin eine Aufklärung vor Implantation einer Hüftendoprothese oder Wechseloperation wenigstens mehrere Wochen vor dem Eingriff, um dem Patienten diese Möglichkeit einzuräumen, sofern intra- oder postoperativer Blutbedarf nicht ausgeschlossen werden kann.

■ **Forensische Bedeutung**

Beruft sich der Patient auf die fehlende Entscheidungsfreiheit, dann muss er substanziiert Tatsachen vortragen, die diese Behauptung stützen. Der Arzt kann dieses Vorbringen widerlegen. Er muss aber im Zweifel beweisen, dass sich der Patient trotz später Aufklärung frei für den Eingriff entschieden hat (s. auch Beweislast Kap. 12, Abschnitt Die Beweislast insbesondere bei orthopädischen und chirurgischen Einzelfällen, S. 140 f.), Aufklärungsfehler müssen relevant geworden sein, sonst können sie keine Haftung des Arztes begründen. Für den Patienten reicht es aus darzulegen, dass er sich bei ordnungsgemäßer Aufklärung in einem Entscheidungskonflikt befunden hätte oder dass er die Operation möglicherweise an anderer Stelle hätte durchführen lassen. Allein die Berufung des Arztes darauf, dass ein Eingriff objektiv vital indiziert ist, reicht nicht aus, einen Entscheidungskonflikt zu verneinen.

Der Patient braucht auch nicht zu beweisen oder darzulegen, dass er den Eingriff bei ordnungsgemäßer Einwilligung abgelehnt hätte. Wäre eine Ablehnung der Behandlung allerdings unvernünftig gewesen oder wäre eine Nichtbehandlung mit höheren Risiken verbunden als eine Behandlung, muss der Patient plausible Gründe für einen wirklichen Entscheidungskonflikt dartun, seine Darlegungslast geht wiederum nicht so weit, dass er seine mutmaßliche Entscheidung nachweisen muss[107].

■ **Dauer des Aufklärungsgesprächs**

Faustregeln, wie lange ein Aufklärungsgespräch dauern muss, um von der Rechtsprechung anerkannt zu werden, gibt es nicht. Bestimmten Operationen können nicht konkrete Minutenwerte als Minimum einer ordnungsgemäßen Aufklärung zugeordnet werden. Die aufzuwendende Zeit richtet sich zum einen nach der geplanten Behandlungsmaßnahme und nach den Eigenarten der geplanten Operation. Zum anderen muss bei der Dauer der Aufklärung auch die Persönlichkeit des Patienten, d.h. seine Bildung, seine Auffassungsgabe, seine Vorinformation usw., berücksichtigt werden. Nach eigenen Erfahrungen dauert ein Aufklärungsgespräch vor der Implantation einer Knie- oder Hüftgelenkendoprothese durchschnittlich 15 Minuten.

■ **Adressat der Aufklärung**

Der erwachsene Patient ist persönlich aufzuklären. Bei Geburtsfällen hat allein die Mutter über die Art der Entbindung die Entscheidung zu treffen[108].

Bei *Minderjährigen* haben *beide Elternteile zuzustimmen*, sofern beide gemeinsam das Sorgerecht ausüben, was nach dem neuen Kindschaftsrecht (gesetzlich besteht ein gemeinsames Sorgerecht) i. d. R. der Fall sein wird. Auch die nacheheliche gemeinsame Sorge beinhaltet gem. § 1687 BGB eine beiderseitige Zustimmungspflicht zu ärztlichen Behandlungsmaßnahmen, da diese für das Kind von erheblicher Bedeutung ist. Besteht das Sorge-

---

[106] KG Berlin, Urt. v. 11.2. 1993, AHRS 5400/101
[107] BGH, NJW 1990, 2928 = VersR 1990, 1238; BGH, NJW 1994, 799 = VersR 1994, 682
[108] BGHZ 106, 153

recht nur bei einem Elternteil, kann und muss auch nur dieser zustimmen. Ein Elternteil kann den anderen ermächtigen, die Einwilligung zu erteilen. *Bei leichteren Verletzungen oder Erkrankungen* darf der Arzt davon ausgehen, dass der begleitende Elternteil ermächtigt ist. Bei *schwereren ärztlichen Eingriffen* muss der Arzt die Ermächtigung abklären, kann aber mündlicher Auskunft des erschienenen Elternteils Vertrauen schenken. Bei *weit reichenden Entscheidungen* empfiehlt es sich, unbedingt auch die Einwilligung des nicht erschienenen Elternteils einzuholen[109]. In diesen Fällen sollte in die schriftliche Einwilligungserklärung mit aufgenommen werden, dass der einwilligende Elternteil mit Zustimmung des anderen Elternteils handelt[110].

Weiter zu beachten ist bei Minderjährigen, dass sie selber aufzuklären sind und selber zuzustimmen haben, wenn sie die natürliche Einsichtsfähigkeit in die von ihnen zu treffende Entscheidung haben. Die Einwilligungsfähigkeit hängt nicht, wie oft irrig angenommen, von der Vollendung des 18. Lebensjahres ab. Hier können Sonderprobleme bei Jugendlichen entstehen, die sich im Konflikt mit ihren Eltern befinden. Gerade bei gravierenden Entscheidungen empfiehlt es sich daher, nach Rücksprache mit dem Jugendlichen immer auch die Eltern mit einzubeziehen. Die Einwilligung eines 17-jährigen Patienten ist wirksam, wenn er die Einsichtsfähigkeit und Urteilskraft über Bedeutung und Tragweite der geplanten Behandlung besitzt[111].

Verweigern die Sorgeberechtigten aus unvernünftigen oder religiösen Gründen einen notwendigen medizinischen *Eingriff*, hat der Arzt das *Vormundschaftsgericht* zu beteiligen und einen Betreuer bestellen zu lassen, um das Kindeswohl zu wahren. Für diesen Fall ist der Betreuer uneingeschränkt aufzuklären, auch der Betreute ist, soweit er ausreichend urteilsfähig ist, zu beteiligen[112].

Schwierigkeiten kann auch die Aufklärung von in ihrer Beurteilungsfähigkeit durch Krankheit oder Alter eingeschränkter Menschen machen, für die schon ein Betreuer bestellt ist. Nach dem Willen des Gesetzgebers soll die Betreuung im Gegensatz zur früheren Entmündigung der hilfsbedürftigen Person mehr Rechte und Eigenständigkeit erhalten. Auch Verwirrte sind daher in die Aufklärung nach Möglichkeit mit einzubeziehen. Durch Gesetz ist auch die Einwilligungsbefugnis des Betreuers beschränkt. Er darf nur in Routineeingriffe einwilligen, ist ein Eingriff regelmäßig mit einer konkreten Lebensgefahr verbunden, kann die Einwilligung nur vom Vormundschaftsgericht erteilt werden, das zuvor aufzuklären ist.

Ergänzend kann auf die im Kap. 3 unter den Abschnitten *Einwilligungsfähigkeit* und *Ausländische Patienten*, S. 10 dargestellten Problematiken verwiesen werden.

■ Verständnis der Aufklärung

Da es letztlich darauf ankommt, dass der Patient die möglichen Folgen einer Behandlung richtig einschätzt, muss er die Aufklärung verstanden haben. Die Verwendung von medizinischen Fachbegriffen in der Dokumentation der Aufklärung wie „Perforation" (der Kolonwand) oder „Sudeck", sind nicht geeignet, das nötige Verständnis bei den Patienten zu sichern.

Zu den Grenzen des Verständnisses hat das OLG Saarbrücken[113] in einem Urteil hingewiesen:

„Auch bei einer Patientin mit geringem Bildungsstand liegt dann eine ausreichende Aufklärung vor einer Hüftgelenksoperation vor, wenn in leicht verständlicher Umgangssprache im mündlichen Aufklärungsgespräch und in einer schriftlichen Einverständniserklärung die Erfolgsaussichten und die Risiken des Eingriffs sowie in Betracht kommende Alternativen geschildert worden sind und die Patientin hierauf noch zusätzliche Fragen zur Operation gestellt hat, auf die eingegangen worden ist."

■ Bedeutung von Vorkenntnissen des Patienten – Entbehrlichkeit der Aufklärung

Letztlich kommt es bei der Eingriffsaufklärung darauf an, dass der Patient die für seine Entscheidung erforderlichen Kenntnisse erhalten hat. Ob dies bereits durch den einweisenden Arzt oder den in der Klinik weiterbehandelnden Arzt erfolgt, ist unerheblich.

Grundsätzlich ist die Aufklärung auch entbehrlich, wenn der Patient bereits aus einer vorangegangenen Behandlung informiert ist. Gleichwohl empfiehlt sich erneute Aufklärung, weil der Patient eine bestimmte Gefahr möglicherweise nicht

---

[109] BGH, NJW 1988, 2946
[110] s. auch Kap. 3, Einwilligungsfähigkeit
[111] OLG Schleswig, VersR 1989, 810f.
[112] s. hierzu z.B. Bergmann 1999, Bender 1999
[113] OLG Saarbrücken, Urt. v. 24.3.1993, AHRS 4650/104 = VersR 1994, 1427

kannte oder bei diesem Krankenhaus ihm bekannte Komplikationen nicht vermutet. Der Arzt sollte sich nicht unnötig in Beweisschwierigkeiten bringen.

Einschränkungen bei der Notwendigkeit der Aufklärung gelten auch dann, wenn der medizinisch vorgebildete Patient bereits erhebliche Vorkenntnisse besitzt. Nach eigener Erfahrung hat aber die Spezialisierung der Medizin dazu geführt, dass selbst bei ärztlichen Kollegen das erforderliche Wissen häufig nicht vorhanden sein kann oder ist. Es droht die Gefahr, dass der Arzt als Patient ungenügendes Wissen nicht unbedingt kund tun will, und so, unter der Annahme, der Patient wisse ohnehin berufsbedingt das Nötige, die Aufklärung ungenügend bleibt. Auch hier gilt: im Zweifel erneute Aufklärung. Wir empfehlen deshalb, ärztliche Kollegen prinzipiell in gleicher Weise aufzuklären wie alle anderen Patienten auch.

Der Arzt sollte sich nicht darauf verlassen, dass der Patient seinem Bildungsgrad entsprechend medizinische Vorkenntnisse hat.

Auf der anderen Seite wird in der ärztlichen Praxis der Hinweis auf Infektionen und Thrombosen teilweise überbewertet. Hierbei handelt es sich um Komplikationen, die bei einem durchschnittlich gebildeten Patienten als bekannt vorausgesetzt werden dürfen. Dies gilt allerdings nicht, wenn infolge der Infektion erhebliche Beeinträchtigungen auftreten können. So droht z.B. bei intraartikulären Infektionen eine irreversible Schädigung des Gelenkknorpels, deren Endzustand die Einsteifung des Gelenks und damit der Funktionsverlust sein kann. Damit rechnet der Durchschnittspatient nach unseren Erfahrungen nicht.

Gleiches gilt für Komplikationen, mit denen der Laie nicht ohne weiteres rechnen kann.

Problematisch ist auch der – im Grundsatz zulässige – ausdrückliche Verzicht auf eine Risikoaufklärung. Auch hier setzt die Entbehrlichkeit der Aufklärung voraus, dass der Patient die Notwendigkeit des Eingriffs kennt und der Patient nicht von einem völlig unbekannten Eingriffsrisiko überrascht wird[114].

Keiner Aufklärung bedarf es für Operationserweiterungen, die aufgrund unvorhersehbarer akuter vitaler Indikation geboten sind. Diese müssen und dürfen, soweit ein entgegenstehender Patientenwille nicht bekannt ist, unter dem Gesichtspunkt der mutmaßlichen Einwilligung vorgenommen werden[115].

■ Sprachprobleme bei Ausländern

Bei fremdsprachigen Patienten hat der Arzt sich sorgfältig zu vergewissern, ob der Patient die Aufklärung versteht. Da der Arzt im Streitfall hierfür den Beweis zu führen hat, empfiehlt es sich im Zweifelsfalle, einen Dolmetscher hinzuzuziehen[116]. Mangels gesetzlicher Regelung sind Dolmetscherkosten allerdings nicht zu Lasten der gesetzlichen Krankenkassen erstattungsfähig[117]. Dennoch muss für die Aufklärung eines ausländischen Patienten gewährleistet sein, dass dieser trotz Verständigungsschwierigkeiten ein allgemeines Bild von der Schwere des Eingriffs und der Richtigkeit des konkreten Risikospektrums erhält[118].

■ Aufklärung vor Wiederholungseingriffen

Ist der Patient einmal umfassend aufgeklärt worden, braucht er im Fall der Wiederholung nicht mehr so umfassend wie vor dem Ersteingriff aufgeklärt zu werden. Dies gilt allerdings nur, wenn der Ersteingriff in zeitlicher Nähe zum Wiederholungseingriff erfolgt war, denn erfahrungsgemäß neigt jeder Mensch dazu, bestimmte ihm unangenehme Dinge wie z.B. Operationsrisiken zu verdrängen und zu vergessen. Besondere Beachtung müssen aber im Falle der Wiederholungsoperation die speziellen Risiken finden, die sich gerade aus der Eigenart als Wiederholungseingriff ergeben. Dieses spezielle und erhöhte Risiko wird zwingend aufklärungsbedürftig:

Wenn bei dem Wiederholungseingriff die konkrete Gefahr des Verlustes z.B. einer Niere droht oder aufgrund des Voreingriffs ein erhöhtes Infektionsrisiko besteht.

Wenn z.B. die Prothesenwechseloperation zum wesentlichen Teil mit den gleichen Risiken wie die Erstoperation einhergeht, kann deren Eintrittswahrscheinlichkeit bei einzelnen Punkten erheblich erhöht sein. Dies betrifft u.a. die Femurfraktur und die Gefahr von Nervenläsionen.

Macht schon die erste Behandlung die Notwendigkeit von Folgeeingriffen wahrscheinlich oder gar notwendig, ist schon vor dem ersten Eingriff über die Folgeeingriffe aufzuklären:

---

[114] vgl. auch Kap. 3, Aufklärungsverzicht
[115] s. ausführlich Kap. 3, Erweiterung der Operation ohne Aufklärung
[116] OLG Düsseldorf, VersR 1990, 852
[117] BSG, NJW 1996, 806
[118] OLG München, VersR 1995, 95

Die geplante zweizeitige dorsoventrale Fusionsoperation an der Wirbelsäule erfordert das Aufklärungsgespräch über beide Eingriffe bereits vor dem ersten Eingriff.

■ **Aufklärung über den Operateur**

Grundsätzlich braucht eine Aufklärung über die Person des operierenden Arztes nicht zu erfolgen. Der Kassenpatient steht in einer vertraglichen Beziehung nur zum Krankenhaus. Der Privatpatient hat zwar einen Vertrag mit dem selbstliquidierenden Chefarzt, der Vertrag enthält regelmäßig aber auch die Befugnis, sich vertreten zu lassen.

Etwas anderes gilt nur dann, wenn der Patient sich ersichtlich wegen der Behandlung durch einen bestimmten Arzt an das Krankenhaus gewandt hat oder ihm die Behandlung durch den Chefarzt oder einen anderen Arzt persönlich zugesagt worden ist. Hier muss der Patient rechtzeitig von der Substitution des versprochenen Arztes unterrichtet werden und ggf. in die Durchführung der Operation durch einen anderen Arzt zustimmen. War die Operation ohne die Beschränkung auf einen bestimmten Arzt vereinbart, erstreckt sich die Einwilligung auch auf einen anderen Arzt[119].

■ **Aufklärung über ein allgemein nicht anerkanntes Vorgehen**

Auf allgemein nicht anerkannte Methoden braucht der Arzt so lange nicht von sich aus als Behandlungsalternative hinzuweisen, wenn bewährte und mit einem vergleichsweise geringen Risiko behaftete konventionelle Behandlungsmethoden zur Verfügung stehen. Er braucht den Patienten nicht über neuartige Verfahren zu unterrichten, es sei denn er weiß, dass der Patient wegen seines speziellen Leidens besser in einer Spezialklinik untersucht und behandelt werden würde, die solche Verfahren anbietet[120].

Will der Arzt dagegen selbst Neulandmethoden anwenden, dann erstreckt sich seine Aufklärungspflicht auch darauf, dass die geplante Behandlungsmethode möglicherweise mit unbekannten Risiken behaftet ist, die nach aktuellem Erkenntnisstand nicht auszuschließen sind[121].

Je weiter der Arzt sich von der Schulmedizin entfernt, umso gesteigerter sind seine Pflichten im Rahmen der Aufklärung.

4. Auswirkung der Risikoaufklärung auf den Patienten

Die Auswirkungen einer ordnungsgemäßen Aufklärung wurden verschiedentlich untersucht.

Dabei zeigte sich, dass regelmäßig dadurch bedingte größere Probleme nicht festzustellen waren[122], ein Großteil des Gesprächs relativ rasch von den Patienten vergessen wird und der Zweck insofern erreicht wird, als im Einzelfall Patienten nach einer sorgfältigen Aufklärung unter Berücksichtigung der Risiken von dem Eingriff zurückgetreten sind. Dies betrifft etwa jeden 500. Patienten im eigenen Krankengut.

Wichtig für die Praxis ist, dass die Patienten relativ rasch wesentliche Inhalte des Aufklärungsgesprächs vergessen. In einer eigenen Untersuchung[123] konnten sich die Patienten nach störungsfreiem Verlauf bereits 14 Tage postoperativ nur noch an 16,6% der genannten Risiken aktiv erinnern, d.h., sie konnten aufgezählt werden. Nach nochmaliger Nennung der restlichen präoperativ mündlich und schriftlich genannten Komplikationen waren 43,3% weiter nicht mehr erinnerlich, die Patienten waren davon überzeugt, dass sie diese Risiken vor dem Eingriff nie gehört hatten.

Dies entspricht der Robinsonstudie des New Yorker Albert-Einstein-College, bei der Informationsgespräche vor Herzoperationen auf Tonband dokumentiert wurden und die Erinnerungsfähigkeit 4–6 Monate später überprüft worden war[124]. Bei einer einfachen Befragung erinnerten sich 29%, bei der Suggestivbefragung 42% der 20 untersuchten Patienten. 16 Patienten leugneten, bestimmte Punkte überhaupt gehört zu haben.

Damit kann sich der Patient, der später angibt, über ein bestimmtes Risiko sei nicht aufgeklärt worden, in vielen Fällen an den tatsächlichen Inhalt des Gesprächs einfach nicht mehr erinnern. Mit der korrekten Erinnerungsfähigkeit kann der aufklärende Arzt in keinem Fall rechnen.

---

[119] OLG Celle, VersR 1982, 46 (47); OLG München, NJW 1984, 1412; OLG Düsseldorf, VersR 1985, 1049 (1050)
[120] BGHZ 102, 17; BGH, NJW 1984, 1810; BGH, VersR 1987, 770
[121] OLG Oldenburg, VersR 1997, 491
[122] Müller/Konermann 1990
[123] Müller/Konermann 1990
[124] vgl. hierzu auch die Studie von Ehlers, Die ärztliche Aufklärung vor medizinischen Eingriffen, 1987, S. 120ff.

5. Beweissicherung der Aufklärung

Trotz ordnungsgemäßer Aufklärung kann vielfach im Haftungsprozess dennoch die Aufklärungsrüge durchgreifen, wenn aufgrund der für den Arzt im Prozess ungünstigen Beweislastverteilung der Nachweis der Aufklärung nicht geführt werden kann. Die beweismäßige Absicherung der Aufklärung durch Dokumentation ist deshalb unverzichtbar und kann mit unterschiedlichen Mitteln geschehen.

■ Vorgedruckte Bögen

Vorgedruckte Aufklärungsbögen sind nicht nur sinnvoll, weil sie oft bebildert sind und so die geplante Operation veranschaulichen und gleichzeitig Gedankenstütze für den aufklärenden Arzt sind. Sie sind auch ideal zur Dokumentation des Aufklärungsgesprächs. Angesichts der Skepsis der Rechtsprechung gegenüber formularmäßigen Freizeichnungen muss sich dem Bogen auch entnehmen lassen, dass er sinnvoll verwendet wurde und Gegenstand des Gesprächs war. Hierzu ist es unabdingbar, dass der Raum für handschriftliche Vermerke genutzt wird und ggf. bestimmte Dinge durch Unterstreichungen hervorgehoben werden.

Schwierigkeiten im Prozess treten für die Behandlungsseite oft auch deshalb auf, weil zwar der Patient den Aufklärungsbogen unterzeichnet hat, der Zeitpunkt der Aufklärung aber nicht mehr ermittelt werden kann. Dies liegt daran, dass Datum und Uhrzeit des Gesprächs nicht eingetragen worden sind. Teilweise lässt sich nicht einmal der aufklärende Arzt noch als Zeuge ermitteln, weil der Aufklärungsbogen nur ein unleserliches Kürzel enthält und die damals tätigen Stationsärzte nicht mehr in dieser Klinik tätig sind.

Der Patient kann u.U. angesichts seiner Unterschrift auf dem Aufklärungsbogen auch vortragen, er hätte in Erwartung eines noch folgenden Gesprächs vorab unterzeichnet, das Gespräch hätte dann aber nicht mehr stattgefunden. Dass das Gespräch dann später tatsächlich noch stattfand, kann anderweitig u.U. nicht mehr bewiesen werden.

■ Vermerk im Krankenblatt

Selbst wenn ein Aufklärungsbogen durchgesprochen wurde, empfiehlt sich die Anfertigung eines kurzen Vermerks im Krankenblatt. Hieraus sollten Datum und Dauer des Gesprächs hervorgehen. Auch ist hier Raum für die Niederschrift vertraulicher Besonderheiten, z.B. die Bemerkung, dass der Patient zunächst einen äußerst unsicheren Eindruck machte, dann aber durch sachliche Aufklärung beruhigt werden konnte. Auch hier muss der Verfasser des Vermerks nachträglich identifizierbar sein.

Erfolgt die Aufklärung nur mündlich, so sollte unbedingt ein ausführlicher Vermerk im Krankenblatt gefertigt werden, der auch den Inhalt der Aufklärung und konkrete Besonderheiten wiedergibt.

■ Beweis der ständigen und ausnahmslosen Übung

Selbst wenn weder ein Vermerk im Krankenblatt vorhanden ist oder ein Aufklärungsbogen angefertigt worden ist oder beides sich als nur unzureichend erweist, ist dem Arzt der Nachweis der ordnungsgemäßen Aufklärung nicht verwehrt. Zwar werden selten Zeugen für die konkrete Aufklärung vorhanden oder ermittelbar sein. Steht fest, dass der Arzt im konkreten Fall aufgeklärt hat und besteht Streit nur noch über den Umfang der konkreten Aufklärung, kann der Arzt sich darauf berufen, dass er im streitigen Fall wie üblich aufgeklärt hat. Er muss dann weiter durch Benennung von Pflegepersonal oder Kollegen als Zeugen beweisen, dass er ständig und ausnahmslos ordnungsgemäß aufgeklärt. Im Zweifel wird ihm dann geglaubt werden, dass die Aufklärung auch im streitigen Fall ordnungsgemäß war. Im Einzelfall kann dieser Beweis jedoch schwierig zu führen sein, wenn das Begleitpersonal des Aufklärungsgesprächs häufig wechselt.

Den Beweis der ständigen und ausnahmslosen Übung hat das OLG Hamm[125] bei folgendem Fall als geführt angesehen:

Bei einer septischen Lockerung einer Hüftendoprothese hatte der Patient u.a. gerügt, weder über die Operation noch über Folgerisiken aufgeklärt worden zu sein. Der Beklagte hatte vor dem Landgericht und dem Senat überzeugend darauf hingewiesen, dass er gerade deshalb, weil er in einem kleinen Krankenhaus tätig sei, stets um ein beson-

---

[125] OLG Hamm, Urteil vom 13.04.1994 – 3 U 272/93 – Die Revision wurde vom BGH nicht angenommen – NA-Beschluss v. 24.01.1995 – VI ZR 192/94

deres persönliches und gutes Vertrauensverhältnis zu den Patienten bemüht sei und deshalb das Aufklärungsgespräch ausnahmslos persönlich führe. Die Zeugin P. hat dies zur Überzeugung des Senats bestätigt. Auch hat sie während ihrer fast elfjährigen Tätigkeit niemals erlebt, dass der beklagte Arzt nicht persönlich bei derartigen Hüftoperationen die Patienten im Einzelnen über die näheren Umstände und Risiken der Operation aufgeklärt hatte.

Dementsprechend kommt es nach ständiger Rechtsprechung, wenn die Tatsache eines Gespräches zwischen den Parteien außer Streit ist, in solchen Fällen nicht darauf an, ob der verklagte Arzt oder sein Personal sich noch konkret an den Patienten und an den konkreten Inhalt des im Einzelnen geführten Gespräches erinnern können.

■ Das computergestützte Aufklärungskonzept

Die für den Arzt ungünstige Ausgangssituation bei der Aufklärung war Anlass nach einem Konzept zu suchen, das mit hoher Wahrscheinlichkeit die gebotene Aufklärung, vor allem über die Risiken und bestehende Behandlungsalternativen, einschließlich einer beweissichernden Dokumentation, ermöglicht[126].

Grundlage der computergestützten Aufklärung war die Idee, im Computer gespeichertes Wissen zur Unterstützung des Arztes heranzuziehen.

Mit dem Aufklärungsprogramm sieht der Arzt nach Auswahl des anstehenden Eingriffs am PC einige Risiken, Behandlungsalternativen und Weiterbehandlungshinweise vorgewählt, erkenntlich am Farbwechsel des Feldes von Blau nach Rot. Es handelt sich um diejenigen Punkte, die in jedem Fall der Aufklärung bedürfen, weil sie dem geplanten Eingriff generell anhaften bzw. die Nennung dringend empfohlen werden muss (so haftet z.B. jedem aseptischen operativen Eingriff das Risiko der Entzündung an).

Alle anderen angebotenen Punkte verlangen die Entscheidung, ob sie im konkreten Falle des Patienten zutreffen oder nicht. Nur in Sonderfällen kann und muss die Vorauswahl überprüft und ggf. geändert werden.

Für jedes Risiko sieht der Bearbeiter nach Anwahl der Position mit Mausunterstützung in einem Fenster die entsprechende Erläuterung, die ggf. noch individuell geändert werden kann. Jede Anwahl kann rückgängig gemacht werden. Jederzeit können weitere Punkte per Tastatur ergänzt werden. Nach Eingabe der Patientendaten und Überprüfung der anhand der Auswahl durch den Benutzer generierten Diagnose und des geplanten Eingriffs kann schließlich das gesamte Schriftstück bei Bedarf abschließend bearbeitet, der erstellte Text wird in einer integrierten Textverarbeitung zum Lesen und ggf. Editieren bereitgestellt, und als Arbeitsunterlage für das Aufklärungsgespräch ausgedruckt werden (Abb. 3). Diese enthält auch eine Einverständniserklärung des Patienten.

Bei Kindern wird bei Markierung der Checkbox „Kind" ein Passus eingefügt, mit dem der eine Elternteil bestätigt, den anderen bei der Aufklärung und Einwilligung zu vertreten.

Für die Patienten, die aus religiösen oder anderen Gründen Fremdblut generell ablehnen[127], erfolgt, gesteuert über eine Checkbox „kein Fremdblut", eine dementsprechende Textmodifikation.

Anhand der Arbeitsunterlage wird das Aufklärungsgespräch geführt. Während des Gesprächs sich noch ergebende Fakten werden handschriftlich ergänzt. Bei einem Platzbedarf für den Text von max. 1½ Seiten verbleibt praktisch immer noch Platz für eine kleine Skizze (Benutzung eines DIN-A4-Blattes beidseitig), der vom Programm vor den vorgesehenen Unterschriften reserviert wird. Am Ende enthält das Arbeitsblatt den Inhalt des Gesprächs vollständig. Es verbleibt zunächst beim Patienten, bis dieser seine Entscheidung getroffen hat. Mit seiner Unterschrift bestätigt er dann den Inhalt des Aufklärungsgesprächs.

Als Datenbasis dient eine Sammlung von orthopädischen Eingriffen, denen jeweils alle möglichen Risiken, Behandlungsalternativen und sonstigen wesentlichen Punkten zugeordnet sind.

Über ein Zusatzfenster kann die dem Programm zugrunde liegende Datenbank bearbeitet werden. Neben Textänderungen und Ergänzungen lässt sich die Reihenfolge der Darstellung und die Vorauswahl ändern.

Die neueste Programmversion kann auch im Netzwerk betrieben werden, Änderungen oder Ergänzungen an der zentralen Stammdatei werden dann gleichzeitig an allen Arbeitsplätzen wirksam.

Durch Veränderung oder Substitution der zugrunde liegenden Datenbank ist das Programm für alle operativen Fächer einsetzbar.

Das computergestützte Konzept setzt direkt an den wesentlichen Punkten einer früheren Mängelanalyse an:

---

[126] eingehend zur Entwicklung Müller et al. 1989,
[127] s. hierzu Bergmann 1999, Bender 1999

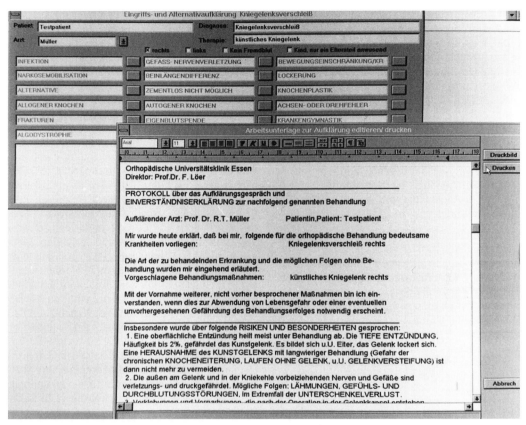

Abb. 3 Computergestützte Patientenaufklärung. Nach Auswahl des Eingriffs über Menü wird das jeweilige Arbeitsfenster, hier hinten oben links mit Beispiel Knieendoprothese geöffnet. Anzeige der gespeicherten Risiken, Alternativen und sonstiger Punkte. Der angewählte Punkt wird jeweils im Klartext im unteren weißen Bildschirmfenster angezeigt und kann ggf. weiter bearbeitet werden. Anschließend Öffnen eines Fensters unten rechts mit der fertigen Arbeitsunterlage zur weiteren Bearbeitung oder zur sofortigen Ausgabe über den Drucker.

- Unvollständigkeit durch Vergessen,
- Verständnisschwierigkeiten durch Fachbegriffe und
- falsche Vorstellungen über die Folgen bei Verwirklichung eines Risikos.

Es ermöglicht, menschliche Unzulänglichkeiten auszugleichen. Die Aufgabe, aus eigenem Wissen alles Wesentliche aufzuzählen, wird auf die Entscheidung reduziert, aus der Zahl der angebotenen Positionen auszuwählen. Vergessen scheidet dabei praktisch aus. Bei Unklarheiten hilft das Studium der Risikobeschreibung im Unterfenster weiter.

Eine sorgfältige Bearbeitung der dem Programm zugrunde liegenden Datenbank schließt Verständnisprobleme auf Patientenseite durch geeignete Wortwahl nahezu aus. Eine sorgfältige Erläuterung der Folgen von Risiken vermittelt, was auf den Patienten im ungünstigen Fall alles zukommen kann. So wird z.B. vor jeder Implantation einer Hüftendoprothese auf die Notwendigkeit, das Implantat im Falle einer tiefen Entzündung wieder zu entfernen, hingewiesen. Zudem wird die dann drohende langwierige Behandlung, das Laufen ohne Gelenk und die Gefahr einer chronischen Knocheneiterung angesprochen.

Dementsprechend zeigte die Auswertung von 50 fortlaufenden, mit dem computergestützten System erstellten Aufklärungsbögen bei Hüftprothesenoperationen, unabhängig vom Ausbildungsstand der Ärzte, eine 100%ige Dokumentation aller, nach unserem Kenntnisstand erforderlichen Risiken sowie eine vollständige Erläuterung der Risikokonsequenzen[128].

Der entscheidendste Vorteil des computergestützten Aufklärungskonzepts ist wahrscheinlich die Individualität. Bereits die Auswahl der Risiken am Bildschirm erfolgt konkret auf den Patienten bezogen. Eine weitere, in der bisherigen Praxis nur selten erforderliche Anpassung der Arbeitsunterlage kann durch die Änderungen der einzelnen Erläuterungen vorgenommen werden. Die abschließende Editiermöglichkeit der gesamten Arbeitsunterlage wird nach unseren Erfahrungen nur bei Sonderfällen benötigt. Die Notwendigkeit der individuellen Anpassung wird an alltäglichen Beispielen deutlich:

- eine ungünstige Dysplasiekoxarthrose bedarf einer anderen Aufklärung als der Regelfall.
- Zusätzliche Einwilligungen und Aufklärungen können erforderlich sein, wenn der resezierte Femurkopf als allogenes Knochentransplantat verwendet werden soll und zur Sicherheit des Transplantats Blutuntersuchungen notwendig werden.
- Beim Endoprothesenwechsel sind in Abhängigkeit der konkreten Situation, wie z.B. des knöchernen Lagers, die unterschiedlichsten Punkte anzusprechen.

Dies macht auch die begrenzten Möglichkeiten vorgedruckter Bögen deutlich, die zudem eine Lagerhaltung erfordern und zusätzlich Kosten für jeden Bogen verursachen.

Im Gegensatz zu vorgedruckten Bögen, bei denen durch zahlreiche Informationen zur Operationstechnik u.a. die eigentliche Aufklärung eher in den Hintergrund tritt, erfolgt beim computergestützten Konzept eine Reduktion auf die rechtlich entscheidenden Punkte. Dies hat zur Folge, dass die Arbeitsunterlage wegen der knappen, aber deutlichen Beschreibung des Risikos zur vorherigen Abgabe an den Patienten ungeeignet ist. Die fehlerhafte Aushändigung in Einzelfällen hatte zu einer erheblichen Beunruhigung auf der Patientenseite geführt. Dies schützt wegen des erheblichen zusätzlichen Gesprächsaufwands gewissermaßen davor, die Arbeitsunterlage vorab dem Patienten zu überlassen. Diese Erfahrung und die Anweisung (s.u.), den Eingriff anhand einer zu zeichnenden Skizze auf dem dafür freigelassenen Bereich des Bogens zu erklären, haben nach unseren Untersuchungen dazu geführt, dass immer das eigentliche Gespräch geführt worden ist und anhand der Skizze, die während des Gesprächs angefertigt wird, auch belegt werden kann. Am Ende unserer Behandlung steht eine gedruckte individuelle Dokumentation des Aufklärungsgesprächs mit Handskizze und Gegenzeichnung durch den Patienten zur Verfügung. Für Angriffe, es seien nach Unterschrift des Patienten später weitere Punkte angefügt worden, bleibt praktisch kein Raum. Die Dokumentation soll nicht nur als Beweis den Arzt vor Gericht entlasten, sondern Rechtsstreitigkeiten dann vermeiden helfen, wenn diese mangels Behandlungsfehler nur auf eine mangelhafte Aufklärung gestützt werden könnten. Nach unserem Verständnis sollten Verständlichkeit und Klarheit der Dokumentation Anwalt und Patient ohne Zuziehung eines medizinischen Sachverständigen vom Inhalt der Aufklärung überzeugen können.

Schließlich können trotz des vollständigen Informationsangebots auch mit Computerunterstützung Mängel auftreten, wenn z.B. ein zu nennendes Risiko entweder nicht durch Auswahl in die Dokumentation aufgenommen wird oder aus Sicherheitsdenken Risiken mit in die Aufklärung einbezogen werden, die im konkreten Fall nicht infrage kommen. Dies ist in den von uns untersuchten Aufklärungsbögen jedoch in keinem Fall vorgekommen[129].

So hat sich das computergestützte System uneingeschränkt bewährt. Mit zunehmendem Problembewusstsein in Sachen Risikomanagement wurde auch klar, dass mit Computerunterstützung im Vergleich zu einer handschriftlichen Dokumentation, die die Anforderungen erfüllt, erheblich Zeit eingespart werden kann.

Es sichert, allerdings nur unter Beachtung der nicht rechnerkontrollierbaren Anforderungen, eine Aufklärungsqualität, die mit konventionellem Vorgehen in der Regel nicht zu erreichen ist und den Arzt vor ungerechtfertigten Haftungsansprüchen schützt. Zur Umsetzung derjenigen rechtlichen Anforderungen, die einer computergestützten Kontrolle nicht bzw. noch nicht zugänglich sind, sollten die ärztlichen Mitarbeiter regelmäßig geschult werden.

Die computergestützte Aufklärung sollte durch eine Dienstanweisung zur ärztlichen Aufklärung

---

[128] Müller et al. 1999b
[129] Müller R.T., Schürmann N., Lichtinger Th., Lederer M., Bergmann K.O.: Qualität und Management der Patientenaufklärung – Ergebnisse konventioneller und computergestützter Dokumentation – Zeitschrift für Orthopädie, 137 (1999) 87–92

vor operativen Eingriffen der Klinik ähnlich dem folgenden Beispiel abgesichert werden:

(1) Grundsätzlich muss vor jedem Eingriff ein Aufklärungsgespräch mit dem Patienten geführt werden. Der Patient muss in diesem Gespräch alle wesentlichen Gesichtspunkte des Eingriffs, insbesondere drohende Komplikationen, ggf. auch mögliche Behandlungsalternativen erfahren, damit er sich für oder gegen den geplanten Eingriff entscheiden kann.

(2) Die ärztliche Aufklärung des Patienten kann nur durch einen Arzt erfolgen.

(3) Die ärztliche Aufklärung muss rechtzeitig erfolgen, in der Regel dann, wenn die Indikation gestellt wird und vom Patienten die Zustimmung zum Eingriff eingeholt wird. Bei fester Terminplanung bei der ambulanten Vorstellung, muss die Aufklärung zu diesem Zeitpunkt erfolgen. Den Patienten muss genügend Zeit für ihre Entscheidung verbleiben. Am Abend vor der Operation kommt die Aufklärung regelmäßig zu spät, am Tag vor der Operation kann sie in vielen Fällen noch rechtzeitig erfolgen.

(4) Soweit eine computergestützte Arbeitsunterlage verwendet wird, dient diese zunächst ausschließlich als Arbeitsunterlage für den Arzt. Vor dem Gespräch darf sie dem Patienten nicht übergeben werden. Wesentliche Punkte, die im Verlauf der Aufklärung noch angesprochen werden und in der Arbeitsunterlage fehlen, müssen auf dieser handschriftlich ergänzt werden. Auf diese Weise wird sichergestellt, dass der Bogen den Inhalt des Gesprächs vollständig wiedergibt. An dem dafür vorgesehenen Platz muss dem Patienten anhand einer kleinen Skizze das jeweilig geplante Verfahren erläutert werden.

Die Richtigkeit des Gesprächsinhalts bestätigt der Patient dann durch seine Unterschrift.

(5) Dem Patienten soll genügend Zeit bleiben, abschließend die Arbeitsunterlagen zu lesen. Der zuständige Arzt ist dafür verantwortlich, dass das Gespräch ordnungsgemäß geführt wird und die unterschriebene Arbeitsunterlage im Krankenblatt abgeheftet wird.

(6) Soweit keine Computerunterstützung verwendet wird, ist der vollständige Inhalt des Gesprächs handschriftlich im Krankenblatt zu vermerken.

(7) Die Uhrzeit, zu der das Gespräch geführt wurde, ist zu vermerken, soweit das Datum nicht aktuell mit ausgedruckt worden ist, auch dieses.

6. Überaufklärung

Auf der anderen Seite widerspricht auch eine Überaufklärung im Sinne einer Horror- oder Brutalaufklärung der ärztlichen Fürsorgepflicht. Das Risiko soll in der richtigen Größenordnung dargestellt werden, Prozentsätze müssen nicht angegeben werden. Es kommt darauf an, dass das Risiko überhaupt in verständlicher Weise genannt wurde (verwendete Wörter!). Der Patient kann dann, wenn er Näheres wissen möchte, weitere Fragen stellen. Die notwendige Information kann oft durch eine schonungs- und rücksichtslose Aufklärung gerade nicht erreicht werden. Der im Übermaß unterrichtete Patient kann die Informationen u.U. nicht verarbeiten, womit die Aufklärung fehlschlägt. Die Unterrichtung im Übermaß ist also keine Aufklärung, der Arzt haftet für sie wie bei unterlassener Aufklärung.

Im Extremfall kann durch schonungslose Aufklärung ein physischer oder psychischer Schaden entstehen, der die Verantwortlichkeit wegen Körperverletzung nach sich ziehen kann.

7. Checkliste zur Aufklärung

1. Der Arzt hat im Streitfall die Beweislast für eine wirksame Eingriffsaufklärung des Patienten. Der Patient hat im Streitfall die Beweislast für das Fehlen einer therapeutischen Aufklärung. Unabhängig von der Beweislast ist die Dokumentation der wirksamen Patientenaufklärung aus forensischen Gründen immer geboten.

2. Aufklärung setzt ein Aufklärungsgespräch voraus, auch der Inhalt des Aufklärungsgesprächs steht zur Beweislast des Arztes. Bei sorgfältiger Dokumentation genügt dem Gericht im Streitfall eine Anhörung der Parteien und eine Beschreibung des Arztes, wie er generell die Aufklärung durchführt.

3. Der Arzt braucht den Patienten über die getroffene Diagnose, den medizinischen Befund nur im Rahmen des ärztlichen Ermessens zu informieren, er kann Rücksicht auf den Therapieerfolg nehmen.

4. Bei erheblicher Mißerfolgschance des Eingriffs bestehen erhöhte Aufklärungspflichten, der Patient darf sich keine Illusionen machen.

5. Der Arzt hat dem Patienten einen zutreffenden Eindruck von der Schwere des Eingriffs und von der Art der persönlichen Belastung zu vermitteln, die für die körperliche Integrität und die Lebensführung auf den Patienten zukommen können. Je weniger dringlich der Eingriff ist, desto weitgehender ist die Aufklärungspflicht.

6. Der Arzt hat den Patienten auch über atypische Risiken ohne Rücksicht auf die Komplikationsrate aufzuklären, wenn sie für den Eingriff spezifisch, für den Laien jedoch überraschend sind.

7. Aufzuklären ist nicht über die Wahl der richtigen Behandlungsmethode. Wenn aber gleichwertige Behandlungsalternativen mit unterschiedlichen Risiken bestehen oder die geplante Methode nicht die Methode der Wahl ist, besteht eine Aufklärungspflicht über die Behandlungsalternative.

8. Das notwendige Aufklärungsgespräch kann nur von einem Arzt durchgeführt werden.

9. Delegiert der Operateur die Aufklärung an einen anderen Arzt, hat er sich über die wirksame Aufklärung zu vergewissern.

10. Die Aufklärung hat so frühzeitig wie nötig zu erfolgen. Steht die Indikation für den Eingriff fest, empfiehlt sich die Aufklärung bereits bei der Festlegung des Operationstermines.

11. Eine Aufklärung am Vorabend wahrt in der Regel nicht die zwingend einzuräumende Überlegungsfrist.

12. Auch bei ambulanten Eingriffen hat die Aufklärung zu erfolgen, bevor der Patient auf den Eingriff vorbereitet wird.

13. Die Risiken des Eingriffs müssen klar und deutlich bezeichnet werden. Das Herunterspielen von Eingriffsrisiken ist haftungsbegründend.

14. Auch bei Ausgabe von Merkblättern hat der Arzt sich darüber zu vergewissern, dass der Patient das Merkblatt gelesen und verstanden hat.

15. Bei Minderjährigen müssen beide Elternteile zustimmen. Bei leichteren Verletzungen oder Erkrankungen ist von der Ermächtigung des begleitenden Elternteils auszugehen. Im Falle der Verweigerung der Zustimmung durch die Sorgeberechtigten ist das Vormundschaftsgericht zu beteiligen.

16. Die Aufklärung ist im Zweifel nie entbehrlich, auch nicht bei vorgebildeten oder operationserfahrenen Patienten.

17. Bei vorgedruckten Aufklärungsbögen sollte der Raum für handschriftliche Vermerke in jedem Falle genutzt werden. Handschriftliche Zeichnungen sind gutes Anschauungsmaterial für den Patienten und beweisen die Individualaufklärung.

18. Das computergestützte Aufklärungskonzept scheint am besten geeignet, Lücken der Aufklärung zu vermeiden.

5 Aufklärung in der Praxis anhand ausgewählter Eingriffe

Nach unseren Erfahrungen unterschätzen viele Patienten die Gefahren eines Eingriffs, vor allem aber die Folgen, die bei Verwirklichung eines Risikos zu tragen sind[130]. Dementsprechend ist zu empfehlen, den Inhalt der Aufklärung so abzufassen, dass auch später keine diesbezüglichen Fragen bleiben. Zu berücksichtigen ist nicht nur, wie oben dargestellt, die konkrete Situation des Patienten, sondern auch, dass der Umfang der Aufklärung im Streitfall in der Regel unter Mitwirkung des medizinischen Sachverständigen erfolgt, der häufig, mangels spezieller Kenntnisse der Rechtsprechung, sich im Einzelfall an der eigenen Übung orientiert, und insgesamt eine Tendenz zur genaueren und umfassenden Aufklärung erkennbar ist.

Wir empfehlen deshalb, den Umfang bzw. Inhalt der Aufklärung so abzustimmen, dass diese jedenfalls im Regelfall keine oder kaum Ansatzpunkte für Beanstandungen bietet. Wir integrieren wichtige Aspekte des möglichen weiteren Verlaufs mit der Risikoaufklärung, weil die Abgrenzung zum Risiko teilweise nicht eindeutig ist und so für den Patienten eine nachvollziehbare und klare, weil zusammenhängende Information gegeben werden kann.

Anhand von ausgewählten typischen Eingriffen des chirurgischen Alltags werden im Weiteren die anzustellenden Überlegungen für den Rahmen bzw. Aufklärungsinhalt dargestellt.

1. Allgemeines Risiko einer Operation

Auf einige regelmäßig vorkommende Komplikationen weisen wir grundsätzlich hin:

- Eine Garantie für den Erfolg der Behandlung kann und muss auch nicht gegeben werden[131].
- Bei jedem Eingriff besteht ein allgemeines Risiko (Thrombosen der Beinvenen, Gefahr einer Lungenembolie, Herz- und Kreislaufversagen, Entzündungen der Luft- und Harnwege).
- Falls erforderlich ist der Patient mit der Gabe von Blutkonserven einverstanden. Dabei besteht das Restrisiko, dass trotz Testung Krankheiten (z.B. Gelbsucht, AIDS) übertragen werden können (Dieser Absatz muss bei Ablehnung von Fremdblutkonserven, z.B. aus religiösen Gründen, entfallen und durch eine Aufklärung über die potenziellen Folgen dieser Einstellung ersetzt werden)[132].
- Infektionen: Prozentsätze können, müssen aber nicht genannt werden, es bleibt dem Patienten überlassen, erforderlichenfalls weitere Fragen zu stellen. So genügt es, das Risiko in verständlicher Weise zu nennen.

Der Begriff Entzündung reicht allerdings häufig für den Nachweis einer erfolgreichen Aufklärung nicht aus. Es besteht die Gefahr, dass der Patient die Folgen, die aus der Infektion resultieren können, falsch einschätzt.

So muss z.B. vor der intraartikulären Injektion auf das Risiko einer, wenn auch seltenen (Größenordnungsangaben bis 1:35.000 bei intraartikulärer Injektion, bei Verwendung eines cortisonhaltigen Mittels möglicherweise deutlich höher) Infektion des Gelenks mit der möglichen Folge einer Gelenkversteifung hingewiesen werden.

Ein 32-jähriger Mann erhielt wegen akuter Schultersteife eine intraartikuläre Cortisoninjektion. Im weiteren Verlauf kam es zu einem Gelenkempyem mit anschließender Sepsis, an deren Folge, multiple Lungenabszesse, der Patient verstarb. Das Gericht unterstellte, der Beklagte (der Arzt) habe, nach nur sehr pauschalem Vortrag, vor der Injektion auf das allgemeine Risiko einer Infektion

---
[130] Müller u. Konermann 1990, 132, 2–4
[131] Steffen/Dressler, a.a.O., Rdnr. 128 ff.
[132] Kap. 4, Abschnitt „Das computergestützte Aufklärungskonzept"

hingewiesen. Deren mögliche Folgen, nämlich eine Versteifung der Schulter, hatte er dagegen unstreitig nicht erwähnt.

Aus der Begründung: Der bloße Hinweis darauf, es könne in seltenen Fällen nach der Injektion zu einer Infektion kommen, sagt über die Gefahren des Eingriffs in Wahrheit nichts aus. Mit dem Wort Infektion verbindet der Patient im Allgemeinen die Vorstellung einer vorübergehenden und alsbald zu behebenden Entzündung ohne schwerwiegende Folgen. Der Patient musste wissen, welche schweren Folgen die Injektion für ihn haben konnte. Das hat der Beklagte ihm nicht gesagt. Deshalb ist die Einwilligung des Beklagten in die Injektion mangels ausreichender Information unwirksam mit der Folge, dass der Eingriff eine rechtswidrige Körperverletzung darstellt, für deren Folgen der Beklagte einzustehen hat (Ersatz der infolge des Todes entstandenen Kosten und des Unterhaltsschadens)[133].

Wie oben ausgeführt, kann die Gefahr einer Entzündung und Thrombose meist als Allgemeinwissen vorausgesetzt werden, soweit keine spezifischen Entzündungsfolgen drohen[134]. Aus Sicherheits- und Vollständigkeitsgründen klären wir dennoch über diese Punkte ohne weitere Erklärung auf.

2. Alternativaufklärung Eigenblutspende

Durch Blutverlust kann eine Blutübertragung erforderlich werden. Es besteht die Möglichkeit, vor der Operation Blutkonserven des eigenen Blutes zu gewinnen. Die Notwendigkeit von Fremdblutgaben während oder nach der Operation kann so erheblich verringert werden und damit die Gefahr, dabei Krankheiten mit zu übertragen (z.B. Gelbsucht, AIDS).

Kommt die Möglichkeit, dass eine Transfusion von Fremdblut erforderlich wird, ernsthaft in Betracht, dann muss über die Alternative Eigenblutspende aufgeklärt werden. Die Frage, bei welcher Häufigkeit eine Fremdbluttransfusion ernsthaft in Betracht kommt, wurde von ärztlicher Seite einmal mit 5% eingeschätzt. Letztlich wird auch diese Frage nicht an einer festen Grenze definiert werden können, zumal die Häufigkeit von Fremdblutbedarf auch von anderen Parametern, z.B. der Erfahrung des Operateurs, die auch die Operationszeit beeinflusst oder dem Umfang der Blutstillung, abhängt.

Während bei Eingriffen an der Hand in Blutsperre oder -leere ein Fremdblutbedarf nicht andeutungsweise erkennbar ist, geht z.B. die Umstellungsosteotomie am proximalen Oberschenkel zwar nur mit einem sehr geringen Risiko eines größeren Blutverlustes einher, im Einzelfall kann aber eine Nachblutung dennoch die Substitution erfordern. Insofern sollte der Maßstab zugunsten der Eigenblutaufklärung großzügig angelegt werden, zumal exakte Zahlen zur Häufigkeit von Fremdbluttransfusionen bei vielen Eingriffen nicht verfügbar sind.

Eindeutig ist die Situation dagegen bei größeren elektiven Eingriffen. So war vor Einsatz der Erythrozytenrückgewinnung bei der Erstimplantation einer Hüftendoprothese bei drei von vier Patienten die Gabe einer oder mehrerer Blutkonserven erforderlich, Wechseleingriffe konnten nur in 7% der Fälle ohne Bluttransfusionen durchgeführt werden. Auch nach Einführung der autologen Retransfusion sind nach eigenen Beobachtungen noch bei 40% der Patienten fremde Erythrozytenkonzentrate erforderlich.

Dementsprechend muss, soweit der Patient dafür geeignet ist, auf die Möglichkeit der Eigenblutspende als Alternative zur Transfusion von Spenderblut hingewiesen werden.

---

[133] BGH, Urt. v. 14.02. 1989- VI ZR 65/88 -, MDR 1989, 624 = NJW 1989, 1533 = VersR 1989, 514

[134] BGH, Urt. v. 14.02. 1989 – VI ZR 65/88 –, MDR 1989, 624 = NJW 1989, 1533, VersR 1989, 514: OLG Hamm, Urt. v. 19.1. 1998, VersR 1998, 1548; OLG Düsseldorf, Urt. v. 12.6. 1997, NJW – RR 1998, 170; OLG Karlsruhe, Urt. v. 3.3. 1993, Vers 1994, 860

3. Appendektomie

Die Appendektomie ist ein chirurgischer Routineeingriff im Krankenhaus der Grund- und Regelversorgung. Demzufolge handelt es sich bei einer Appendektomie um einen Eingriff, der nach seinem Verlauf und seinem Schweregrad wegen seiner Häufigkeit der Allgemeinheit in besonderem Maße vertraut ist. Der Arzt kann sich daher im Allgemeinen bei der Aufzählung über Natur und Risiko dieser Operation kurz fassen.

So muss z.B. auf den Verdacht einer retrozökalen Lage der Appendix und die dadurch bedingte Schnittführung – im konkreten Fall musste ein Pararektalschnitt dann intraoperativ erweitert werden – nicht hingewiesen werden[135].

Obwohl im Regelfall davon ausgegangen werden kann, dass die im Allgemeinen in der Bevölkerung vorhandenen Kenntnisse über eine „Blinddarmoperation" vorliegen, ist im Sinne der Risikominimierung nachfolgende Aufklärung zu empfehlen.

Infektion, Nahtinsuffizienz, Peritonitis

> Oberflächliche Entzündungen heilen meist unter Behandlung u.U. mit einer breiten Narbenbildung ab. Tiefere Entzündungen mit Eiterbildung in der Bauchhöhle erfordern weitere Operationen mit meist größerer Eröffnung der Bauchhöhle. In ungünstigen Fällen kann es zu einem langwierigen Abheilungsverlauf kommen.

Vor einer Appendektomie genügt es, dass die Eltern des zu operierenden Kindes wissen, welcher Eingriff vorgenommen werden soll und sich ganz allgemein Unregelmäßigkeiten und Schwierigkeiten im Heilungsverlauf einstellen können. Über das sehr seltene Auftreten einer Nahtinsuffizienz bei Versorgung des Appendixstumpfes ist nicht gesondert aufzuklären[136].

Der Standardhinweis zum Basisrisiko und Verlauf entzündlicher Komplikationen sichert aber jegliches Missverständnis auf Patientenseite ab. Entscheidend ist, dass ein langwieriger, u.U. mit weiteren Eingriffen verbundener Heilungsverlauf möglich ist. Die Ursächlichkeit dieses Heilverlaufs kann dahingestellt bleiben. Die im Streitfall erforderliche Abklärung einer komplikationsbedingten und damit u.U. aufklärungsbedürftigen Komplikation, z.B. Nahtinsuffizienz, von schicksalhaften, dem Krankheitsbild immanenten Ursachen entfällt dann von vornherein.

Andererseits muss bei dringlicher Indikation und mangelhafter Patienteneinsicht auf die Folgen bei Unterlassen der Operation deutlich hingewiesen werden.

Nachblutung

> Eine größere Nachblutung in der Bauchhöhle kann eine notfallmäßige Operation zur Blutstillung erfordern.

Sehr seltene, aber typische Komplikation, die vor allem dann zu Problemen führen kann, wenn sich im Verlauf der Revision weitere Komplikationen einstellen.

Bridenileus

> Es kann zu Verwachsungssträngen nach der Operation kommen, die durch Einklemmung des Darmes, unter Umständen erst nach Jahren zu einem Darmverschluss führen können. Regelmäßig ist dann eine Notoperation mit Lösen des Darmes und Beseitigen der Verwachsungen erforderlich.

Wenngleich typisch, wird, oft erst nach Jahren, die meist unkomplizierte Lösung der schicksalhaft entstandenen Briden nicht mehr mit einer ungenügenden Aufklärung beim Ersteingriff in Verbindung gebracht. Bei dringlicher Operationsindikation dürfte dieses Risiko für den Patienten in der Regel keine Bedeutung besitzen.

Lagerungsschaden, Hautschäden

> Durch die Lagerung auf dem Operationstisch kann es zu lokalen Druckschäden mit Ausfall von Nerven (Gefühlsstörungen, Lähmungen) kommen, die sich meist zurückbilden. Selten können durch Verwendung von elektrischem Strom (z.B. zur Blutstillung), durch Desinfektionsmittel oder Schwitzen Hautschäden auftreten.

Sehr selten, auch bei korrekter Lagerung typisch (s. auch Lagerung bei Bandscheibenoperationen unten), demzufolge aufklärungspflichtig, weil der Pa-

---
[135] OLG Oldenburg AHRS 4280/7
[136] OLG Bamberg AHRS 4280/10

tient überrascht wird und mit solchen Störungen, u.U. weit ab vom Operationsgebiet nicht rechnet[137].

Minimalinvasiver Eingriff, Verletzung benachbarter Organe, Laparotomie

> Es ist vorgesehen, den Wurmfortsatz im Rahmen einer Bauchspiegelung abzutragen. Das Spiegelinstrument und die weiteren Operationsinstrumente werden durch punktförmige Öffnungen eingebracht. Die Verletzungsgefahr innerhalb der Bauchhöhle ist dabei gegenüber dem offenen Vorgehen etwas erhöht. Zur Versorgung einer Verletzung muss die Bauchhöhle meist eröffnet werden.

Indirekter Hinweis auf die klassische Operationsalternative.

4. Leistenbruch

Regeleingriff, bei dem sowohl ein minimalinvasives als auch ein offenes Konzept zur Anwendung kommen kann.

Infektion

> Oberflächliche Entzündungen heilen meist unter Behandlung u.U. mit einer breiten Narbenbildung ab. Tiefere Entzündungen mit Eiterbildung können eine weitere Operationen erfordern.
> Im Entzündungsfall müssen meist alle Kunstteile, wie Fäden oder Netze entfernt werden.

Die Entfernung infizierter Kunstteile kommt nur bei entsprechenden Operationsverfahren in Betracht, individuelle Anpassung ist erforderlich.

Nachblutung

> Eine größere Nachblutung oder Ausbildung eines Blutergusses erfordert eine nochmalige Operation zur Blutstillung.

Im Gegensatz zu intraabdominalen Eingriffen kommt bei der klassischen Operationsmethode nur eine lokale Revision bei ausgedehnter Hämatombildung in Betracht.

Verletzung von Leitungsbahnen, Hodenprobleme

> Eine Verletzung des Samenleiters oder von Blutgefäßen kann zu einer Funktionsstörung (Hodenschrumpfung), im Extremfall zum Verlust des Hodens führen. Der Hodensack kann durch Bluterguss, Ansammlung von Flüssigkeit oder Gas stark anschwellen.
> Die Beeinträchtigung von Gefäßen kann Durchblutungsstörungen im Bein, die von Nerven Störungen der Berührungsempfindlichkeit, im Extremfall auch Lähmungen nach sich ziehen.

Vor einer Leistenbruchoperation muss über das Risiko einer Beeinträchtigung der Hodenfunktion aufgeklärt werden[138].

Eine Gefäßverletzung oder -beeinträchtigung dürfte vor allem bei einer Schenkelhernie infrage kommen.

Rezidiv

> Bei ungenügender Verheilung des Gewebes kann der Leistenbruch neuerlich auftreten.

Vor einer Leistenbruchoperation muss der Patient nicht nur über die Gefahr einer Entzündung, Nachblutung und das Risiko einer Hodenatrophie, sondern auch über die Möglichkeit eines Rezidivs aufgeklärt werden[139].

---

[137] vgl. z.B. Eberhardt 1986; OLG Oldenburg, Urt. v. 2.8. 1994, VersR 1995, 1194
[138] OLG Celle, Urt. v. 27.9. 1993, AHRS 4280/100
[139] OLG München, Urt. v. 23.6. 1994, AHRS 4280/101

Lagerungsschaden, Hautschäden

> Durch die Lagerung auf dem Operationstisch kann es zu lokalen Druckschäden mit Ausfall von Nerven (Gefühlsstörungen, Lähmungen) kommen, die sich meist zurückbilden. Selten können durch Verwendung von elektrischem Strom (z.B. zur Blutstillung) oder durch Desinfektionsmittel Hautschäden auftreten.

Vor einer Leistenbruchoperation muss der Patient nicht über das Risiko einer Fersennekrose als Lagerungsschaden aufgeklärt werden[140].

In der Begründung wird vom OLG Oldenburg ausgeführt, dass über sehr seltene Risiken nur dann aufzuklären sei, wenn ihr Eintritt die künftige Lebensführung schwer belastet und sie trotz ihrer Seltenheit für den Eingriff spezifisch sind. Angesichts dessen, dass es für solche Schäden in der Weltliteratur nur wenige Einzelfallberichte gibt und eine Weichteilnekrose an der Ferse für eine Leistenbruchoperation nicht eingriffsspezifisch ist, war der Kläger darüber nicht aufzuklären. Der Kläger hatte darüber hinaus auch nicht ansatzweise dargelegt, dass er bei einer Aufklärung darüber in einen Entscheidungskonflikt geraten wäre.

Harnblase

> Nach der Operation kann die Entleerung der Harnblase vorübergehend gestört sein, sodass ein Blasenkatheter erforderlich wird.

Dient mehr der Verlaufsaufklärung, fraglich, ob es sich hier überhaupt um eine aufklärungspflichtige Komplikation handelt.

■ Speziell bei MIC
Minimalinvasives Konzept

> Das eingebrachte Gas kann Hautknistern verursachen, in seltenen Fällen auch in den Brustraum eindringen, im Extremfall muss in den Brustkorb eine Saugdrainage vorübergehend eingelegt werden.

Verletzungsrisiko, Briden

> Verletzungen an den Bauchorganen, z.B. dem Darm, erfordern eine entsprechende Versorgung z.B. mit Naht.
> Verwachsungsstränge nach der Operation können, u.U. erst nach Jahren, zur Einklemmung des Darms und zu einem Darmverschluss führen.
> Alternativ könnte eine offene Operation im Leistenbereich durchgeführt werden.

Vor einer laparoskopischen Operation muss auf die Gefahr einer Bauchorganverletzung, nicht aber ausdrücklich auf die Risiken einer Blindpunktion hingewiesen werden[141].

Ein möglicher Bridenileus haftet der Eröffnung der Bauchhöhle spezifisch an. Die besondere Bedeutung liegt in dem Unterschied zur offenen Hernienoperation, der dieses Risiko nicht anhaftet. Eine diesbezügliche Alternativaufklärung muss dringend empfohlen werden, weil Risiken bei der Leistenhernienoperation besonders auffällig differieren.

5. Cholezystektomie

In vielen Fällen wird nach wegen Beschwerden durchgeführter Diagnostik mit Sicherung einer Cholezystolithiasis zur Cholezystektomie geraten. Die Durchführung des Eingriffs ist meistens weder dringlich noch zwingend. Den Patienten bleibt so eine nachvollziehbare Wahlmöglichkeit, den Eingriff durchführen zu lassen oder mittels konservativer Behandlung zunächst weiter zuzuwarten. Die Entlastungsmöglichkeit des Arztes, erfolgreich vorzutragen, der Patient hätte trotz korrekter Aufklärung in die Operation eingewilligt, wird viel weniger häufig greifen als bei unbestrittener Dringlichkeit wie sie z.B. bei vielen kolonchirurgischen Eingriffen gegeben ist.

Soweit sowohl die minimalinvasive als auch eine offene Operation infrage kommt, muss geprüft werden, ob aufgrund der konkreten Situation des Patienten differierende Risiken infrage kommen, in diesen Fällen ist darauf im Sinne der Alternativaufklärung hinzuweisen:

---

[140] OLG Oldenburg, Urt. v. 2.8. 1994, AHRS 4280/103
[141] OLG München, Urt. v. 23.6. 1994, AHRS 4280/102

Nach einem Urteil des OLG Hamm[142] konnte diese Frage in einem konkreten Einzelfall dahingestellt bleiben, weil auch bei bestehender Aufklärungspflicht davon auszugehen war, dass die Klägerin bei umfassender Darstellung der jeweiligen Risiken in den vorgeschlagenen Eingriff eingewilligt hätte.

Eine Alternativaufklärung wäre dann geboten, wenn es sich um Behandlungsalternativen mit gleichwertigen Chancen, jedoch andersartigen Risiken handeln würde. Dagegen ist die Wahl der richtigen Behandlungsmethode grundsätzlich allein Sache des Arztes.

Für eine Aufklärungspflicht würde sprechen, dass die Risiken der Verletzung des großen Gallengangs bei der laparoskopischen Operation eher größer sind (Darstellung des Sachverständigen im Verfahren). Für die laparoskopische Methode sprach im konkreten Fall, dass sie insgesamt mit geringeren Risiken behaftet war, dies spricht eher dafür, dass die laparoskopische Operation die Methode der Wahl war. Weitere Risiken der laparoskopischen Galleoperation: gallige Peritonitis, Pankreatitis, Verschluss des Ductus choledochus und Verletzung von Gallengängen.

Unser Ziel ist es, von vornherein solchen Fragen aus dem Weg zu gehen und dadurch möglichst eine gerichtliche Auseinandersetzung zu vermeiden, auch wenn sie dann zugunsten des Arztes ausgeht. Deshalb empfehlen wir auch für die Cholezystektomie eine entsprechende Alternativaufklärung:

Alternative laparoskopisch

> Es ist vorgesehen, die Entfernung der Gallenblase im Rahmen einer Bauchhöhlenspiegelung durchzuführen (Schlüssellochchirurgie). Dadurch entfällt ein längerer Bauchdeckenschnitt, die Erholung nach dem Eingriff verläuft in der Regel schneller. Allerdings besteht ein leicht erhöhtes Verletzungsrisiko von Bauchorganen, das bei Anomalien oder Verwachsungen deutlich höher sein kann. In diesem Fall muss u. U. die Bauchdecke mit einem längeren Schnitt eröffnet werden.

Das spezielle Risiko der laparoskopischen Technik muss genannt werden, die Vorteile einer schnelleren Erholung gehören zur Verlaufsaufklärung, wir erläutern hier aber passend, warum die minimalinvasive Technik gewählt wird.

---
[142] OLG Hamm, Urt. v. 14.10.1992, AHRS 1050/58

Alternative konventionell

> Es ist vorgesehen, die Entfernung der Gallenblase über einen Bauchschnitt durchzuführen. Dies eröffnet auch die Möglichkeit, den Gallengang auf Gallengangsteine hin zu überprüfen.
> Alternativ käme die Operation im Rahmen einer Bauchhöhlenspiegelung (Schlüssellochchirurgie) infrage, dabei entfällt ein längerer Bauchdeckenschnitt.

Die Alternativaufklärung ist nur dann erforderlich, wenn eine minimalinvasive Technik objektiv in Betracht kommt und subjektive Gründe des Chirurgen für die offene Technik sprechen.

Infektion, gallige Peritonitis

> Entzündungen mit Eiterbildung oder eine Bauchfellentzündung durch Austreten von Galle bei undichtem Gallengang erfordern eine teilweise oder vollständige Wiedereröffnung der Wunde, u. U. im Rahmen einer neuerlichen Operation.
> Die Abheilung der dann entstehenden Wunde kann sich über eine längere Zeit (Wochen) hinziehen.

Vor allem sekundäre Wundheilungen können manchmal viel Geduld seitens der Patienten erfordern. Die Haftungsgefahr bei unterlassener Aufklärung dürfte analog der Bauchwandhernien gering sein. Der informierte Patient wird aber i. d. R. mehr Verständnis für die Situation aufbringen, die Wahrscheinlichkeit, dass im Rahmen der Unzufriedenheit eine Überprüfung der Behandlung angedacht wird, dürfte vermindert werden.

Bei einer galligen Peritonitis kann sich dem Patienten die Frage eines Behandlungsfehlers stellen, bei dessen Verneinung rückt die Aufklärung in den Vordergrund.

Bridenileus

> Nach jedem Eingriff in der Bauchhöhle kommt es zu Verwachsungssträngen, die durch Einklemmung des Darms, u. U. erst nach Jahren, zu einem Darmverschluss führen können. Regelmäßig ist dann eine Notoperation mit Lösen des Darms und Beseitigen der Verwachsungen erforderlich.

Wenngleich für eine Laparotomie typisch, wird, oft erst nach Jahren, die meist unkomplizierte Lösung der schicksalhaft entstandenen Briden nicht mehr mit einer ungenügenden Aufklärung beim Ersteingriff in Verbindung gebracht.

Nachblutung

Eine größere Nachblutung in der Bauchhöhle kann eine nochmalige Operation zur Blutstillung erfordern.

Sehr seltene, aber typische Komplikation, die vor allem dann zu Problemen führen kann, wenn sich im Verlauf der Revision weitere Komplikationen einstellen.

Verletzungsrisiko von Nachbarstrukturen

Bei der Operation können, vor allem bei schwierigen Verhältnissen, z.B. Verwachsungen, benachbarte Organsysteme, z.B. die Leber oder der Darm, verletzt werden.

Lagerungsschaden, Hautschäden

Durch die Lagerung auf dem Operationstisch kann es zu lokalen Druckschäden mit Ausfall von Nerven, Gefühlsstörungen, Lähmungen kommen, die sich meist zurückbilden. Selten können durch Verwendung von elektrischem Strom (z.B. zur Blutstillung), durch Desinfektionsmittel oder Schwitzen Hautschäden auftreten.

Sehr selten, auch bei korrekter Lagerung typisch (s. auch Lagerung bei Bandscheibenoperationen unten), demzufolge aufklärungspflichtig, weil der Patient überrascht wird und mit solchen Störungen u.U. weit ab vom Operationsgebiet nicht rechnet.

Nicht geplante Choledochotomie, T-Drainage

Je nach Befunden bei der Operation muss der Gallengang eröffnet und überprüft werden. Anschließend muss die Galle über einen Schlauch vorübergehend durch die Bauchdecke nach außen abgeleitet werden.

Als Komplikation kann sich intraoperativ, entgegen präoperativer Befundlage, der Verdacht auf eine Pathologie im Choledochus ergeben. Demzufolge muss eine Erweiterung des ursprünglich geplanten Eingriffs vorgenommen werden. Der Hinweis auf die dann notwendige T-Drainage gehört zur Verlaufsaufklärung.

Durch Schwellung der Gallengänge oder Einengungen nach Eröffnung und dadurch bedingten Gallerückstau sind Entzündungen der Bauchspeicheldrüse möglich.

Nicht erkannte Steine trotz Röntgenuntersuchung

Während der Operation wird der Gallengang mittels Röntgen untersucht. Lässt sich dabei ein Gallengangstein erkennen, muss dieser entfernt werden. Selten kann ein Gallengangstein nicht erkannt werden und verbleibt deshalb im Gallengang, u.U. ist eine weitere Operation erforderlich.

Hier geht es ausschließlich um das Risiko, dass sich schicksalhaft, trotz sorgfältigem Vorgehen, ein Gallengangstein nicht darstellt (Röntgendokumentation) und er deshalb für den Operateur nicht erkennbar war. Bei verbliebenen Steinen wird man sich allerdings i. d. R. zunächst eines Behandlungsfehlervorwurfs erwehren müssen.

■ Wichtig bei minimalinvasivem Vorgehen

Laparotomie ungeplant

Bei unerwarteten Befunden, z.B. bei Gallengangsteinen, oder Verletzung von Nachbarorganen muss die Operation ausgeweitet werden. Sind die dann notwendigen Operationsschritte nicht im Rahmen der Bauchspiegelung möglich, muss die Bauchdecke längerstreckig eröffnet werden und die Operation offen weitergeführt werden.

Thoraxdrainage

Während der Operation muss zur Herstellung einer ausreichenden Sicht Gas in die Bauchhöhle eingeblasen werden. In seltenen Fällen kann das Gas auch in den Brustkorb eindringen und dort die Lunge bedrängen. In diesen Fällen muss ein Entlastungsschlauch in den Brustkorb eingebracht werden.

Typisch und deshalb aufklärungspflichtig, wenngleich ohne weitergehende Folgen.

6. Kolonchirurgie

Mit dem großen Anteil maligner Tumoren stellt die Kolonchirurgie ein Beispiel für eine dringliche Operationsindikation dar. Den postoperativen Verlauf bestimmt in diesen Fällen die Sorge um den weiteren Verlauf der Tumorerkrankung. Demgegenüber treten Komplikationen zwangsläufig weniger in den Vordergrund, als dies z.B. bei Gelenkersatzeingriffen der Fall ist, die „nur" der Verbesserung der Lebensqualität dienen.

An der Notwendigkeit der erforderlichen Aufklärung ändert die Dringlichkeit des Eingriffs nichts. Bei Aufklärungsmängeln wird es allerdings für den Patienten schwieriger, wie unten weiter ausgeführt wird, den Gewissenskonflikt bei korrekter Aufklärung zu substanziieren (s. auch Kap. 4, Forensische Bedeutung).

Nahtinsuffizienz

> Bei der Operation müssen die Darmenden miteinander vernäht werden. Durch eine Heilungsstörung im Nahtbereich kann es zu einer ausgedehnten Bauchfellentzündung kommen. Dies erfordert häufig notfallmäßig mindestens eine weitere Operation und meistens die Anlage eines künstlichen Ausgangs.

Klassisches und typisches Risiko der Kolonchirurgie, das für den Patienten erhebliche Folgen haben kann.

Anus praeter ungeplant

> Soweit die vorgesehene Operation nicht wie geplant durchgeführt werden kann, kann sich die Notwendigkeit zur Anlage eines künstlichen Darmausgangs ergeben. Unter Umständen kann der künstliche Darmausgang später zurückverlagert werden.

Soweit präoperativ die Möglichkeit eines Anus praeter nicht sicher ausgeschlossen werden kann, sollte der Patient eindeutig darauf hingewiesen werden.

Anus praeter geplant

> Bei der Operation muss voraussichtlich ein künstlicher Darmausgang angelegt werden. Im weiteren Verlauf können damit Probleme bei Auftreten von Blutungen, Einengungen oder Darmvorfällen entstehen. Um den künstlichen Ausgang herum kann es zu Hautreizungen kommen.

In diesem Fall handelt es sich bei der Anusanlage um keine Komplikation, sondern um einen wesentlichen Punkt der Eingriffsaufklärung im Sinne des Verlaufs. Hinweise auf Anusprobleme beugen falschen Vorstellungen bei den Patienten vor.

Stenose im Bereich der Anastomose

> Im Bereich einer Darmnaht kann es durch Gewebsschrumpfung zu einer Engstelle kommen, die Probleme beim Stuhlgang verursachen kann. Im Extremfall wird eine neuerliche Operation mit Entfernung der Engstelle notwendig.

Im Einzelfall typische Komplikation, Abgrenzung von ungünstiger oder fehlerhafter Operationstechnik meist nicht möglich, womit sich die Angriffsfläche des Patienten regelmäßig auf die Aufklärung konzentriert.

Dagegen wurde im Einzelfall die Aufklärung über die Gefahr des Eintretens einer Stenose vor der operativen Entfernung eines von Divertikulose betroffenen Sigmaanteils verneint, weil diese gänzlich ungewöhnlich sei (Sachverständigenurteil). Das OLG Hamm führte aus, dass dagegen auf das bei Darmoperationen nicht seltene Risiko eines Darmverschlusses hinzuweisen sei, zweifelhaft sei es, ob dabei der allgemeine Hinweis auf Darmfunktionsstörungen ausreicht[143].

Nach unserer Ansicht ist ein postoperativ auftretender Ileus nur Folge einer typischen Komplikation und nicht das Risiko per se.

Bridenileus

> Nach jedem Eingriff in der Bauchhöhle kommt es zu Verwachsungssträngen, die durch Einklemmung des Darms, unter Umständen erst nach Jahren zu einem Darmverschluss führen können. Regelmäßig ist dann eine Notoperation mit Lösen des Darms und Beseitigen der Verwachsungen erforderlich.

---

[143] OLG Hamm, Urt. v. 5.2. 1992, AHRS 4280/13

Wundheilungsstörung Bauchdecke, infizierte Fadenreste, Narbenhernie

Oberflächliche Entzündungen können zu einer ungenügenden Heilung der durchtrennten Bauchwand führen, dadurch kann eine Lücke im Bereich der kräftigen Muskelhäute entstehen (Bauchwandbruch), u.U. ist später eine weitere Operation zum Verschluss der Lücke erforderlich. Fäden in der Tiefe, die sich entzündungsbedingt nicht mehr auflösen, müssen entfernt werden.

Platzbauch

Bleibt die Heilung der eröffneten Bauchwand aus, kann es selten zum Aufbrechen der Wunde kommen. In der Regel ist dann ein sofortiger Verschluss der Wunde im Rahmen einer neuen Operation notwendig.

Lagerungsschaden, Hautschäden

Durch die Lagerung auf dem Operationstisch kann es zu lokalen Druckschäden mit Ausfall von Nerven, Gefühlsstörungen, Lähmungen kommen, die sich meist zurückbilden. Selten können durch Verwendung von elektrischem Strom (z.B. zur Blutstillung), durch Desinfektionsmittel oder Schwitzen Hautschäden auftreten.

Nachblutung

Eine größere Nachblutung in der Bauchhöhle kann eine nochmalige Operation zur Blutstillung erfordern.

Soweit es sich um dringliche Eingriffe z.B. im Rahmen der Karzinomchirurgie handelt, treten Komplikationen wie Bridenileus, Bauchwandhernien und Platzbauch zwangsläufig in den Hintergrund. Die Aufklärung ist dennoch, weil es sich jeweils um ein typisches Risiko handelt, erforderlich und deshalb zu empfehlen.

Haftpflichtansprüche von Patienten können bei ungenügender Aufklärung dennoch scheitern, weil ein Entscheidungskonflikt bei korrekter Aufklärung durch den Patienten angesichts der Dringlichkeit der Operation nicht plausibel gemacht werden kann. D.h., wendet der Arzt zu seiner Entlastung ein, der Patient hätte bei korrekter Aufklärung ebenso in den Eingriff eingewilligt, dann muss der Patient nachvollziehbar darlegen, dass die korrekte Aufklärung ihn in einen Gewissenskonflikt gebracht hätte.

Zu den Risiken Bridenileus, Nachblutung, Lagerungsschaden siehe auch Bemerkungen bei der Cholezystektomie.

Tiefe Infektionen

Tiefere Entzündungen mit Eiterbildung erfordern eine teilweise oder vollständige Wiedereröffnung der Wunde, u.U. im Rahmen einer neuerlichen Operation. Die Abheilung der dann entstehenden Wunde kann sich über eine längere Zeit (Wochen) hinziehen.

Vor allem sekundäre Wundheilungen können manchmal viel Geduld von den Patienten erfordern. Die Haftungsgefahr bei unterlassener Aufklärung dürfte analog der Bauchwandhernien gering sein. Der informierte Patient wird aber i. d. R. mehr Verständnis für die Situation aufbringen, die Wahrscheinlichkeit, dass im Rahmen der Unzufriedenheit eine Überprüfung der Behandlung angedacht wird, dürfte vermindert werden.

Blasenfunktionsstörung

Nach der Operation können Störungen der Blasentätigkeit auftreten. Eine bleibende Behinderung der Blasenentleerung oder Harnträufeln kann vereinzelt auftreten.

Der schicksalhafte Zusammenhang mit dem Eingriff für den Patienten ist nicht unbedingt einleuchtend. Bei Dauerproblemen wird vom Patienten u.U. auf einen Operationsfehler geschlossen, mangels Beweisbarkeit eines Fehlers richtet sich das Interesse dann auf die Aufklärung.

Potenzstörungen

Potenzstörungen verschiedener Art können vorkommen.

Vor einer Darmoperation mit Anlegen eines Anus praeter bei Rektumkarzinom ist der Patient auch über die Gefahr eines irreversiblen Potenzverlustes aufzuklären[144].

---

[144] OLG Köln, Urt. v. 19.4. 1989, AHRS 4265/41

Dieses Risiko betrifft nur das männliche Geschlecht und ist demzufolge individuell zu berücksichtigen.

Nervenläsionen

> Kleinere Nerven können beim Durchtrennen der Bauchdecke unterbrochen werden, dadurch kann es zu lokalen Taubheitsgefühlen und schmerzhaften Nervenknötchen kommen.

Vor einer Dickdarmoperation muss nach Ansicht des OLG Hamm über die Möglichkeit von Nervenverletzungen aufgeklärt werden[145], nicht gesondert auf die extrem seltene Komplikation eines Kompartmentsyndroms an den Unterschenkeln. Es handelt sich dabei um eine äußerst seltene, sehr außergewöhnliche lagerungsbedingte Komplikation, die bis Anfang 1995 in der Literatur nur vier Mal beschrieben worden war, wobei nur bei einem einzigen Patienten eine Darmoperation durchgeführt worden ist.

In der Begründung führte der Senat u.a. aus, dass nicht ersichtlich sei, dass der Kläger bei einem zusätzlichen Hinweis auf dieses äußerst seltene Risiko die Einwilligung abgelehnt hätte, da er die ausdrücklich genannten, erheblichen Risiken in Kauf genommen hat.

Dieses Risiko scheidet bei medianer Laparotomie, bezogen auf die Bauchdecke, praktisch aus, möglich ist aber eine Verletzung der retroperitoneal verlaufenden Nerven.

Totale Kolektomie

> Der Verlust des gesamten Dickdarms kann zu erheblichen Problemen beim Stuhlgang mit häufigen durchfallartigen Stuhlentleerungen führen.

Dies ist ein Sonderfall, der nur im konkreten Fall angesprochen werden soll.

Voroperation und Organverletzungsrisiko

> Nach Voroperationen können ausgedehnte Verwachsungen zu Problemen bei der Operation führen. Die Gefahr der Verletzung anderer Organe, z.B. der Harnblase, des Harnleiters oder von Blutgefäßen, ist dadurch erhöht.

Dies ist ein Sonderfall. Die Aufklärung ist nur dann erforderlich, wenn aufgrund von Voruntersuchungen oder -befunden mit einem spürbar erhöhten Risiko zu rechnen ist.

7. Strumaresektion

Die Komplikation einer dauerhaften Rekurrensparese hat bislang relativ häufig die Gerichte beschäftigt. Diese Komplikation ist ein klassisches Beispiel für die Charakteristik eines Risikos geworden.

Rekurrensschaden

> Durch Verletzung des Stimmbandnervs kann es zur ständigen Heiserkeit und zu vorübergehendem oder dauerhaftem Verlust der Stimme kommen. Werden beide Nerven verletzt kann eine bleibende Atemnot entstehen.

---

[145] OLG Hamm, Urt. v. 3..5.1995, AHRS 4280/107
[146] OLG Stuttgart, Urt. v. 11.7. 1991, AHRS 4265/47
[147] OLG Düsseldorf, Urt. v.5.5. 1988, AHRS 2360/17 = VersR 1989, 703
[148] OLG Stuttgart, Urt. v. 11.7. 1991, AHRS 4265/47

Die Folgen der Rekurrensparese müssen dem Patienten klar verständlich mitgeteilt werden.

Vor einer beidseitigen intrakapsulären Strumaresektion als Rezidivoperation ist der Patient auf das Risiko einer dauernden Atemnot im Falle einer beidseitigen Stimmbandlähmung sowie die Gefahr eines völligen Stimmbandverlustes hinzuweisen. Das gilt besonders bei einer so genannten „weichen" Operationsindikation[146].

Vor einer Strumaresektion ist über die Gefahr der Verletzung des N. recurrens mit nicht auszuschließender Folge zeitweiliger oder ständiger Heiserkeit und vorübergehenden oder dauernden Verlustes der Stimme aufzuklären[147].

Vor der Durchführung einer Rezidivstrumektomie ist auch darauf hinzuweisen, dass die Risiken der Zweitoperation etwa im Hinblick auf die Gefahr von Sprachstörungen höher liegen als bei der Erstoperation[148].

Vor einer Rezidivstrumektomie ist der Hinweis

auf „gelegentlich auftretende Heiserkeit, Sprach- und Atemstörungen", die sich „meist zurückbilden", und darauf, dass „bleibende Schäden selten" seien, keine ausreichende Aufklärung über die ernst zu nehmende Gefahr für die Stimmbänder[149].

Daneben ist eine Aufklärung über Infektion, Verletzung von Gefäßen und ein Rezidiv erforderlich.

8. Endoprothetik der großen Gelenke am Beispiel des Hüftgelenks

Der Gelenkersatz von Hüft- und Kniegelenk geht mit einer hohen Erfolgsperspektive einher, die bei den Patienten durch die zwischenzeitliche Verbreitung der Operationsverfahren i. d. R. bekannt ist. Misserfolge, vor allem in Form von Infektionen und Nervenläsionen, stehen dazu im krassen Gegensatz und führen häufig zu Haftpflichtansprüchen.

■ Risikoaufklärung

Infektion

> Eine oberflächliche Entzündung heilt meist unter Behandlung ab. Die tiefe Entzündung, Häufigkeit bis 2%, gefährdet das Kunstgelenk. Es bildet sich u.U. Eiter, das Gelenk lockert sich. Ein Entfernen des Kunstgelenks mit langwieriger Behandlung (Gefahr der chronischen Knocheneiterung, Laufen ohne Gelenk) ist dann nicht mehr zu vermeiden.

Wir geben hier den Prozentsatz an, um den Patienten gleichzeitig zu verdeutlichen, dass diese schwerwiegende Komplikation insgesamt selten ist (unsere derzeitige Quote tiefer Infektionen liegt unter 1%).

Gefäß-Nerven-Verletzung

> Die nahe des Hüftgelenks vorbeiziehenden Nerven und Gefäße sind verletzungsgefährdet. Die Folgen können Lähmungen, Gefühls- und Durchblutungsstörungen sein.

Nach eigenen Untersuchungen ist die Gefäß-Nerven-Verletzung mit einer Dichte von 2,13% bei Primärimplantationen (Wechseleingriffe 3,06%) häufigste schwerwiegendere Komplikation in der Hüftendoprothetik. Zudem besteht eine ungünstige Prognose, nur bei etwa einem Drittel der Patienten kommt es zu einer ausreichenden Erholung der Nervenfunktion. Bei Wechseloperationen besteht ein noch höheres Risiko. Die eingetretene Nervenschädigung ist bei korrektem Vorgehen (sachgemäßer Eingriff, entsprechende Kontrollen mit Dokumentation, zeitgerechte Diagnose und Therapie) ein typisches Risiko beim Einsetzen einer Hüftendoprothese[150].

Unterschiedliche Beinlänge

> Nach Einsetzen des Kunstgelenks wird sich die Beinlänge meist verändern, sodass ein entsprechender Schuhausgleich getragen werden muss.

Eine Aufklärung über dieses Risiko ist besonders wichtig, weil nach eigenen Erfahrungen die Beinlängendifferenz für einzelne Patienten ein erhebliches Problem darstellt und für den Eingriff typisch ist.

Trotz präoperativer Planung kann eine präzise Einstellung der Beinlänge häufig nicht erreicht werden. Neben biomechanischen Gesichtspunkten benötigt eine gute Beweglichkeit einen Mindestabstand des Femurs von der Pfanne. Eine ungenügende Vorspannung der Abduktoren bei zu kurzer Halslänge führt zum Insuffizienzhinken. Die Verlängerung findet in der zunehmenden Gewebespannung ihre Grenzen. Die potenziellen Nachteile, die im Einzelfall resultieren können, stehen objektiv in keinem Verhältnis zu der relativ geringen Beeinträchtigung des Patienten durch eine Schuherhöhung.

Lockerung

> Kunstgelenke sind bis heute in ihrer Haltbarkeit beschränkt. In ungünstigen Fällen kann sich die Prothese frühzeitig lockern, dies macht einen Wechsel der Prothese und damit eine neuerliche Operation nötig.

Im Einzelfall, vor allem bei latent verlaufenden Infektionen mit Staph. epidermidis, kommt es nach Monaten bereits zu Anzeichen der beginnen-

---

[149] BGH, Urt. v. 7. 4. 1992, AHRS 4265/49 = VersR 1992, 960
[150] vgl. OLG Düsseldorf, Urt. V. 22. 11. 1992 – 8 U 227/25, s. auch Müller u. Schlegel 1993

den Lockerung. Dies steht diametral zu der gängigen Vorstellung des Patienten, viele Jahre nunmehr beschwerdefrei laufen zu können.

Luxation

> Manchmal wird das Bein nicht kräftig genug in der Gelenkpfanne gehalten. Es kann herausspringen. Nach Wiedereinrichten muss vorübergehend Bettruhe eingehalten oder ein Gips angelegt werden.

Diese Komplikation kann durch eine erfolgreiche Reposition in der Regel beherrscht werden. Dennoch können bereits bei einer dazu notwendigen neuerlichen Narkose Probleme auftreten, die letztlich dieser Komplikation zugerechnet werden müssen. Für den Patienten könnte der weitere Verlauf auch insofern einschneidend sein, als eine weiter bestehende Luxationstendenz Einschränkungen mit sich bringt wie das Tragen einer Orthese, u.U. auch Stellgips oder Becken-Bein-Gips, mit denen er nicht rechnet.

Bewegungseinschränkung

> Verkalkungen, die sich nach der Operation in der Muskulatur ausbilden können, führen u.U. zu Bewegungseinschränkungen bis hin zur Einsteifung. Auch eine Kalkentfernung durch Operation bringt dann nicht immer Besserung.

Trotz der heute zum Standard gehörenden prophylaktischen Maßnahmen gegen eine Myositis ossificans bleibt ein Restrisiko, das der Patient kennen sollte, weil es in seltenen Einzelfällen die Funktion des Hüftgelenks massiv, auch schmerzhaft, einschränken kann. Schmerzhafte Kontaktzonen können allerdings i. d. R. erfolgreich operativ angegangen werden.

Ungünstige Verhältnisse am Azetabulum – Dysplasiepfanne

> Die Kunstpfanne kann oft nur nach einer Knochenplastik verankert werden. Bis zur Knocheneinheilung muss dann meist lange (viele Wochen) entlastet werden. Heilt der Kochen nicht ein, kommt es zur Lockerung der Kunstpfanne. Eine neue Operation wird notwendig.

Soweit eine ungünstige Ausgangssituation für die Implantation einer Hüftendoprothese besteht, wird darüber aufgeklärt. Eine Pfannendachplastik setzen wir erst nach Ausschöpfung einer biomechanisch günstigen Medialisierung zum Erreichen einer ausreichenden knöchernen Pfannenüberdeckung ein. Es handelt sich um einen Sonderfall, der eine entsprechende Nachbehandlung (Sicherungsaufklärung) erfordert und ein anderes Risikoprofil als üblich aufweist.

Frakturen

> In seltenen Fällen kann es während der Operation zu einem Knochenbruch kommen. Dies erfordert weitere Maßnahmen. Die Behandlung ist dann durch die verringerte Festigkeit des gebrochenen Knochens gekennzeichnet.

Die Femurfraktur oder -fissur ist eine typische Komplikation beim Einbringen von zementfreien Prothesenstielen. Häufig kompromittiert sie die Stabilität des Femurs kaum, sodass für den Patienten keine Konsequenzen entstehen. Im Einzelfall können diese aber erheblich sein.

Zementlos nicht möglich

> Manchmal kann knochenbedingt ein zementloses Gelenk nicht sicher verankert werden, sodass ein zementiertes Gelenk zur Anwendung kommen muss.

Wir beraten unsere Patienten üblicherweise auch über die Alternative zementiert-zementfrei, wenngleich, solange beide Systeme vergleichbar sind, die Entscheidung, welches System zur Anwendung kommt, von den Patienten i. d. R. dem Arzt überlassen wird, bzw. der Arzt im Rahmen seiner Therapiefreiheit entscheiden kann[151].

In Einzelfällen wird aber vom Patienten Wert auf ein bestimmtes Verfahren gelegt. In diesen Fällen oder wenn mit dem Patienten explizit eine zementfreie Implantation besprochen worden war, weisen wir auf die Möglichkeit hin, dass intraoperativ u.U. aufgrund der anatomischen Situation anders vorgegangen werden muss.

---

[151] Steffen/Dressler, a.a.O., Rdnr. 375

■ Alternativaufklärung Gelenkerhalt

> Statt Einsetzen eines Kunstgelenks kann auch eine Umstellung des Oberschenkelkopfes durchgeführt werden. Die dann bessere Einstellung in die Gelenkpfanne kann zur Verminderung der Beschwerden und zur Teilerholung des Knorpels führen. Der Einsatz des künstlichen Gelenks kann dann u. U. hinausgeschoben werden.

Vor der Indikation zur Hüftgelenkendoprothese müssen die Möglichkeiten und Chancen einer gelenkerhaltenden Operation (Umstellung) geprüft werden. Kommt ein gelenkerhaltender Eingriff in Betracht, erfordert dies eine Beratung des Patienten im Sinne der Alternativaufklärung. Diese sollte auch erfolgen, wenn in Einschätzung der konkreten anatomischen und biomechanischen Situation die Erfolgsaussichten einer Umstellungsosteotomie als eher unsicher eingestuft werden müssen. Dabei ist, wie auch im Kap. 4, Verlaufsaufklärung näher ausgeführt, auf diesen Tatbestand deutlich hinzuweisen.

■ Sondersituation Wechseloperationen beim Gelenkersatz

Spongiosaplastik

> Mangelhafter Knochen erfordert eine Knochenverpflanzung. Bis zur Knocheneinheilung muss dann meist lange (viele Wochen) entlastet werden. Heilt der Knochen nicht ein, kommt es zur Lockerung. Eine neue Operation wird nötig. I. d. R. wird Fremdknochen verwendet. Trotz Knochenspendertest besteht ein Restrisiko der Krankheitsübertragung (z. B. entzündliche Gelbsucht, AIDS).

Das Virustransmissionsrisiko (gemeint ist das Restrisiko, das nach sorgfältiger Vorgehensweise, Spenderprüfung einschließlich zeitversetzter Laboruntersuchungen, verbleibt) stellt ein typisches Risiko der allogenen Transplantation dar, das wegen seiner u. U. weit reichenden Folgen trotz der teilweise sehr geringen Eintrittswahrscheinlichkeit (z. B. HIV-Transmission ca. 1 : 500 000) in jedem Fall der Aufklärung bedarf.

Sofern es um kleinere Knochentransplantate geht, ist der Patient auf die Alternative der Entnahme von autogenem Knochen als Alternative aufzuklären und ggf. entsprechend zu verfahren.

Lockerung

> Die Haltbarkeit sinkt in der Regel mit jedem neuen Wechsel.

Die bekannte zunehmende Schädigung des knöchernen Lagers limitiert gelegentlich die Möglichkeiten einer neuerlichen erfolgreichen Verankerung.

Frakturen

> Bei dem meist schlechten Knochenlager kommt es naturgemäß leichter zu Frakturen. Dies erfordert weitere Maßnahmen. Die Behandlung ist dann durch die verringerte Festigkeit des gebrochenen Knochens gekennzeichnet.

Dieses Risiko besitzt in Abhängigkeit der Vorschädigung des knöchernen Lagers eine wesentlich größere Eintrittswahrscheinlichkeit als bei der primären Implantation. Bei schlechten knöchernen Verhältnissen drohen zumindest vorübergehend erhebliche Einschränkungen für den Patienten.

Girdlestone-Situation

> Bei extrem schlechten Knochenverhältnissen kann u. U. das Einsetzen einer neuen Prothese nicht mehr sinnvoll sein. In diesem Fall werden die Prothesenteile ersatzlos entfernt, was zu einer Verkürzung des Beines um bis zu 7 cm führt.

In Ausnahmefällen kann sich intraoperativ die Qualität des Knochenlagers ungünstiger als präoperativ eingeschätzt darstellen. Unter Abwägung einer nunmehr sehr viel aufwändigeren Rekonstruktion (Belastung des Patienten gegenüber dem Funktionsgewinn, Prognose der Neuverankerung bei ungünstigen knöchernen Verhältnissen) kann eine Girdlestone-Situation ihre Berechtigung haben.

War die Möglichkeit einer ersatzlosen Implantatentfernung bereits präoperativ greifbar, empfiehlt es sich, dem Patienten im Sinne einer Alternativaufklärung beide Möglichkeiten vergleichend darzustellen, damit der Patient mindestens einen Hinweis geben kann, zu welcher Lösung er tendiert. Während die Girdlestone-Situation praktisch immer geschaffen werden kann, hängt schließlich die Entscheidung für die Reimplantation vom intraoperativen Situs ab. Ein wesentlicher Unterschied für den Patienten dürfte auch die Programmierung weiterer Eingriffe durch die Reimplantation sein, während die ersatzlose Entfernung in der Regel Dauerzustand bleiben kann. Nach eigenen Erfahrungen sind die Patienten mit der Funktionsbeeinträchtigung längerfristig meist unzufrieden.

■ **Sondersituation: Verwendung von entfernten Knochenanteilen als allogene Transplantate**

> Verwendung der entnommenen Knochenteile für allogene Transplantationen. Der Patient ist damit einverstanden, dass der durch das Kunstgelenk wegfallende Knochen als Knochenspende verwendet wird und dafür notwendige Blutuntersuchungen (u.a. AIDS) bei einer normalen Kontrolle mit durchgeführt werden.

Die Verwendung des entfallenden Femurkopfes zur allogenen Knochentransplantation gehört nicht zur Behandlung und damit auch nicht zur ärztlichen Aufklärung. In der Praxis bietet sich das Aufklärungsgespräch an, auch eine geplante Verwendung des entfallenden Knochenmaterials zu besprechen und eine Einwilligung des Patienten zu den erforderlichen Testuntersuchungen einzuholen.

Voraussetzung für die Verwendung von Knochenmaterial eines Patienten zur Knochentransplantation ist, neben der medizinisch einwandfreien Verwertbarkeit, das Verfügungsrecht des Verwenders. Bezüglich des Verfügungsrechtes ist zu berücksichtigen, dass Körperteile mit der körperlichen Trennung bewegliche Sachen werden, sodass ab diesem Zeitpunkt ihnen Rechte begründet werden können. Der Patient, von dem ein Knochen entnommen wird, erlangt dabei als bisheriger Träger ipso facto ein ausschließliches Aneignungsrecht (als Rechtsgrundlage wird § 953 BGB analog angewendet). Schwierigkeiten treten dabei erfahrungsgemäß schon deshalb nicht auf, weil der Patient in aller Regel kein Interesse an den abgetrennten Körperteilen hat und es ihm ersichtlich gleichgültig ist, was mit ihnen geschieht. Bei der Interesselosigkeit des Patienten an den getrennten Körperteilen und seinem dementsprechenden Verhalten kann ein stillschweigender Verzicht auf sein Aneignungsrecht angenommen werden[152].

Ein stillschweigendes Einverständnis mit weiteren Eingriffen bei ihm, z.B. Blutentnahme zwecks Prüfung der Verwertbarkeit der Knochenanteile, kann nicht unterstellt werden. Solche nicht zu seiner eigenen Behandlung vorgenommenen Maßnahmen bedürfen daher der ausdrücklichen Zustimmung, da sie andernfalls rechtlich als Körperverletzung zu werten wären. Darüber hinaus verletzt ein HIV-Test ohne Einwilligung das Persönlichkeitsrecht des Patienten. Der Patient muss der Erhebung seiner Daten grundsätzlich zustimmen, jedenfalls insoweit, als sie seine Intimsphäre berühren[153].

9. Operationen an der Wirbelsäule

Die Chirurgie der Wirbelsäule geht insgesamt mit ungünstigeren Ergebnissen einher als z.B. der moderne Gelenkersatz. Wirbelsäulenprobleme beeinträchtigen zudem die Patienten häufig in erheblicher Weise, dies spiegelt sich auch an deren Anteil an Rentenverfahren und Arbeitsunfähigkeitszeiten wieder. Auf der anderen Seite ist vielen Patienten bekannt, dass häufig nur eine Linderung der Beschwerden erreicht werden kann. Schwere Komplikationen wie der Ausfall wichtiger Nervenfunktionen oder die Querschnittslähmung führen nach eigener Erfahrung häufiger zu einer Überprüfung des Behandlungsablaufs.

[152] LG Mainz, Urt. v. 6.1.1984, MedR 1984, 199; Nixdorf 1995
[153] Brandes 1987

■ **Bandscheibenoperation als Standardeingriff an der Wirbelsäule**

Nervenläsionen

> In seltenen Fällen kann es zu einer Nervenverletzung kommen. Als Folge sind Gefühlsstörungen und Lähmungen, z.B. der Fußhebung, möglich. Bei Verletzung des gesamten Rückenmarks könnte als Extremfall eine Querschnittslähmung eintreten.

Klinisch bedeutsame Nervenläsionen sind für Bandscheibenoperationen zwar außerordentlich selten, aber typisch. Der Ausdruck Lähmung stellt die allgemeine Verständlichkeit sicher. Prinzipiell muss auf die extrem seltene Gefahr einer Querschnittslähmung hingewiesen werden[154].

Infektion

> Oberflächliche oder tiefe Entzündung, Häufigkeit bis 2%. Während eine oberflächliche Infektion meist unter Behandlung abheilt, kann die tiefe Entzündung den Bandscheibenraum, Knochen, Rückenmark und sogar das Gehirn befallen. Als Folge ist u.U. langes Liegen im Gipsbett oder eine Korsettbehandlung nötig (chronische Knocheneiterung, ständig aufflackernde Entzündungen).

Dem Patienten muss klar werden, dass bei Entstehung einer Entzündung eine langwierige Behandlung droht.

Nachblutung

> Eine größere Blutung kann zu einer Notoperation zwingen, u.U. deshalb, weil der Bluterguss durch Druck Lähmungen an Beinen, Blase und Mastdarm hervorrufen kann.

Es handelt sich um eine typische Komplikation, die bei neurologischen Ausfällen die umgehende operative Revision erfordert. Die wesentliche Information, dass die aufgeführten neurologischen Ausfälle in ungünstigen Fällen auf Dauer verbleiben können, wurde bereits auf S. 46 gegeben.

Ungünstige Narbenbildung

> Manchmal kommt es zu einer ausgedehnten Narbenbildung. Das Narbengewebe kann durch Druck auf die Nerven zu neuerlichen, dauerhaften Schmerzen führen.

Hier wird auf den typischen Problemfall Postnukleotomiesyndrom hingewiesen. Für den Patienten ist entscheidend, dass sich ein dauerhaftes Schmerzsyndrom entwickeln kann.

Rezidivvorfall

> Obwohl die Bandscheibe weitgehend herausgenommen wird, können verbleibende Reste neuerlich vorfallen und auf die Nerven drücken. Dies vor allem auf der anderen Seite, die nicht erreicht werden kann (Häufigkeit 5–8%).

Der Rezidivvorfall stellt ein typisches Risiko dar, mit dem der Patient i. d. R. nicht rechnet. Die Häufigkeitsangabe ist, analog zur Angabe der Entzündungshäufigkeit, nicht unbedingt erforderlich, erleichtert aber die Abschätzung für den Patienten.

Duraverletzung

> Insbesondere nach Voroperationen kann beim Freilegen des Nervensacks ein Loch an der harten Hirnhaut auftreten. Das dann herausfließende Gehirnwasser verursacht Kopfschmerzen. Wesentlich seltener dichtet sich das Loch nicht mehr richtig ab oder es entsteht eine Hirnhautentzündung.

Da die eintretenden Kopfschmerzen in ungünstigen Fällen den Patienten erheblich beeinträchtigen können, sollte darauf hingewiesen werden. Wichtiger erscheint aber der Hinweis auf die Infektion der Liquorräume, die erhebliche Folgeprobleme mit sich bringen kann. Auf die entscheidenden neurologischen Ausfälle wurde bereits oben eingegangen.

Instabilität

> Durch das Entfernen der Bandscheibe kann eine Lockerung an dieser Stelle entstehen. Sie kann Ursache für hartnäckige und dauerhafte Rückenschmerzen sein. Bleibt eine Korsettbehandlung und Krankengymnastik erfolglos, kann möglicherweise eine Versteifungsoperation erforderlich werden.

Die Fusion eines Bewegungssegments ist die typische Folge einer konservativ nicht beherrschbaren Instabilität.

---

[154] BGH, Urt. v. 14. 11. 1995, NJW 1996, 777 = MedR 1996, 213; OLG Schleswig, Urt. v. 13. 1. 1995, NJW 1996, 1603 = MedR 1996, 272

Lagerungsschaden

> Durch die notwendige Lagerung bei der Operation lässt sich nicht immer verhindern, dass durch Druck des Körpers ein u.U. bleibender Nervenschaden mit Gefühlsstörung/Lähmung z.B. an Arm oder Oberschenkel auftreten kann.

Typischer Schaden, vor allem an der oberen Extremität. Hier rechnet der Patient bei Eingriffen an der lumbalen Wirbelsäule regelmäßig nicht mit Komplikationen, es handelt sich demnach um ein für ihn überraschendes Risiko (s. auch Kap. 4, Risikoaufklärung).

Alternativaufklärung

> Anstelle der geplanten Operation kommt eine konservative Behandlung (z.B. Krankengymnastik, Wärme, Fango, Elektrotherapie, Infiltrationen, Stufenbettbehandlung) infrage. Über viele Wochen kann u.U. auch ohne Operation eine wesentliche oder vollständige Besserung erreicht werden.

Die konservative Therapie stellt bei fehlenden ausgeprägteren neurologischen Ausfällen regelmäßig eine ernst zu nehmende Alternative dar, dies muss der Patient in jedem Fall erfahren (s. auch Kap. 4, Alternativaufklärung).

■ Der Zweihöhleneingriff als komplizierter Eingriff an der Wirbelsäule

Operationsverfahren, Thoraxdrainageprobleme

> Die Operation erfolgt durch Brust- und Bauchraum. Deshalb muss das Zwerchfell abgelöst werden. Wundsekret und Luft werden für einige Tage über einen Schlauch abgezogen. Manchmal muss dieser in Lokalanästhesie erneuert werden.

Bei komplizierten Eingriffen kann eine kurze Erläuterung des Operationsverfahrens durch das dadurch mögliche Verständnis des Patienten für den Eingriff einer grundlegenden Fehleinschätzung der Belastung und der Risiken vorbeugen.

Infektion

> Oberflächliche oder tiefe Entzündung, Häufigkeit bis 2%. Während eine oberflächliche Infektion meist unter Behandlung abheilt, kann die tiefe Entzündung den Bandscheibenraum, Knochen, Rückenmark und sogar das Gehirn befallen. Als Folge ist u.U. langes Liegen im Gipsbett oder Korsettbehandlung nötig (chronische Knocheneiterung, ständig aufflackernde Entzündungen).

Das Infektionsrisiko stellt sich analog der Bandscheibenoperation dar, eine wesentliche und damit aufklärungspflichtige Risikoerhöhung im Sinne einer höheren Infektionsquote ist im eigenen Krankengut bislang nicht erkennbar.

Fremdmaterial und Infektion

> Eingebrachtes Fremdmaterial muss bei einer tiefen Entzündung meist wieder entfernt werden (Eiterbildung im Bereich der Metallteile).

Die Entfernung der Metallteile kann u.U. bei ausbleibender Ausheilung der Infektion nach Frührevision unumgänglich sein und stellt für den Patienten einen weiteren operativen Eingriff dar, mit dem er regelmäßig nicht rechnet.

Nachblutung

> Eine größere Blutung kann zu einer Notoperation zwingen, u.U. deshalb, weil der Bluterguss durch Druck Lähmungen an Beinen, Blase und Mastdarm, hervorrufen kann.

Risiko analog Bandscheibenoperation.

Pseudarthrose

> Bei fehlender Einheilung des verpflanzten Knochens kann die Wirbelsäule nicht belastet werden. Meist ist eine neue Operation erforderlich.

Dieser Hinweis ist immer dann erforderlich, wenn es um eine knöcherne Fusion an der Wirbelsäule geht, die natürlich fehlschlagen kann.

Läsion des Plexus hypogastricus superior

> Im Operationsgebiet verläuft auch die Nervenversorgung für die Geschlechtsorgane. In seltenen Fällen kann es deshalb nach der Operation zur Impotenz kommen.

Eine Schädigung des Plexus hypogastricus superior mit nachfolgender retrograder Ejakulation stellt eine typische Komplikation bei Eingriffen an der ventralen Wirbelsäule dar. Der Begriff Impotenz trifft die Folgen des Schadens zwar nur sehr ungenau, stellt aber eine allgemein verständliche Charakterisierung der Folgen dar.

Da beim weiblichen Geschlecht keine klinisch fassbaren Ausfälle nach Läsionen des Plexus hypogastricus superior bekannt sind, erübrigt sich die Aufklärung in diesen Fällen.

Nervenläsion, Querschnitt

> Beim Bearbeiten des Bandscheibenraums von vorn kann eine Beeinträchtigung der dahinter verlaufenden Nerven nicht mit letzter Sicherheit vermieden werden. Folge kann ein bleibender Nervenschaden mit Lähmungen, Gefühlsstörungen z.B. am Fuß sein, im Extremfall eine Querschnittslähmung.

Erhebliche neurologische Ausfälle liegen bei größeren Freilegungen der Wirbelsäule von ventral wesentlich näher als bei einer Nukleotomie, weil durch die in der Regel unvermeidbare Durchtrennung von Segmentgefäßen bei ungünstigen Versorgungsverhältnissen des Rückenmarks an einen ischämiebedingten neurologischen Ausfall zu denken ist.

Duraverletzung

> Insbesondere nach Voroperationen kann beim Freilegen des Nervensackes ein Loch an der harten Hirnhaut auftreten. Das dann herausfließende Gehirnwasser verursacht Kopfschmerzen. Wesentlich seltener dichtet sich das Loch nicht mehr richtig ab oder es entsteht eine Hirnhautentzündung.

Analog Bandscheibenoperation, s.o.

Gefäßverletzung

> Die großen Gefäße, Beckenschlagadern und Venen müssen bei der Operation zur Seite geschoben und gehalten werden. Dabei können sie beschädigt werden. Als Folge sind Thrombosen, Blutrückstau im Bein und Durchblutungsstörungen möglich.

Vor allem die dünnwandige Vene ist verletzungsgefährdet. Größere Läsionen können einen sekundären thrombotischen Verschluss und erhebliche Folgeprobleme nach sich ziehen. Bei Vernarbungen durch Voreingriff ist diese Gefahr deutlich höher, dies sollte bei der Aufklärung berücksichtigt werden.

Bauchorgane

> Bei der Operation werden die Bauchorgane zur Seite abgedrängt. In Einzelfällen kommt es zur Eröffnung der Bauchhöhle. Probleme mit den Verdauungsorganen sind selten möglich. Im Einzelfall kann der durch das Operationsgebiet ziehende Harnleiter beschädigt werden.

Weitergehende Störungen der Bauchhöhle bei retroperitonealem Zugangsweg sind sehr fernliegend. Die Aufklärung über Verletzungen des topographisch im Vordergrund stehenden Harnleiters vermittelt u.E. dem Patienten das typische Risiko.

Virustransmissionsrisiko bei allogenen Transplantaten

> Bei Verwendung von Fremdknochen besteht trotz Knochenspendertest ein Restrisiko der Krankheitsübertragung (AIDS, Hepatitis etc.).

Typisches Risiko, siehe Sondersituation Wechseloperationen beim Gelenkersatz. Wichtig ist, ob die aufklärungspflichtige Alternative einer Eigenknochenverwendung besteht.

Läsion des vegetativen Nervensystems

> Die Freilegung der Wirbelsäule führt häufig zu einer Beeinträchtigung des unbewussten Nervensystems. Als Folge findet sich dann eine vermehrte Durchblutung eines oder beider Beine, die dann entsprechend wärmer sind.

Es ist fraglich, ob es aus rein rechtlicher Sicht einer Aufklärung dieses Risikos bedarf, weil sich die veränderte Durchblutung über viele Monate nach eigenen Erfahrungen wieder zurückbildet.

Wir empfehlen den Hinweis dennoch, weil bei der Verwirklichung des Risikos die Veränderung von den Patienten regelmäßig bemerkt wird.

Nachbehandlung

> Die Nachbehandlung erfordert u.U. eine Liegezeit in einer Liegeschale über mehrere Wochen.

Erhebliche Beeinträchtigungen des Patienten, wie z.B. eine längere Bettruhe oder das erforderliche Tragen eines Korsetts über lange Zeit, gehören am ehesten zur Verlaufsaufklärung, können sich aber auch aus einem unvorhergesehenen intraoperativen Verlauf, z.B. nicht vorhersehbare mangelhafte mechanische Stabilität des Knochens, im Sinne einer Komplikation ergeben. In beiden Fällen muss der Patient die erforderlichen oder drohenden Beeinträchtigungen kennen[155].

10. Hand

Schwere dauerhafte Funktionsstörungen an der Hand, wie z.B. die Sudeck-Dystrophie, sind selten, wiegen aber bei Verwirklichung u.U. schwer. Diese Störungen müssen deshalb besondere Beachtung finden. Da es sich um eine typische Komplikation handelt und die Lebensführung des betroffenen Patienten regelmäßig schwer beeinträchtigt, bedarf es u.E. der Aufklärung. Insbesondere tritt der M. Sudeck im Vergleich zu Eingriffen im Fuß- und Kniebereich im Handbereich sehr viel häufiger auf, sodass der handchirurgisch Tätige regelmäßig dieses Krankheitsbild sieht. Die Rechtsprechung hat die Frage der Aufklärungsbedürftigkeit bislang unterschiedlich beantwortet[156].

■ Entfernung eines Ganglions im Handbereich

Beispiel für einen alltäglichen kleinen chirurgischen oder orthopädischen Routineeingriff.

Entzündung

> Oberflächliche oder tiefe Entzündung. Die oberflächliche Entzündung kommt meist unter Behandlung zur Abheilung. Die viel seltenere tiefe Entzündung kann zur Eiterbildung mit langwierigem Heilungsverlauf und dauerhafter Funktionsstörung der Hand führen.

Entscheidend ist die dauerhafte Funktionsstörung, die als Folgezustand verbleiben kann.

Verletzung der Leitungsbahnen

> Die zu den Fingern ziehenden Nerven und Gefäße sind verletzungs- und druckgefährdet. Mögliche Folgen: Gefühlsstörungen oder Taubheit der Finger, Durchblutungsstörungen.

Natürlich wird dieses Risiko je nach Sitz des Ganglions topographisch begrenzt. Für den Patienten kommt es u.E. vor allem darauf an, dass er dieses Risiko seiner Natur nach kennt.

Rezidiv

> Trotz operativer Entfernung kann es zu einer neuerlichen Ausbildung eines Tumors (Ganglion) kommen.

Rezidive können selbst bei bester operativer Technik nicht ausgeschlossen werden.

Sudeck-Dystrophie

> In seltenen Fällen kann es zu einer Regulationsstörung bei der Ernährung und Durchblutung der Hand mit Schmerzen kommen. Dies erfordert dann eine manchmal langwierige Behandlung und kann bei ungünstigem Verlauf zur Einsteifung und zum Gebrauchsverlust der Hand führen.

---

[155] BGH, Urt. v. 7.2.1984, AHRS 4570/1 = BGHZ 90, 96 = ArztR 1984, 268
[156] OLG Hamm, Urt. v. 20.6.1994, AHRS 4265/110

Besonders wichtig, weil es durch eine typische Komplikation zu einer sehr weit reichenden Funktionsstörung kommen kann. Einsteifung und Gebrauchsverlust beugen Verständnisschwierigkeiten vor, es wird klar, dass im Extremfall die Hand nicht mehr zu gebrauchen ist.

Darauf hat der BGH bei Beurteilung einer Handgelenkarthrodese, die weder zur Abwendung einer Gefahr erforderlich oder sonst dringlich war, bereits 1987 hingewiesen: auf das Risiko einer Sudeck-Dystrophie ist jedenfalls dann hinzuweisen wenn es als Risikoerhöhung eingriffstypisch ist[157]. Dabei reicht es aus, dass mit dem Eingriff eine Risikoerhöhung für das Auftreten einer Sudeck-Dystrophie verbunden ist, die prinzipiell auch ohne Eingriff auftreten kann, was heute unbestritten sein dürfte[158].

In Übereinstimmung damit sah das OLG Frankfurt die Notwendigkeit, vor einer Handgelenkoperation den Patienten, hier einen Berufskraftfahrer, auf die Gefahr von Nervenverletzungen und das Auftreten einer Sudeck-Dystrophie hinzuweisen[159].

Narbenbildung

Bei ausgedehnter Narbenbildung im Bereich von Sehnenscheiden und Haut oder durch Sehnenverletzungen kann es zur Einschränkung oder zum Verlust der Fingerbeweglichkeit kommen. Intensives Üben kann meist eine dauerhafte Beeinträchtigung verhindern.

Relativ seltene Komplikation bei umschriebenen Ganglien, aber typisch.

■ Dupuytren-Kontraktur

Beispiel für einen potenziell chirurgisch-technisch anspruchsvollen Eingriff an der Hand.

Rezidiv

In manchen Fällen (ca.10%) kommt es trotz der Operation wieder zu einer Neubildung und Verhärtung von Bindegewebe in der Hand u.U. mit erheblicher Beeinträchtigung der Fingerbeweglichkeit.

Wesentliches Problem der Erkrankung, bei gegebener dringlicher Operationsindikation, z.B. deutliche Kontrakturen, tritt es zwar aus ärztlicher Sicht in den Hintergrund, ist aber typisch und deshalb aufklärungspflichtig. Denkbare Beweglichkeitseinschränkungen der Finger durch Sehnenscheidenprobleme werden hier im Ergebnis mit abgedeckt. Für den Patienten kommt es auf ein zutreffendes Bild des möglichen Zustandes, weniger auf dessen Genese an.

Hautnekrose

Weil das verhärtete Bindegewebe teilweise der Haut unmittelbar aufsitzt, kann es durch die Entfernung zu Ernährungsstörungen der Haut kommen, in ungünstigen Fällen kann die Haut teilweise absterben und sich ein längerer Heilungsprozess anschließen.

In der Regel resultiert aus Hautnekrosen kein Dauerschaden. Wegen der u.U. erheblichen Geduld, die die Patienten bis zur Abheilung aufbringen müssen, erscheint eine Aufklärung sinnvoll.

Bei speziellem Vorgehen, z.B. „open palm", ist eine dementsprechende weitergehende Aufklärung im Sinne der Verlaufsaufklärung erforderlich.

Hautplastik

Bei stärkerer Krankheitsausprägung mit Beugefehlstellung der Finger reicht die vorhandene Haut meist nicht mehr aus, um die Wunde zu verschließen. Kleinere Löcher heilen i. d. R. von selbst zu, anderenfalls wird eine Hautplastik notwendig.

Die Notwendigkeit einer Hautplastik stellt keine Komplikation dar, sondern ist schicksalsmäßig durch die Ausprägung der Krankheit bedingt. Insofern kommt allenfalls eine Verlaufsaufklärung in Betracht. Auf das Problem von Hautnekrosen wurde oben bereits hingewiesen. Es handelt sich also mehr um eine Information zum besseren Verständnis des Vorgangs für den Patienten.

Infektion und Sudeck-Dystrophie

Analog Ganglionentfernung, s.o.

Wie bereits ausgeführt, wurde die Aufklärungspflichtigkeit einer Sudeck-Dystrophie unterschiedlich beurteilt. Entscheidend dafür dürfte der jeweilige Erkenntnisstand zum Entscheidungs-

---

[157] BGH, Urt. v. 22.12.1987, AHRS 4265/39
[158] OLG München, Urt. v. 16.9.1993, AHRS 2440/107
[159] OLG Frankfurt, Urt. v. 22.8.1982, AHRS 4320/3

zeitpunkt und die dementsprechende Beurteilung durch den gerichtlichen Sachverständigen sein.

Nach dem Erkenntnisstand 1981 zählte das Sudeck-Syndrom nach einem Urteil des OLG Schleswig jedenfalls nicht zu den typischen Risiken einer Operation bei Dupuytren-Kontraktur. Demzufolge war eine entsprechende Aufklärung vor einer Handoperation bei Dupuytren-Erkrankung damals nicht erforderlich[160].

Verletzung von Leitungsbahnen

> Die zu den Fingern ziehenden Nerven und Gefäße sind verletzungs- und druckgefährdet. Mögliche Folgen: Gefühlsstörungen oder Taubheit der Finger, Durchblutungsstörungen, im Extremfall droht der Fingerverlust.

Nervenverletzungen im Bereich der Fingernerven, aber auch der Hohlhand sind mit letzter Sicherheit nicht zu vermeiden und stellen deshalb ein typisches Risiko des Eingriffs dar.

Demzufolge sah das OLG Karlsruhe die Notwendigkeit vor der Operation einer Dupuytren-Kontraktur auf das Risiko der Verletzung eines Nervs, im konkreten Fall des N. ulnaris hinzuweisen[161].

Bei ausgeprägten Beugekontrakturen kann es nach Resektion der Fibromatose bei wiederhergestellter Streckfähigkeit durch die im Gefäßbereich bestehende Verkürzung oder durch schicksalhafte Gefäßverletzungen zu einer kritischen Durchblutungssituation kommen. Der Hinweis auf den im Extremfall drohenden Fingerverlust macht für den Patienten die Lage klar. Hier unterscheidet sich das Risiko klar von der Situation bei einfachen Eingriffen wie der oben dargestellten Ganglionentfernung.

Ruhigstellung

> In der Regel wird bis zur Abheilung der Wunde die Hand in einer Gipsschiene ruhig gestellt.

In erster Linie Information zum Verlauf.

Nachbehandlung

> Bei starker Fehlstellung des Fingers in Beugung sind häufig bereits Veränderungen an den Fingergelenken eingetreten, sodass trotz Operation der Finger nicht voll gestreckt werden kann. Eine weitere Verbesserung lässt sich in diesen Fällen durch intensives Üben erreichen.

Verlaufsaufklärung zur Vermeidung falscher Vorstellungen über den erreichbaren Operationserfolg.

11. Fuß

■ Hallux valgus

Rezidiv

> In manchen Fällen kann es nach der Operation neuerlich zu einer Fehlstellung der Großzehe kommen.

Infektion

> Oberflächliche oder tiefe Entzündung, Häufigkeit ca. 2–3%. Die oberflächliche Infektion kommt meist unter Behandlung zur Abheilung. Die tiefe Entzündung kann zur Eiterbildung und zu einer chronischen Knocheneiterung führen. Eine langwierige Behandlung ist dann nicht mehr zu vermeiden.

Läsionen von Leitungsbahnen

> Die am Zehengelenk vorbeiziehenden Nerven und Gefäße sind verletzungs- und druckgefährdet. Mögliche Folgen: Lähmungen, Gefühls- und Durchblutungsstörungen, im Extremfall droht die Zehenamputation.

Beweglichkeitseinschränkungen

> Die Zehenbeweglichkeit kann durch den Eingriff vermindert werden, bleibt aber erhalten. Bei Verletzung der Sehnen oder ausgedehnter Narbenbildung kann es zum Verlust der Bewegungsfähigkeit kommen.

---

[160] OLG Schleswig, Urt. v. 8.5. 1981, AHRS 4320/2 = VersR 1982, 378
[161] OLG Karlsruhe, Urt. v. 18.1. 1989, AHRS 4320/5

Sudeck-Dystrophie

> In seltenen Fällen kann es zu einer Regulationsstörung bei der Ernährung und Durchblutung des Fußes mit Schmerzen kommen. Dies erfordert dann eine manchmal langwierige Behandlung und kann bei ungünstigem Verlauf zur Einsteifung und zum Gebrauchsverlust des Fußes führen.

Im Vergleich zur oberen Extremität, sehr viel seltener, aber dennoch typisch und im Einzelfall schwerwiegend. Dass kleinere Eingriffe an der Großzehe letztlich erhebliche Folgen nach sich ziehen können, macht der nachfolgende Krankheitsverlauf deutlich:

> Nach ambulanter Revision des linken Großzehenendgelenks 1988 traten bei einer Jugendlichen immer wieder Schmerzen, Schwellungen und Rötungen auf, eine Belastung war nicht möglich. 1990 über 5 Monate Schmerzen im Bereich der Großzehe und beim Laufen, dann Versteifung des Endgelenks im August.
> Im Oktober 1991 Implantatwechsel wegen Pseudarthrose. 1992 Metallentfernung nach knöcherner Durchbauung, weiter bestehende Beschwerden im Bereich der Großzehe. Anschließend Schmerzverstärkung, die Patientin musste Krücken für den Schulweg benutzen und begann Schmerzmittel zu nehmen.
> Im März/April 1993 zeitweise livide Verfärbung und schmerzhaftes Hitzegefühl, daraufhin Verdachtsdiagnose M. Sudeck und Therapie mit Cibacalcin, Vitamin D und Calcium. Eine livide Verfärbung im Vorfußbereich bestand ohne Temperaturunterschied zur Gegenseite fort.
> Im Juni 1993 Belastungsunfähigkeit des Großzehengrundgelenks, nach probatorischer Injektion Beschwerdefreiheit. Eine Gelenkrevision mit Synovektomie im Juli führte zur vollen Belastung und Schmerzfreiheit. Bis Mitte August bestand Beschwerdefreiheit, danach neuerlich stärkere Schmerzen nunmehr auch im Unterschenkel. Keine sudecktypischen Weichteilveränderungen, keine Rötung, Überwärmung oder Schwellung.
> Im weiteren Verlauf musste die Berufsausbildung aufgegeben werden. Die umfassende weitere Diagnostik ergab ein sympathisch unterhaltenes Schmerzsyndrom des Beines. Die Beschwerden konnten nur unter MST geringfügig gelindert werden. Lumbale Sympathikusblockaden blieben erfolglos, krankengymnastische und passive Maßnahmen führten zur Schmerzverstärkung, ebenso geringste Bewegungsübungen oder Hydrotherapie am kontralateralen Bein. Schließlich musste die Patientin mit einem Rollstuhl versorgt werden.

Auch am Fuß dürfte eine Risikoerhöhung für eine Sudeck-Dystrophie durch einen operativen Eingriff gegeben sein. Demzufolge ist von einer eingriffstypischen Risikoerhöhung auszugehen und damit darauf hinzuweisen[162].

Pseudarthrose

Soweit Operationsverfahren zum Einsatz kommen, bei denen eine Osteotomie des Metatarsale I durchgeführt wird, z.B. Scarf-Osteotomie, bedarf es einer Aufklärung über das Risiko einer Pseudarthrose mit Hinweis auf den dann meist erforderlichen Wiedereingriff.

Nachbehandlung

Nach der Operation wird der Fuß in einem Gipsverband für 1–2 Wochen ruhig gestellt. Mithilfe von Gummizügeln werden die Zehen in die richtige Stellung gezogen.

12. Kniegelenk

■ Verdacht auf Meniskusschaden

Kniegelenkspiegelung, Abtragen der beschädigten Anteile.

> Heute wird die bestmögliche Meniskuserhaltung angestrebt, um dessen wichtige Funktion zu erhalten. Bleibt ein Teilmeniskus zurück oder wurde eine Meniskusnaht durchgeführt, kann sich von neuem ein Meniskusschaden ausbilden.

Information für den Patienten, die gleichzeitig verständlich macht, warum trotz Operation von neuem ein Meniskusschaden auftreten kann.

---

[162] BGH, Urt. v. 22. 12. 1987, AHRS 4265/39 = ArztR 1989, 203 = MedR 1988, 147

Poplitealzyste

> Die vorliegende Zyste der Kniekehle ist meist die Folge eines inneren Gelenkschadens. Nach Behebung des Schadens kann sich die Zyste verkleinern oder verschwinden. Falls noch weiter Beschwerden bestehen, ist evtl. später die Entfernung durch offene Operation von hinten erforderlich.

Popliteazysten sind häufig durch eine intraartikuläre Flüssigkeitsansammlung infolge intraartikulärer Schädigung bedingt. Insofern ist es berechtigt, zunächst eine intraartikuläre Abklärung durchzuführen. Im Sinne der Verlaufsaufklärung erscheint es notwendig, den Patienten auf das zunächst geplante Belassen der Zyste hinzuweisen.

Erguss

> Nach der Operation kann es zur Flüssigkeitsansammlung im Kniegelenk kommen, die dann ggf. mit einer Nadel abgezogen werden muss.

Mehr dem Verlauf zuzurechnen, die weitere Betreuung des Patienten wird durch diese Information erfahrungsgemäß erleichtert.

Infektion

> Eine Entzündung kommt bei der Gelenkspiegelung nur selten vor. Tritt sie dennoch auf, kann es u.U. zur Eiterbildung im Gelenk kommen. Eine langwierige Behandlung mit der Gefahr einer chronischen Knocheneiterung und völliger Zerstörung des Gelenks (dauerhafter Verlust der Kniebeweglichkeit, Einsteifung) ist dann häufig nicht mehr zu vermeiden.

Vor einer Knieoperation ist der Patient über die Gefahr einer Wundinfektion mit anschließender Versteifung aufzuklären[163].

Entscheidend ist, dass der Patient die Gefahr der Gelenkeinsteifung kennt (s. auch Kap. 4, Abschnitt Bedeutung von Vorkenntnissen des Patienten).

Verletzung von Leitungsbahnen

> Die außen am Gelenk und in der Kniekehle vorbeiziehenden Nerven und Gefäße sind verletzungs- und druckgefährdet. Mögliche Folgen: Lähmungen, Gefühls- und Durchblutungsstörungen, im Extremfall der Unterschenkelverlust.

Der Extremfall wird genannt, die Erfahrung hat gezeigt, dass dies vom Patienten bei Darstellung der Größe der Gefahr auch akzeptiert wird.

Iatrogene Knorpelschäden

> Beim Einführen der Instrumente in das Gelenk und durch das Hantieren im Gelenk kann es zur Beschädigung des Knorpels kommen.

Iatrogene Knorpelschäden sind nicht mit letzter Sicherheit zu vermeiden und deshalb i. d. R. dem schicksalsmäßigen Geschehen zuzuordnen. In erster Linie verlaufstypisch, der Hinweis darauf ist zu empfehlen.

Beschädigung des Bandapparats

> Die Sicht in das Gelenk ist nur bei leicht aufgeklapptem Zustand möglich. Dabei können die Seitenbänder, die das Aufklappen normalerweise verhindern, zu Schaden kommen, u.U. kann ein Bänderriss eintreten.

Bei sehr geringer Eintrittswahrscheinlichkeit eine Komplikation, die den Patienten durch die dann notwendige Behandlung im Vergleich zu dem arthroskopischen Eingriff, der vielleicht sogar ambulant durchgeführt werden sollte, erheblich mehr beeinträchtigt.

Instrumentenbruch

> Bei der Arbeit im Gelenk mit dem Spiegelgerät und von außen eingeführten Instrumenten kann nach Instrumentenbruch eine Gelenköffnung zur Entfernung des abgebrochenen Teils erforderlich werden. Ein kleines abgebrochenes Teil kann unerkannt im Gelenk verbleiben und muss dann bei späterer Entdeckung entfernt werden.

In den Bereich Instrumentenversagen fällt auch das Problem, dass sich Teile unbemerkt lösen kön-

---

[163] OLG Hamm, Urt. v. 8.3.1982, AHRS 4265/24

nen und, unerkannt, im Gelenk verbleiben. Mit dem Bekanntwerden dieser Möglichkeit bedarf es einer genauen Kontrolle der eingesetzten Instrumente am Ende des Eingriffs auf Vollständigkeit (s. auch Sorgfaltspflicht Kap. 7, Abschnitt Operationstechnik). Soweit bei sachgerechter Kontrolle der Verlust für den Arzt nicht erkennbar war, stellt das Verbleiben dieses Teils im Gelenk eine Komplikation dar, die aufklärungspflichtig sein könnte[164].

Arthrotomie

Ergibt sich während der Spiegelung wider Erwarten eine Situation, die nur durch vollständige Gelenkeröffnung behoben werden kann, wird das Gelenk eröffnet und eine entsprechende offene Versorgung durchgeführt.

Dieser Punkt sollte nur angesprochen werden, wenn anhand der Ausgangssituation eine Gelenkeröffnung nicht ausgeschlossen werden kann. Anderenfalls würde dieser Hinweis angesichts einer beim Routineeingriff nicht annähernd erkennbaren Notwendigkeit, das Gelenk zu eröffnen, eher von den eigentlichen Risiken ablenken.

Beweglichkeitseinschränkung

Durch die Operation können Verklebungen und Vernarbungen im Gelenk entstehen, die u.U. zu erheblichen Bewegungseinschränkungen auch auf Dauer führen können. Deshalb ist auch nach Entlassung eine krankengymnastische Übungsbehandlung, auch zur Kräftigung der Beinmuskulatur, zu Hause erforderlich.

Entscheidend ist das Risiko einer bleibenden erheblichen Beeinträchtigung der Beweglichkeit durch ausgedehnte intraartikuläre Vernarbungen, die auch durch eine weitere operative Therapie nicht sicher beseitigt werden können.

Kompartmentsyndrom

Die eingesetzte Spülflüssigkeit kann in die Weichteile austreten. Die entstandene Schwellung bildet sich fast immer zurück. Extrem selten kann die Schwellung den Blutfluss so stark stören, dass eine Druckentlastung durch operative Eröffnung der Muskelhäute am Unterschenkel notwendig wird.

Prognose bei Arthrose

Vor allem bei fortgeschrittenem Gelenkverschleiß (Arthrose) enden die Möglichkeiten der Gelenkspiegelung, sodass Restbeschwerden und eine eingeschränkte Beweglichkeit bestehen bleiben können. Unter Umständen kann später der Einbau eines Kunstgelenks erforderlich werden.

Sonderfall Arthroseknie, bei dem ohne Einsatz der Gelenkendoprothetik versucht werden soll, den Gelenkersatz, z.B. durch Entfernung von störenden knöchernen Anbauten, Behebung von Meniskusläsionen, Stabilisierung von Knorpelrändern, hinauszuschieben.

Sudeck-Dystrophie

In seltenen Fällen kann es zu einer Regulationsstörung bei der Ernährung und Durchblutung des Beines mit Schmerzen kommen. Dies erfordert dann eine manchmal langwierige Behandlung und kann bei ungünstigem Verlauf zur Einsteifung und zum Gebrauchsverlust von Kniegelenk und Bein führen.

Die vorliegende Rechtsprechung hat bislang die Aufklärungsbedürftigkeit einer Sudeck-Dystrophie unterschiedlich beantwortet. Die Haftungsgefahr bei unterlassener Aufklärung ist nach unserer Einschätzung gering, aber denkbar, wenn der Patient nach Eintritt vorträgt, dass er unter Kenntnis dieses schwerwiegenden Risikos möglicherweise auf den Eingriff verzichtet hätte. Siehe auch Krankheitsverlauf unter Sudeck-Dystrophie beim Fuß.

Auf das Risiko einer Sudeck-Dystrophie ist jedenfalls dann hinzuweisen, wenn man in dem Eingriff eine eingriffstypische Risikoerhöhung sieht[165]. Näheres zur Aufklärungsbedürftigkeit des M. Sudeck siehe auch Sudeck-Dystrophie, Abschnitt Hand.

---

[164] vgl. hierzu z.B. BGHZ 4, 139; OLG Oldenburg, Urt. v. 4.3. 1997, NJW – RR 1997, 1384, OLG Oldenburg, Urt. v. 20.12. 1994, MedR 1995, 326; OLG Stuttgart, Urt. v. 2.2. 1989, VersR 1989, 632
[165] BGH, Urt. v. 22.12. 1987, AHRS 4265/39 = ArztR 1989, 203 = MedR 1988, 147

6 Fahrlässigkeit und erforderliche Sorgfalt

Im Mittelpunkt des Arzthaftungsrechts steht der Vorwurf des fahrlässigen Behandlungsfehlers. Der Behandlungsfehler ist durch das Unterschreiten des zu fordernden ärztlichen Qualitätsstandards gekennzeichnet. Fahrlässig handelt der Arzt, wenn er die im Verkehr erforderliche Sorgfalt außer Acht lässt[166].

Mit der im Verkehr erforderlichen Sorgfalt ist diejenige Sorgfalt gemeint, die nach dem Urteil besonnener und gewissenhafter Angehöriger des in Betracht kommenden Verkehrskreises zu beachten ist, d.h. hier die ein gut ausgebildeter, mit der Chirurgie bzw. Orthopädie vertrauter, besonnener und gewissenhafter Arzt anwenden würde.

Wesentliches Charakteristikum der Fahrlässigkeit ist die Vorhersehbarkeit und die Vermeidbarkeit des Fehlers und der Schädigung bei Anwendung der gebotenen Sorgfalt.

1. Feststellung des Sorgfaltsmaßstabs

Der Sorgfaltsmaßstab ist Maßstab der erforderlichen Expertenqualität und wird nach Grad und Struktur primär nach medizinischen Maßstäben bestimmt[167].

In der Regel besitzt das Gericht keine eigene ausreichende medizinische Sachkunde. Es wird sich daher bei der erforderlichen Feststellung und Würdigung medizinisch relevanter Tatsachen bzw. Tatsachenzusammenhänge und den daraus abzuleitenden rechtlichen Folgerungen der Hilfe eines medizinischen Sachverständigen bedienen[168].

Bei der Bestimmung des haftungsrechtlichen Sorgfaltsmaßstabs ist die Messlatte der medizinische Maßstab, den der Sachverständige als gute medizinische Qualität bezeichnet, mit nicht zu knapp bemessener Beurteilungsfreiheit für den Arzt[169]. Allerdings ist erforderliche Sorgfalt von üblicher Sorgfalt zu trennen. In Zweifelsfällen hat der Arzt im Allgemeinen die größere Vorsicht zu beachten[170]. Bei der Bewertung kommt es auch darauf an, ob unter Notfallbedingungen oder mit Zeit nach ruhiger Planung behandelt wird. Aber auch in Not- und Eilfällen muss der verkehrsgemäße Standard gewahrt werden[171]. Der Sachverständige muss bei der Bestimmung des medizinischen Standards aus der Sicht ex ante, also zum Zeitpunkt des Geschehens, urteilen und den wissenschaftlichen Erkenntnisstand zum Zeitpunkt der zu treffenden Maßnahme zugrunde legen. Dabei billigt die Rechtsprechung dem Arzt allerdings keine längere Karenzzeit bis zur Aufnahme der wissenschaftlichen Diskussion durch die Praxis zu[172]. Es ist nach Krankenhaustypen und Ärztekreisen zu differenzieren, wobei größeres individuelles Leistungsvermögen wegen des objektiven, d.h. generellen Sorgfaltsmaßstabs unberücksichtigt bleiben muss. Der Maximalstandard einer Universitätsklinik kann nicht für ein Krankenhaus der Grund- und Regelversorgung angesetzt werden[173]. Beim Sorgfaltsmaßstab können auch die Systemgrenzen der Krankenversorgung nicht völlig vernachlässigt werden, selbst wenn es Grenzen der Finanzierbarkeit und der Wirtschaftlichkeit sind[174].

---

[166] vgl. § 276 BGB
[167] Steffen/Dressler 1999, Rdnr. 133, 150
[168] Steffen/Dressler 1999, Rdnr. 154
[169] Laufs, in: Laufs/Uhlenbruck, § 39 Rdnr. 9
[170] Bergmann/Kienzle 1996, Rdnr. 94
[171] BGH, Urteil v. 18.12.1984, AHRS 2320/25 für den Fall eines hämorrhagischen Schocks (= MedR 1985, 833 = NJW 1985, 1392 = VersR 1985, 338)
[172] OLG Düsseldorf, VersR 197, 414
[173] BGH, VersR 1987, 686; BGH, VersR 1989, 851
[174] eingehend Kap. 8

2. Sorgfaltsmaßstab bei neuen Methoden

Es kann nicht prinzipiell gefordert werden, dass neue Methoden angewendet werden müssen, wenn mit bewährter Behandlungsmethode gute Erfahrungen gemacht worden sind. Dies gilt jedenfalls so lange, wie die neue Methode die Phase der Erprobung in Spezial- und Unikliniken durchläuft, d.h. bevor anhand eines dafür ausreichenden Fallmaterials wissenschaftlich fundierte, generelle Aussagen über Erfolg und Misserfolg, über Vorzüge und Nachteile, über Art und Größenordnung spezifischer Risiken gemacht werden können[175].

Zum Fehler wird das Festhalten an der alten Methode erst, wenn die neue Methode zur Methode der Wahl geworden ist und die alte Methode wegen der Nutzen-Risiko-Bilanz medizinisch nicht mehr vertretbar ist. So ist auch der Einsatz eines älteren Chirurgiegeräts nicht fehlerhaft, wenn das ältere dem modernen Gerät technisch gleichwertig ist[176]. Allerdings hat der Arzt vorhandene bessere Apparate einzusetzen, sofern dies indiziert ist[177].

Therapiemöglichkeiten, die erst in wenigen Spezialkliniken geübt werden, entsprechen nicht dem allgemeinen ärztlichen Qualitätsstandard. Allerdings hat der Arzt zu prüfen und ggf. den Patienten darüber aufzuklären, dass er in die Spezialklinik überwiesen werden kann[178].

Vor dem Einsatz neuer Verfahren müssen naheliegende experimentelle Untersuchungen in vitro und vivo durchgeführt worden sein, um potenzielle Schäden bei den Probanden zu vermeiden. So können z.B. in der Endoprothetik Veränderungen bei den eingesetzten Werkstoffen oder dem Design zu einer hochsignifikanten dramatischen Verschlechterung der Eigenschaften führen.

3. Facharztstandard

Die Anfängeroperation darf nur unter Assistenz eines erfahrenen Facharztes durchgeführt werden. Die Klinikorganisation muss klären, ob der junge Kollege einen Ausbildungsstand erreicht hat, der ihn befähigt, die Operation durchzuführen.

Der für die Klinikorganisation Verantwortliche muss im Streitfall nachweisen, dass er dies überprüft hat und dass die Ergebnisse seiner Kontrollen den Einsatz des Anfängers erlaubten[179]. Die selbstständige Durchführung einer Operation durch einen nach seinem Ausbildungsstand nicht ausreichend qualifizierten Arzt stellt i. d. R. einen Behandlungsfehler dar[180]. Dieser fällt zunächst einmal dem für die Einteilung des Assistenzarztes verantwortlichen Arzt zur Last.

Auch bei hinreichendem theoretischen und praktischen Ausbildungsstand darf der Anfänger nur eingesetzt werden, wenn ihm ein erfahrener Facharzt zur Seite steht. Ein erfahrener Assistenzarzt, der die Operation schon häufiger vorgenommen hat und der kurze Zeit später den Facharztstatus erlangt, reicht grundsätzlich nicht aus[181]. Treten in einem solchen Falle Komplikationen auf, zu denen es auch bei regelrechtem operativen Vorgehen hätte kommen können, so haben Klinikträger und der für die Organisation verantwortliche Arzt darzulegen und zu beweisen, dass dies nicht darauf beruht, dass es dem Operateur an der notwendigen Übung und Erfahrung gefehlt hat. Erst recht obliegt der Behandlungsseite der Nachweis, dass der dem Patienten entstandene Schaden nicht auf die mangelnde Qualifikation des Arztes zurückgeht. Die grundsätzlich den Patienten treffende Beweislast für den Ursachenzusammenhang zwischen Fehler und Schaden kehrt sich hier um.

Andererseits dürften an die Kontrollpflichten keine überzogenen Anforderungen gestellt werden. Es ist für einen Krankenhausträger nicht möglich und auch nicht zumutbar, neben jedes Operationsteam ein weiteres zum Zwecke der Überwachung zu stellen. So spricht z.B. der erste Anschein bei zwei an der Operation beteiligten Fachärzten und einem weiteren in Weiterbildung befindlichen Arzt für deren genügende gegenseitige Überwachung[182].

---
[175] Steffen/Dressler 1999 Rdnr. 135
[176] OLG Frankfurt, VersR 1991, 185
[177] BGH, NJW 1988, 2949
[178] BGH, VersR 1984, 471; OLG Oldenburg, VersR 1989, 402
[179] OLG Karlsruhe, VersR 1991, 1177, Narkose zu Leistenbruch-OP
[180] BGH, NJW 1985, 2193, Lymphknotenexstirpation
[181] BGH, VersR 1993, 2989
[182] OLG Frankfurt, AHRS 492/30

Hat der Auszubildende aufgrund seiner praktischen Ausbildung den fachärztlichen Standard erreicht, kann auch ohne formelle Facharztqualifikation auf die Anwesenheit eines Aufsicht führenden Facharztes verzichtet werden[183].

4. Übernahmeverschulden

Der einzelne Arzt darf die Übernahme einer Behandlung nur dann übernehmen, wenn er den geforderten Standard auch erbringen kann. Fehlt es daran mangels Ausbildungsstandes oder aus anderem Grund (z.B. die notwendige apparative Ausstattung ist nicht verfügbar), muss der Arzt die Übernahme der Aufgabe ablehnen. Entscheidend für den Vorwurf eines Übernahmeverschuldens ist die Bewertung, ob z.B. der Assistenzarzt (als Facharzt) nach seinen Kenntnissen und Erfahrungen (nämlich denjenigen, die bei ihm vorausgesetzt werden können) gegen eine Einteilung hätte Bedenken haben oder gar die Gefährdung des Patienten voraussehen müssen.

Soweit dies nicht der Fall ist, kann er sich auf die Beurteilung des ihm übergeordneten Facharztes verlassen, wenn es um die Frage geht, ob er – auch aus der Sicht des Patienten – eine bestimmte Operation ohne ständige Überwachung durch einen erfahrenen Operator ausführen darf.

Ggf. ist ihm zuzumuten, gegen die Einteilung seine Bedenken zu äußern und notfalls die Operation ohne Aufsicht abzulehnen. U.U. muss er sogar den Patienten über die Sachlage informieren, um diesem Gelegenheit zu geben, seine Einwilligung zum Eingriff zu verweigern. Diese Verpflichtung besteht auch dann, wenn er, was sicher nicht fern liegt, dadurch möglicherweise Schwierigkeiten für sein Fortkommen bekommt. Gegenüber einem solchen Konflikt des Assistenzarztes wiegt die Sorge um die Gesundheit des Patienten stets schwerer.

Erst recht kann der verständliche Drang eines Anfängers, seine Fähigkeiten bei einem Eingriff ohne entsprechende Aufsicht zu erproben, ein Übernahmeverschulden nicht ausschließen[184]. Insofern kommt sogar eine strafrechtliche Verantwortlichkeit in Betracht, wenn ein Arzt eine Tätigkeit übernimmt, der er nach seinen persönlichen Fähigkeiten oder der apparativen Ausstattung nicht gewachsen ist[185].

Übernimmt ein Arzt nach einem anstrengenden Nachtdienst, in dem die vorgeschriebenen Ruhepausen nicht eingehalten werden konnten, am nächsten Morgen eine Operation und unterläuft ihm dabei ein Fehler, wäre er zu fragen, ob er übermüdet war, verneint er, liegt Fahrlässigkeit vor, bejaht er: Übernahmeverschulden[186].

5. Arbeitsteilung

Im arbeitsteiligen Behandlungsgeschehen der Medizin wird zweckmäßigerweise horizontale und vertikale Arbeitsteilung unterschieden.

Unter ersterer wird die Zusammenarbeit von Ärzten verschiedener Fachrichtungen verstanden, die untereinander demzufolge weisungsfrei sind.

Für die *horizontale Arbeitsteilung* gilt der Grundsatz, dass Fehler im fremden Fach prinzipiell nicht für das eigene Fach haftungsbegründend sind[187].

So hat jeder Arzt denjenigen Gefahren zu begegnen, die in seinem Aufgabengebiet entstehen. Solange keine offensichtlichen Qualifikationsmängel oder Fehlleistungen erkennbar werden, muss er sich darauf verlassen dürfen, dass der Kollege des anderen Fachgebietes seine Aufgaben mit der gebotenen Sorgfalt erfüllt. Grundsätzlich besteht nicht die Pflicht, sich gegenseitig zu überwachen[188].

Der Operateur wird aber nicht selten Röntgenaufnahmen oder andere technische Aufzeichnungen von bildgebenden Verfahren besser beurteilen können als der Radiologe. In diesen Fällen muss er, insbesondere wenn es keinen erheblichen Zeitaufwand erfordert, Diagnose und radiologische Befunde selbst überprüfen. Wie es sich im einzelnen verhält, entscheidet der ärztliche Standard, wobei in der Chirurgie und Orthopädie das fachgebundene Röntgen weitverbreitet und damit üblich ist.

---

[183] OLG Karlsruhe, VersR 1991, 1177; OLG Düsseldorf, VersR 1994, 603
[184] Steffen/Dressler 1999, Rdnr. 156
[185] Bergmann/Kienzle 1996, Rdnr. 639
[186] s. auch BGH, NJW 1986, 776
[187] Steffen/Dressler 1999, Rdnr. 235
[188] OLG Köln, VersR 1993, 1157

So wird z.B. die Indikationsstellung in der Hüftendoprothetik, wie im Übrigen bei zahlreichen anderen Arbeitsgebieten in der Chirurgie und Orthopädie auch, nicht unerheblich vom Röntgenbefund mitbestimmt. Weil umgekehrt aus dem Röntgenbefund allein, ohne klinisches Korrelat und ggf. weiterer apparativtechnischer Untersuchungen die Indikation zur Operation nur ausnahmsweise gestellt werden kann, ist eine eigenständige Überprüfung und Bewertung häufig unumgänglich.

Darüber hinaus ist die Gegenkontrolle immer dann erforderlich, wenn der Eingriff schwer oder gefährlich und die Kontrolle von Zeit und Schwierigkeitsgrad her dem Operateur zuzumuten ist.

Letztlich muss die fachqualifizierte Betreuung lückenlos sein. Wo die Aufgabenbereiche nicht scharf abgetrennt sind, haften u.U. alle Beteiligten aus Organisationsfehlern oder Versäumnissen (s.u.).

Die Lagerung auf dem Operationstisch ist vor Beginn des Eingriffs von den Operateuren und dem Anästhesisten zu prüfen[189]. Die Zuständigkeitsabgrenzung zwischen Anästhesisten und Operateuren wird üblicherweise so geregelt sein, dass dann der Anästhesist während des Eingriffs die Lagerung überwacht und der Patient nach Zurückverlegung auf die Normalstation in die Obhut der jeweiligen Stationsärzte entlassen wird[190].

Die Anordnung, welche Medikamente der Patient im Anschluss an eine Operation erhalten soll, trifft i. d. R. zunächst der Anästhesist[191]. Andererseits ist der Stationsarzt und nicht der Anästhesist für die Nachschau nach einer Handoperation in axillärer Plexusblockade zuständig[192]. Wiederum ist der Anästhesist in der prä-, intra- und postoperativen Phase für den Ausgleich des Corticoids beim Morbus-Addison-Patienten zuständig[193]. Auch die Narkosefähigkeit hat allein der Anästhesist zu beurteilen[194]. Der niedergelassene Arzt darf grundsätzlich die Ergebnisse der Klinik bei der Weiterbehandlung zugrunde legen, wenn er den Patienten zur weiteren Diagnostik in das Krankenhaus überwiesen hatte[195].

Die *vertikale Arbeitsteilung* bezeichnet die hierarchische Zusammenarbeit innerhalb einer Abteilung zwischen Chefarzt, Oberarzt, Assistenzarzt, Arzt im Praktikum und nichtärztlichem Dienst, die durch eine Weisungsbefugnis gekennzeichnet ist. Hier begründet § 831 BGB (Haftung für den Verrichtungsgehilfen) die Haftung der Klinik oder des Chefs für die nachgeordneten Mitarbeiter. Gefahrenabwehr ist danach nicht nur Sache des Gehilfen, sondern auch des behandlungsführenden Arztes. Dieser kann sich entlasten, wenn er nachweist, dass der Gehilfe ordnungsgemäß ausgesucht und auch im Hinblick auf die konkrete Tätigkeit hinreichend überwacht wurde. Dabei richtet sich das Ausmaß der Überwachung nach Qualifikation und Zuverlässigkeit des Gehilfen[196]. An den Entlastungsbeweis stellt die Rechtsprechung aber strenge Anforderungen, sodass er in der forensischen Praxis selten geführt wird.

Auch die vertikale Arbeitsteilung kann haftungsentlastend wirken, weil der behandelnde Arzt nur bis zu dem Punkt haftet, an dem die Behandlung ohne Defizit für die Patientenbetreuung an nachgeordnetes oder nichtärztliches Personal abgegeben werden kann. Der weisungsabhängige Assistenzarzt kann, allerdings in engen Grenzen, auf die Führungsrolle des Chefarztes verweisen[197].

Bei eindeutigen und sachgerechten Organisationsanweisungen (s.u. Organisationsstrukturen und Organisationsverschulden) fällt zunächst demjenigen die Haftung zu, der sich in seinem Aufgabenbereich ein Verschulden zurechnen lassen muss.

Wo durch Organisationsfehler oder -versäumnisse die Aufgabenbereiche nicht genügend abgrenzbar sind, haften alle Beteiligten. Da die Rechtsprechung sehr strenge Anforderungen an den Entlastungsbeweis stellt, haftet der Klinikträger bei Arztverschulden regelmäßig aus eigenem Organisationsverschulden.

---

[189] OLG Köln, VersR 1992, 695
[190] BGH, VersR 1991, 694
[191] BGH, VersR 1991, 694
[192] OLG Düsseldorf, VersR 1987, 487
[193] BGH, VersR 1991, 694
[194] OLG Düsseldorf, VersR 1993, 885
[195] OLG Köln, VersR 1993, 1157; anders zu Erkennen oder Erkennenmüssen gewichtiger Bedenken, BGH, NJW 1989, 1536
[196] § 831 BGB
[197] Steffen/Dressler 1999, Rdnr. 223

6. Organisationsstrukturen und Organisationsverschulden

■ Forensische Bedeutung

Als Folge des Wissenszuwachses in vielen Teilbereichen hat in der Medizin eine zunehmende Spezialisierung eingesetzt. Je größer die Zahl der beteiligten Ärzte und Hilfskräfte, je vielschichtiger das arbeitsteilige Gesamtgeschehen im Alltag einer Klinik, desto mehr Umsicht und Einsatz erfordern Planung und Koordination und die Kontrolle der klinischen Abläufe[198]. Es besteht die Gefahr, dass notwendige Maßnahmen in der unbegründeten Vermutung unterlassen werden, ein anderer werde schon das Nötige veranlasst haben. Eine sachgerechte Organisation muss sicherstellen, dass keine Defizite gegenüber dem zum Zeitpunkt des Eingriffs zu verlangenden Qualitätsniveau eintreten und der Patient kompetente, d.h. fachqualifizierte Betreuung erhält und diese lückenlos ist (s. auch Arbeitsteilung oben). Die Haftung aus Organisationsverschulden erlangt forensisch eine immer größere Bedeutung.

Die Organisation muss bereits bei Eintreffen des Patienten, z.B. bei Einlieferung von Notfällen, greifen. Es bedarf klarer Regeln, wie in diesen Fällen zu verfahren ist (Organisationsplan). Es ist zu kontrollieren, dass die getroffenen Anweisungen zur Sicherstellung einer ordnungsgemäßen Versorgung auch eingehalten werden[199].

Ebenso sind für Zwischenfälle Regeln aufzustellen, so sind in allen Bereichen Notfallausrüstungen (Intubation, Erstversorgung) unabdingbar. Es bleibt der einzelnen Klinik überlassen, in welcher Weise die Notfallbehandlung bereitgestellt wird.

Die Patientenversorgung außerhalb der Regelarbeitszeit (Wochenend-, Nachtdienst) ist so zu organisieren, dass der Standard eines Facharztes gewährleistet ist:

Nach Tritt gegen den Hodensack beim Fußballspielen stellte der Assistenzarzt im Nachtdienst eine schwere Hodenprellung rechts fest. An eine Hodentorsion hatte er nicht gedacht. Die Klinik haftet für Fehldiagnosen wegen Organisationsverschuldens, weil der Nachtdienst nicht so organisiert war, dass in Notfällen der Facharztstandard gegeben war[200].

Die Namen der beteiligten Ärzte sind zu dokumentieren (OLG Düsseldorf, Urteil vom 22.03. 1984 – 8 U 192/81, VersR 1984, 791).

Besondere Bedenken bestehen gegen den Einsatz von Ärzten im Praktikum im Nachtdienst ohne weitere ärztliche Aufsicht[201]. Dies ist immer dann der Fall, wenn nur ein Bereitschaftsdienst eine Abteilung/Klinik nachts versorgt.

Der Arzt im Praktikum entscheidet dann allein, wann er Hilfe in Form des Rufdienstes (nämlich der Überwachung) anfordert, übt also die vom Gesetzgeber geforderte Kontrolle selbst aus.

Dies dürfte insbesondere dann gelten, wenn aufgrund der Größe der Klinik und der Zahl der vorhandenen Mitarbeiter der Nachdienst auch ohne Einsatz von Ärzten im Praktikum im Rahmen des tarifrechtlich Zulässigen möglich ist. Ist die Beaufsichtigung des AiP nicht sichergestellt und nach den konkreten Umständen eine selbstständige und unbeaufsichtigte ärztliche Entscheidung notwendig, verbietet sich der Einsatz des AiP im Bereitschaftsdienst[202].

Sofern bei Patienten auf einer Normalstation nachts mit erheblichen Komplikationen zu rechnen ist, muss das Dienstpersonal durch die Ärzte besonders sorgfältig und eingehend über die Gefahren, die den Patienten drohen, hingewiesen werden[203].

Ist der leitende Arzt einer Abteilung abwesend, so hat er für diese Zeit für eine ordnungsgemäße Vertretung durch ausgebildete Fachärzte zu sorgen. Andererseits entspricht es dem Grundsatz des Vertrauens in der vertikalen Arbeitsteilung, dass der Chirurg in Weiterbildung auf die vom Oberarzt gebilligte Diagnose vertrauen darf[204]. Das Gleiche gilt für Operationsanweisungen des den Assistenzarzt führenden Facharztes[205].

Zu Operationen dürfen nur solche Ärzte eingeteilt werden, die nicht durch einen anstrengenden Nachtdienst übermüdet sind. Dies ist durch geeignete Organisationsmaßnahmen sicherzustellen und vom Krankenhausträger zu überwachen, hier

---

[198] Ulsenheimer 1993
[199] OLG Hamm, Urteil vom 19.03. 1980 – 3 U 247/79, zit. bei Steffen/Dressler 1999, Rdnr. 205
[200] OLG Düsseldorf, VersR 1986, 659
[201] Bergmann/Kienzle 1996, Rdnr. 126
[202] Opderbecke/Weißauer, Die haftungsrechtliche Stellung des im Krankenhaus beschäftigten Arztes im Praktikum, MedR 1992, 205
[203] OLG Celle, Urteil vom 25.06. 1984 – 1 U 44/983 – n.v.
[204] OLG München, VersR 1993, 1400; OLG Köln, VersR 1993, 1157
[205] OLG Zweibrücken, VersR 1997, 833

besteht eine Überwachungspflicht des Geschäftsherrn[206]. Auch der Einsatz einer nicht hinreichend qualifizierten Kraft zur Überwachung der Aufwachphase ist ein Organisationsfehler[207].

Für die kritische Aufwachphase nach einer Vollnarkose ist eine lückenlose Überwachung des Patienten – Sichtkontakt – mindestens alle 2 Minuten erforderlich. Fehlt sie, dann ist die Organisation der Arbeitsabläufe und Vorsorgemaßnahmen unzureichend. Der Krankenhausträger haftet dann aus Organisationsverschulden[208].

Unabhängig von der Pflicht der Operateure, auf eine ärztliche postoperative Kontrolle ihrer Patienten hinzuwirken, ist durch Anordnung sicherzustellen, dass eine gebotene ärztliche Überwachung auch tatsächlich stattfindet[209].

Andererseits kann sich die Überwachung eines sorgfältig ausgesuchten Fachmanns, der sich jahrelang bewährt hat, darauf beschränken, ob seine Zuverlässigkeit, für deren Fortbestehen zunächst die Lebenserfahrung spricht, nicht durch nachfolgende Entwicklungen gemindert wird[210].

Es gehört zu den Organisationsaufgaben des Krankenhausträgers, durch Koordination zwischen Verwaltungsleitung, ärztlicher und Pflegedienstleitung, Anweisungen zur Aufklärung des Patienten[211], zur Dokumentation[212], zur Lagerung[213], zu Kontrolluntersuchungen[214], zu Einsatzplänen und Vertreterregelungen, zur Fachaufsicht, zur Betriebssicherheit, zur Vorratshaltung von Medikamenten, zum Schutz vor Selbstschädigungen von Patienten, zur Sicherung des Patienteneigentums etc. zu erlassen[215].

Es kommt also darauf an, dass eindeutig festgelegt ist, wer für die einzelnen Arbeitsabläufe bzw. Kontrolluntersuchungen zuständig ist. Zweckmäßigerweise kann dies schriftlich in Form einer Dienstanweisung an alle Mitarbeiter geregelt werden. Eine Sammlung dieser Anweisungen kann zentral vorgehalten und neuen Mitarbeitern zur eingehenden Durchsicht zur Verfügung gestellt werden. Anschließend bestätigt der Mitarbeiter durch seine Unterschrift, dass er die Organisations- und Dienstanweisungen kennt und beachten wird.

Die tatsächliche Umsetzung dieser Anweisungen bedarf einer fortgesetzten Kontrolle. Dabei reichen die regelmäßige Chefarztvisite und wöchentliche Konferenzen sowie entsprechende Zeugnisse über den betreffenden Mitarbeiter nicht aus. Zeugnisse geben zwar über den Leistungsstand, nicht aber über die Art und Weise einer Überwachung und Anleitung Auskunft. Erforderlich ist auch eine gezielte, wenn auch gelegentliche Kontrolle der praktischen Arbeit des Arztes durch den Chef- oder Oberarzt der Abteilung[216].

Weil es nicht um individuelle Schuld, sondern um Defizite gegenüber der erforderlichen Behandlungsqualität geht, kann der haftungsrechtliche Maßstab keine Rücksicht nehmen auf Mängel, die stets vorprogrammiert sind, selbst wenn sie von einer restriktiven Haushaltspolitik vor Ort diktiert werden. Die zivilrechtliche Rechtsprechung, die nicht auf persönliche Schuld, sondern auf das Unterschreiten ärztlichen Standards und objektive Qualitätsmängel abstellt, kann auf personelle oder sachliche Engpässe ebenso wenig wie auf fehlende Ausbildung und Erfahrung Rücksicht nehmen[217].

■ **Verkehrssicherheit**

Die Organisationspflichten des Krankenhauses erstrecken sich insbesondere auch auf die Erfüllung von Nebenpflichten aus dem Krankenhausvertrag, die über die Erbringung medizinischer und pflegerischer Hilfe durch ärztliches und nichtärztliches Personal hinausgehen. Hierzu zählt zuallererst die Gewährleistung aller technischen Voraussetzungen für eine dem medizinischen Standard entsprechende Behandlung im Rahmen der Verkehrssicherheit[218]. Verwirklicht sich ein Risiko in diesem voll beherrschbaren Gefahrenbereich des Krankenhausträgers, kehrt sich die Beweislast gegen den Krankenhausträger um[219], nicht der Patient muss dann einen Fehler beweisen, der Arzt bzw. das Krankenhaus müssen sich von einer Fehler- bzw. Verschuldensvermutung entlasten.

In den Bereich des voll beherrschbaren Risikos gehört weiter die Lagerung des Patienten unter der

---

[206] BGH, NJW 1986, 295
[207] OLG Düsseldorf, VersR 1987, 489
[208] KG Berlin, Urteil vom 22.08.1983 – 20 U 12/82 – n.v.
[209] OLG Frankfurt, Urteil vom 04.12.1980 – 1 U 173/77 – n.v.
[210] Bergmann/Kienzle 1996, Rdnr. 155
[211] Kap. 4 und 5
[212] Kap. 10
[213] Kap. 7, 8, Abschnitt Das sozialrechtliche Wirtschaftlichkeitsgebot und 11, Abschnitt Deckungsumfang
[214] Kap. 7, Abschnitt Thrombose und Diagnosefehler.
[215] eingehend Bergmann/Kienzle 1996, Rdnr. 471–490
[216] KG Berlin, Urt. v. 31.01.1985, AHRS 495/26
[217] zutreffend Steffen/Dressler 1999, Rdnr. 133; eingehend Bergmann/Kienzle 1996, Rdnr. 92–95
[218] BGH, NJW 1975, 2245 (2246)
[219] BGH, NJW 1982, 699 für den Fall der Verseuchung von Infusionsflüssigkeit; BGH, VersR 1982, 161 für unsterile selbst hergestellte Infusionslösung

Operation[220]. Auch hier ist der Arzt zur umfassenden Gefahrausschaltung verpflichtet und hat zu erklären, warum sich eine Gefahr realisieren konnte, die sich aus der vom Arzt beherrschbaren „arzteigenen" Risikosphäre realisieren konnte[221]: Ist nach einer Operation (insbesondere in der Häschenstellung) ein Lagerungsschaden festzustellen, muss der Arzt beweisen, dass der Schaden nicht fehlerbedingt eingetreten ist[222]. Eine Beweislastumkehr scheidet bei festgestellten Lagerungsschäden nur dann aus, wenn der Patient eine seltene und nicht erkennbare körperliche Anomalie aufweist, die ihn für den konkret eingetretenen Schaden besonders anfällig macht[223], z.B. Thoracic-outlet-Syndrom. Zur Abwehr der Beweislastumkehr lässt es die Rechtsprechung allerdings ausreichen, wenn der Arzt nachweist, dass die Lagerung auf dem Operationstisch dem medizinischen Standard entsprach[224].

Der Krankenhausträger ist verpflichtet, für den Verkehr von Patienten, Besuchern und Bediensteten möglichst unfallfreie Wege und Zugänge einzurichten. Weiter müssen auch Einrichtungen und Geräte für den Krankenhaustransport usw. beschafft und ständig gepflegt werden. Auch hier gilt, dass dann, wenn ein Patient beispielsweise auf dem Krankenhausstuhl oder dem Duschstuhl stürzt oder von der Untersuchungsliege fällt, der Krankenhausträger aus Organisationsverschulden haftet und sich die Beweislast gegen den Krankenhausträger wegen des voll beherrschbaren Risikos umkehrt[225].

■ Schutz vor Selbstschädigung

Besondere Probleme bereitet die Frage, welche Organisationspflichten zu erfüllen sind, um Selbstschädigungen von Patienten zu verhindern. Zur hier problematischen Patientengruppe gehören suizidgefährdete Personen, altersdemente Patienten, suchtkranke Patienten im Delirium, depressive Patienten, Patienten mit einem Durchgangssyndrom und viele mehr. Die Liste der aufgrund psychischer oder organischer Defekte bedrohten Patienten ließe sich beträchtlich verlängern.

So stellt der BGH fest, es gehöre in einem psychiatrischen Krankenhaus zu den Pflichten des Personals, alle Gefahren von einem Patienten abzuwenden, die im Wege der Krankheit durch sich selbst drohen. Allerdings bestehe diese Pflicht nur in den Grenzen des Erforderlichen und des für das Krankenhauspersonal und den Patienten Zumutbaren[226]. Es kommt hinzu, dass nach moderner Auffassung der Medizin gerade bei psychisch Kranken eine vertrauensvolle Beziehung und Zusammenarbeit zwischen Patient und Arzt sowie Krankenhauspersonal aus therapeutischen Gründen angezeigt ist. Entwürdigende Überwachungs- und Sicherungsmaßnahmen – auch wenn sie zulässig wären – könnten durchaus eine erfolgversprechende Therapie gefährden[227]. Die Rechtsprechung versucht, besonders bei psychisch Kranken zwischen der notwendigen Therapiefreiheit und dem Erfordernis einer verstärkten Aufsicht einen Mittelweg zu gehen[228]. Zwar kann der Freitod eines hierzu entschlossenen Patienten nicht gänzlich verhindert werden[229], sodass eine ständige Beaufsichtigung nur in besonderen Krisensituationen notwendig ist[230], andererseits dürfen prädelirante Patienten nicht sich selbst überlassen werden[231], wiederum reicht eine häufigere Überwachung eines reaktiv depressiven Patienten grundsätzlich aus[232]. Vonseiten des Arztes ist das gesteigerte Suizidrisiko bei den psychischen Erkrankungen der endogenen Depression, depressivem Syndrom und vor allem der Schizophrenie zu berücksichtigen. Bei der Verhinderung von Selbstschädigungen psychiatrischer Patienten kommt es im Wesentlichen darauf an, welches Behandlungsermessen den Ärzten einzuräumen ist. Bei deutlichen Suizidgefahren ist diesen Tendenzen entgegenzuwirken. Fehlt es dagegen an äußeren Anzeichen, kann den Ärzten ein größeres Ermessen eingeräumt werden[233]. Da die Schwierigkeiten regelmäßig in der Einschätzung des Maßes der Selbstschädigungsgefahr unter Berücksichtigung not-

---

[220] BGH, VersR 1984, 386; vgl. auch die letzten Beispiele unter 7, 8, Abschnitt Das sozialrechtliche Wirtschaftlichkeitsgebot und 11, Abschnitt Deckungsumfang
[221] Steffen/Dressler 1999, Rdnr. 512
[222] BGH, NJW 1984, 1403 = VersR 1984, 386; OLG Köln, VersR 1991, 695
[223] BGH, NJW 1995, 1618 = VersR 1995, 539
[224] OLG Oldenburg, VersR 1995, 1194
[225] vgl. BGH, NJW 1991, 2960 für Unfall mit Duschstuhl; BGH, NJW 1991, 1540 für Sturz aus dem Krankenhausstuhl und OLG Köln, VersR 1990, 1240 für Sturz von der Liege
[226] BGH, VersR 1994, 51
[227] BGH, VersR 1994, 51
[228] Steffen/Dressler 1999, Rdnr. 211 m.w.N. aus der Rspr.; instruktiv Altmann 1995
[229] OLG Hamm, VersR 1983, 43
[230] OLG Frankfurt, VersR 1993, 1271
[231] OLG Köln, VersR 1984, 1078
[232] OLG Hamm, VersR 1983, 43
[233] Deutsch 1995, Zaef 1995, 653

wendiger medizinischer Therapie liegen, ist eine genaue ärztliche Dokumentation besonders wichtig. Es empfiehlt sich, Einzelheiten über die Behandlung suizidgefährdeter Patienten in einer Dienstanweisung zu regeln, in der die technischen und personellen Möglichkeiten festgehalten werden und auch geregelt wird, in welchen Fällen eine Verlegung in ein anderes Haus zu erfolgen hat, welches die notwendigen Sicherungsmaßnahmen hat.

Vor besonderen Schwierigkeiten steht der Arzt bzw. das Krankenhaus, wenn ein suizidgefährdeter oder sonst verwirrter Patient chirurgisch oder orthopädisch versorgt werden muss. Hier fehlen oft die einfachsten Sicherungsvorkehrungen, die in einer psychiatrischen Klinik zum Selbstverständlichen gehören, wie z.B. abschließbare Fenstergriffe. Das Minus an Ausstattung kann dann nur durch verstärkte personelle Überwachung ausgeglichen werden.

Gerade geistig verwirrte alte Menschen und Suchtpatienten schädigen sich oftmals unbeabsichtigt, dies stellt das Personal vor andere Probleme als die Suizidgefahr. Gerade in diesem Bereich treten Verwirrtheiten ohne Vorankündigung zutage und sind auf den ersten Blick nicht erkennbar.

Im Zweifel muss auf das Mittel der Bettwache zur lückenlosen Patientenüberwachung zurückgegriffen werden.

■ Sicherung des Patienteneigentums

Der Krankenhausträger hat im Rahmen seiner Organisationsverantwortung geeignete Verwahrungsmöglichkeiten für das Patienteneigentum zu schaffen[234] und dem Patienten, insbesondere bei der Notaufnahme, unaufgefordert die Möglichkeit zu geben, diese bestehenden Verwahrungsmöglichkeiten zu nutzen[235]. Wenn allerdings der Patient seine Wertsachen trotz dieser Möglichkeit nicht in die Obhut des Krankenhauses gegen Empfangsbestätigung gibt, hat der Krankenhausträger die Möglichkeit, durch Allgemeine Geschäftsbedingungen seine Haftung auf Vorsatz und grobe Fahrlässigkeit zu beschränken[236]. Bei Diebstahl von nicht abgegebenen Wertsachen, die unbeaufsichtigt im Krankenhauszimmer gelegen haben, muss sich jeder Patient nach seinem Mitverschulden fragen lassen, denn es ist inzwischen allgemein bekannt, dass der oft unübersichtliche und schwer zu kontrollierende Krankenhausbetrieb Diebe anzieht.

Allerdings kann der Krankenhausträger nicht durch Allgemeine Geschäftsbedingungen[237] die Haftung für den Fall beschränken, dass bei der Reinigung, Desinfektion und Entsorgung Eigentum des Patienten beschädigt wird oder verloren geht[238].

Die Aufnahmebedingungen mit den Allgemeinen Geschäftsbedingungen sollten jedem Patienten schon bei den Aufnahmeformalitäten ausgehändigt werden, da der Patient die Möglichkeit haben muss, von diesen Allgemeinen Geschäftsbedingungen in geeigneter Weise Kenntnis zu erhalten. Abschließend ist darauf hinzuweisen, dass für die Wertsachen von Besuchern einschließlich der Garderobe keine Aufbewahrungsmöglichkeiten geschaffen werden müssen. Dies ist nach der Verkehrserwartung unzumutbar. So hat die Rechtsprechung eine Haftung für den Verlust eines Nerzmantels aus der Schleuse einer Intensivstation auch für den Fall verneint, dass der Warteraum zur Schleuse nicht abgeschlossen war[239].

---

[234] OLG Karlsruhe, NJW 1975, 597
[235] OLG Hamburg, VersR 1989, 1268
[236] BGH, NJW 1990, 761
[237] eingehend zur Zulässigkeit Allgemeiner Geschäftsbedingungen Steffen, Entwicklungslinien, S. 6ff.
[238] BGH, NJW 1990, 761
[239] LG Dortmund, VersR 1986, 366

7. Der grobe Behandlungsfehler

Ein Behandlungsfehler ist dann als grob einzustufen, wenn eindeutig gegen gesicherte und bewährte medizinische Erkenntnisse und Erfahrungen verstoßen worden ist[240]. Es geht um die Vernachlässigung elementarer Regeln, ein Fehler, der schlechterdings nicht unterlaufen darf, der „Verstoß gegen das Dickgedruckte in der Medizin"[241].

Als Folge eines groben Behandlungsfehlers wird dem Arzt als Korrektiv wenigstens eine Pflicht zu gesteigerter, minutiöser Rechenschaft über die Situation zugemutet. Dies stellt keine Bestrafung für grobes Verschulden dar, sondern wertende Zuteilung der Schwierigkeiten zur Ermittlung der Verlaufsdaten. Es bleibt dem Tatrichter vorbehalten, über Art und Ausmaß der Beweiserleichterung fallbezogen zu entscheiden, je nach Art und Einfluss des groben Fehlers auf die Klärung des Vorgangs. Es handelt sich immer um eine kasuistische Betrachtung, wobei auf die Situation zum Zeitpunkt des Fehlers abzustellen ist, weil sich die Regeln der ärztlichen Kunst laufend ändern[242].

Die Qualifizierung eines Fehlers als grob ist nicht Sache des Sachverständigen, sondern des Richters oder des Staatsanwalts. De facto wird sie aber, da dem Richter und Staatsanwalt meist die nötigen Sachkenntnisse fehlen, indirekt vom medizinischen Gutachter und damit von den Ärzten selbst entschieden. Ob z.B. in ungewöhnlichem Ausmaß eine einfache Diagnose und Kontrollbefunde versäumt worden sind, ist zunächst eine medizinische Einschätzung:

Ein 12-jähriger Junge erlitt bei einem Unfall eine Epiphysenfraktur mit Dislokation. Bei Aufnahme bestand eine Hämatombildung in der Poplitea, die distalen Pulse waren nur schwach tastbar.

Nach notfallmäßiger operativer Behandlung der Knochenverletzung – geht man von den Angaben des Operationsberichtes aus – waren die Fußpulse besser als präoperativ tastbar.

Im weiteren Verlauf muss es dann zu einem vollständigen Gefäßverschluss der Kniekehlenschlagader gekommen sein. Wann dieser letztlich eingetreten war, ließ sich ex post mangels jeglicher ärztlicher Verlaufsdokumentation nicht abgrenzen.

Standard wäre gewesen, bei dem Kläger, der über die Nacht nach dem Eingriff bezüglich anderer Parameter regelmäßig kontrolliert worden war, die einwandfreie Durchblutung durch Überprüfung mindestens eines Fußpulses festzustellen.

Dies sind elementare Kontrollpflichten. Da an der Überwachung i. d. R. mehrere Personen beteiligt sind (Pflegepersonal, Ärzte, Personalwechsel durch Schichtdienst), müssen diese Befunde dokumentiert werden, da nur so der Verlauf erfassbar wird und dieser für die Notwendigkeit und Dringlichkeit weiterer Maßnahmen entscheidend sein kann.

Auch am nächsten Tag wurde eine sichere Durchblutung nicht dokumentiert und Beschwerden des Klägers dann abends ursächlich einem Kompartment-Syndrom zugeordnet und operativ durch Faszienspaltung angegangen. Selbst postoperativ nach dem zweiten Eingriff fand sich keinerlei Hinweis für eine stattgefundene Überprüfung der Durchblutungssituation, obwohl sich angesichts des geringen entleerten Hämatomvolumens der Verdacht auf eine andere Ursache hätte aufdrängen müssen.

Erst tags darauf wurde dann nach Verlegung ein kompletter Verschluss der Kniekehlenschlagader festgestellt.

Das Unterlassen von elementaren Kontrollpflichten, wie hier die Überprüfung einer ausreichenden Durchblutung eines verletzten Beines, stellt einen Behandlungsfehler dar, der schlechterdings nicht unterlaufen darf.

Im Strafverfahren hat die Einordnung des ärztlichen Fehlers als „grober Behandlungsfehler" keine Auswirkungen auf die Unschuldsvermutung und Beweislast, sondern nur Bedeutung für die Strafzumessung.

---

[240] BGH, NJW 1986, 1540
[241] BGH, VersR 1986, 366
[242] eingehend zu Beweiserleichterungen in Kap. 12

8. Checkliste zum ärztlichen Standard und Sorgfaltsmaßstab

1 Bei der Feststellung des Sorgfaltsmaßstabes ist Messlatte der medizinische Maßstab, den der medizinische Sachverständige als gute medizinische Qualität bezeichnet, mit nicht zu knapp bemessener Beurteilungsfreiheit für den Arzt.

2 Neue Methoden
Prinzipiell kann eine neue Methode nicht gefordert werden, wenn mit bewährter Behandlungsmethode gute Erfahrungen gemacht worden sind. Ggf. aber Aufklärung darüber, dass eine Überweisung in eine Spezialklinik möglich ist. Die neue Methode ist erst dann die Methode der Wahl, wenn die alte Methode wegen der Nutzen-Risiko-Bilanz medizinisch nicht mehr vertretbar ist.

3 Facharztstandard
Anfängeroperationen nur unter Assistenz eines erfahrenen Facharztes.

4 Übernahmeverschulden
Übernahme einer Behandlung/Aufgabe nur dann, wenn der geforderte Standard erbracht werden kann, ansonsten Ablehnung. Kann der Assistent seine Kompetenz nicht richtig einschätzen, darf er sich auf die Beurteilung des ihm übergeordneten Facharztes verlassen. Hat der Anfänger Zweifel, treffen ihn Hinweispflichten.

5 Arbeitsteilung, begrenzte Reichweite der Haftung
Keine Pflicht zum gegenseitigem Überwachen zwischen fremden Fächern, offensichtliche Mängel im fremden Fachgebiet lösen aber eigene Pflichten aus. Röntgenaufnahmen oder andere bildgebende Verfahren müssen i. d. R. neben dem Radiologen selbst beurteilt werden.
Die Lagerung im OP ist gemeinsame Aufgabe von Operateur und Anästhesist.
Die perioperative Medikation trifft i. d. R. der Anästhesist.
Gefahrenabwehr ist nicht nur Sache des nachgeordneten (Gehilfen), sondern auch des behandlungsführenden Arztes.
Sind durch Organisationsfehler oder -versäumnisse die Aufgabenbereiche nicht genügend abgrenzbar, haften alle Beteiligten.

6 Organisation
Die fachqualifizierte Betreuung muss durch lückenlose sachgerechte Organisation sichergestellt werden. Es bedarf klarer Regeln, wie im Einzelfall, z.B. Notfall, zu verfahren ist (Organisationsplan). Lückenlose Überwachung der Patienten in der Aufwachphase, Sicherstellung der postoperativen Kontrollen, Aufklärung, Dokumentation, Vertreterregelungen. Außerhalb der Regelarbeitszeit (Wochenend-, Nachtdienst) muss der Standard eines Facharztes gewährleistet sein, bei Vertretung des leitenden Arztes eines erfahrenen Facharztes.
Keine Einteilung von durch Nachtdienst übermüdeten Ärzte oder von Ärzten im Praktikum ohne die auch im Nachtdienst erforderliche ärztliche Aufsicht. Gezielte stichprobenartige Kontrollen der tatsächlichen Umsetzung.

7 Der grobe Behandlungsfehler
Wenn eindeutig gegen gesicherte und bewährte medizinische Erkenntnisse verstoßen worden ist (grober Fehler), hat sich der Arzt bei Schadenseintritt zu entlasten.

7 Fahrlässigkeit und Sorgfaltsmaßstab anhand von Fallbeispielen Empfehlungen für die Praxis

Anhand von zahlreichen meist für die Praxis typischen Abläufen, die Haftpflichtansprüche ausgelöst hatten, sollen nachfolgend beispielhaft Problembereiche aufgezeigt und diskutiert werden. Ob und in welchem Ausmaß dann eine Verurteilung der Beklagten oder eine Befriedung der Ansprüche durch den Haftpflichtversicherer erfolgte, hing u.a. von der Beweislast im konkreten Einzelfall ab (s. Kap. 12, Abschnitt Die Beweislast, insbesondere bei orthopädischen und chirurgischen Einzelfällen). Da Risikomanagement im Bereich der Sorgfalt eine Sensibilisierung gegenüber potenziellen Gefahrenlagen erfordert, wurde auf die rechtlichen Folgen der dargestellten Fälle an dieser Stelle i. d. R. nicht eingegangen. Die Bewertung im Einzelnen mag zu diskutieren sein, mit den dargestellten Argumenten wird man aber zu rechnen haben.

1. Steuerungsfunktion von Anamnese, klinischer Untersuchung und apparativ-technischen Befunden

■ Anamnese und klinischer Untersuchungsbefund

Nach Anamneseerhebung ist grundsätzlich eine klinische Untersuchung durchzuführen. Aus der Kombination der Patientenangaben und des Untersuchungsbefunds ergeben sich drei Möglichkeiten:

- Weitere diagnostische Maßnahmen sind indiziert, müssen sich angesichts der Befundlage aufdrängen.
- Eine eindeutige Situation mit Indikation zu weiterer Diagnostik liegt nicht vor, kann aber auch nicht definitiv ausgeschlossen werden.
- Das Geschehen lässt sich aufgrund des Erkenntnisstandes mit sehr großer Wahrscheinlichkeit einordnen und ggf. behandeln.

Der Untersuchungsbefund steuert damit entscheidend das weitere Geschehen.

Im ersteren Fall verlangt die Sorgfaltspflicht die Durchführung von weiteren Untersuchungen, das Unterlassen ist fehlerhaft. Lehnt der Patient ab, muss eine dementsprechende Aufklärung erfolgen (s. Kap. 4, Abschnitt Sicherungsaufklärung/therapeutische Aufklärung).

Bei uneindeutiger Situation kann eine neuerliche klinische Befundkontrolle im zeitlichen Abstand erforderlich sein. Auf diese Möglichkeit und deren Bedeutung muss der Patient hingewiesen werden.

Fehlen Hinweise auf das Vorliegen von Erkrankungen, die eine weitere Diagnostik erfordern, kann und soll diese unterbleiben, weil nicht indizierte Untersuchungen, auch Röntgenbilder den Tatbestand der Körperverletzung erfüllen können.

Entscheidend für die Entlastung des Arztes bei Behandlungsfehlervorwürfen wegen Fehleinschätzungen und unterlassener weiterer Abklärung ist eine anhand der Dokumentation nachvollziehbare Einordnung der Situation aufgrund der Befundlage und den jeweiligen Angaben des Patienten:

> Eine 50-jährige Patientin stürzte mit einem Leichtkraftrad. Wegen Beschwerden im Bereich des rechten Hüftgelenks suchte sie ihren Hausarzt auf. Äußerlich fanden sich keine pathologischen Veränderungen, lokal bestand Druckschmerzhaftigkeit, das Hüftgelenk war frei beweglich, keine Beinlängendifferenz. Der Arzt diagnostizierte eine Prellung und verordnete körperliche Schonung.

Obwohl, wie sich im weiteren Verlauf herausstellte, eine eingestauchte Schenkelhalsfraktur vorgelegen hatte, war die Vorgehensweise nicht zu beanstanden, weil der klinische Befund zunächst keinerlei Anhaltspunkte für eine Fraktur ergeben hatte.

Alles andere würde bedeuten, dass jeder Sturzpatient, der sich in ärztliche Behandlung begibt, zum Frakturausschluss geröntgt werden muss. Analog würde sich dann das Problem des Umfangs der Röntgendiagnostik ergeben, weil Schmerzen fortgeleitet sein können und deshalb nicht immer auf den genauen Ort der Schädigung hinweisen.

Dass bei einer neuerlichen Vorstellung 14 Tage später, trotz erheblicher Beschwerdezunahme, keine Röntgendiagnostik veranlasst worden war, musste sich der Arzt als Fehler zurechnen lassen, weil sich angesichts der Entwicklung der Beschwerden und der Unfallanamnese nunmehr der Verdacht einer knöchernen Verletzung aufdrängen musste.

Im konkreten Fall kam es dennoch, trotz unterbliebener Diagnose und Therapie, bei durch Einstauchung ausreichender Stabilität zu einer knöchernen Ausheilung. Der entstandene Schaden reduzierte sich dadurch auf die vermeidbaren Schmerzen während der Heilungsphase.

Analog ist der Sturz einer 70-jährigen Frau von einem 35 cm hohen Tritthocker auf den Rücken zu bewerten, die sich nach ärztlicher Dokumentation mit einer stark blutenden Schürfwunde am rechten Bein und Schmerzen in der rechten Schulter zur Behandlung vorstellte:

> Weil klinisch eine traumatische Verletzung der rechten Schulter ausgeschlossen werden konnte, wurde zunächst keine Röntgenuntersuchung durchgeführt.
> Fünf Tage später wurde erstmalig über Kreuzschmerzen im Bereich der Brustwirbelsäule geklagt, eine eindeutige Zuordnung zu einem Wirbel war nicht möglich. Zwei Tage später erfolgte eine Röntgenuntersuchung der Brustwirbelsäule, ohne dass eine, wie sich ex post herausstellte, bei dem Unfall eingetretene Fraktur des I. Lendenwirbelkörpers diagnostiziert worden war, da nur eine kaum erkennbare Deformierung desselben vorlag.

Insofern unterlag der Arzt ohne erkennbares eigenes Verschulden einem Diagnoseirrtum. Erst im weiteren Verlauf kam es zur zunehmenden Höhenminderung mit Achsabweichung und Verlagerung von knöchernen Anteilen nach dorsal mit dadurch bedingter Spinalkanalstenose. Da die Deformierung erst nach der Röntgenuntersuchung eingetreten war, blieb die, vermeidbare, Verzögerung dieser Maßnahme um zwei Tage ohne Folgen.

Die Verzögerung einer weiteren Röntgenkontrolle um drei Tage, nachdem gut 14 Tage später neuerlich aufgetretene Schmerzen im Bereich der Lendenwirbelsäule vom Arzt dokumentiert worden waren, muss nach den gleichen Überlegungen bewertet werden.

War die konkrete klinische Befundlage, die zusammen mit den subjektiven Angaben des Patienten und der Vorgeschichte zu würdigen ist, dagegen so, dass erhebliche und zunehmende Schmerzen im Bereich des thorakolumbalen Übergangs aufgetreten waren, musste sich eine sofortige Röntgenuntersuchung aufdrängen.

Andererseits war die Verzögerung dann vertretbar, wenn erstmalig nach der letzten Röntgenuntersuchung ein Schmerz ohne greifbaren klinischen Befund angegeben wurde. Jede Schmerzäußerung müsste ansonsten, unabhängig von der Befundlage, zu einer umgehenden Röntgenuntersuchung führen. Dagegen sprechen Strahlenschutzgesichtspunkte, aber auch ökonomische Gründe.

Analoges gilt für neu aufgetretene Rückenschmerzen, aber auch für jeden anderen Schmerz, die den Patienten zum Arzt führen.

> Ein Patient suchte nachts wegen Schmerzen im linken Unterbauch mit Ausstrahlung in Leiste und Hoden das Krankenhaus auf. Der Dienst habende Arzt vermerkte nach Untersuchung die Verdachtsdiagnose „Hodentorsion". Der zugezogene Facharzt kam nach eigener Untersuchung zur selben Verdachtsdiagnose und hatte dies auf dem Mitteilungsschein über den ärztlichen Notdienst festgehalten. Die empfohlene stationäre Aufnahme zur weiteren Beobachtung lehnten der Patient und seine Mutter ab, worauf er nach einer schmerzstillenden Injektion entlassen wurde.
> Am nächsten Tag erfolgte wegen weiter anhaltender Beschwerden die stationäre Aufnahme in einer urologischen Klinik, schließlich wurde etwa 3 Monate nach der Erstvorstellung der linke Hoden entfernt, histologisch bestätigte sich eine nicht mehr frische Hodentorsion.

Die bestehende Verdachtsdiagnose Hodentorsion hätte am Aufnahmetag im Zweifel durch eine unverzügliche Operation abgeklärt werden müssen.

Ob bereits bei der Erstaufnahme eine vollendete Torsion vorgelegen hatte, kann dahingestellt bleiben, weil das Beschwerdebild mit entsprechender Symptomatik zur operativen Entkräftigung der Verdachtsdiagnose verpflichtet. Die unverzügliche operative Freilegung war medizinisch zwingend geboten, um auf jeden Fall bei insoweit geringen operativen Risiken den Erhalt und die Funktionsfähigkeit des Hodens sicherzustellen. Die Indikation hängt letztlich nicht davon ab, ob eine Hodentorsion schon vollständig eingetreten ist, es reicht vielmehr, dass die Symptome einer solchen Erkrankung die Verdachtsdiagnose stützen. Dass der Beklagte, wie von ihm behauptet, durch seine Untersuchung diesen Verdacht mit ausreichender Sicherheit ausschließen konnte, ist nicht festzustellen.

Die möglicherweise unzureichende Kooperationsbereitschaft des Patienten befreit die behandelnden Ärzte nicht von der Pflicht, dem Patienten die einzig erfolgversprechende Behandlung zur Sicherung des Hodens anzuraten und dementsprechend durchzuführen. Anhaltspunkte dafür, dass sich der Patient dieser Operation nicht unterzogen hätte, liegen nicht vor[243].

■ Atypische neurologische Befunde

Es entspricht der ärztlichen Erfahrung, dass u.U. auch scheinbar komplexe subjektive Störungen ohne zugrunde liegendes morphologisches Korrelat auftreten können. Alle diagnostischen Bemühungen zur kausalen Abklärung der Beschwerden bleiben dann ohne greifbares Ergebnis.

Die Besonderheit einer neurologischen Symptomatik liegt darin, dass teilweise eine Lokalisation der potenziellen Schädigungshöhe aufgrund der bekannten Nervenversorgungstopographie möglich ist und berücksichtigt werden muss. Für den neurologisch fachfremden Chirurgen oder Orthopäden gilt dies mit Einschränkungen analog, bleibt eine kurzfristige Besserung der Symptomatik aus, muss gegebenenfalls eine neurologische Konsiliaruntersuchung durchgeführt werden.

> Eine jüngere Frau klagte über seit Monaten rezidivierende Störungen im Bereich des rechten Fußes, Verkrampfungen, auch Hüft- und Rückenschmerzen, Platschgang mit Stolpern und Hinfallen. Bei der orthopädischen Untersuchung war der Patellarsehnenreflex (PSR) rechts nicht auslösbar, im Bereich des rechten Fußes bestand eine Sensibilitätsstörung.
> Unter der Verdachtsdiagnose Bandscheibenvorfall L2/3 erfolgte eine neurologische und computertomographische Abklärung.
> Neurologischerseits fand sich eine Fußheberschwäche und ein abgeschwächter PSR rechts. Obwohl das CT von S1 bis L2/3 keinen pathologischen Befund als Erklärung für die Symptomatik ergeben hatte, wurde eine konservativ orthopädische Behandlung ohne weitere Diagnostik durchgeführt. Erst ca. 3 Monate später, nachdem es zu einer deutlichen Verschlechterung der Befunde gekommen war, wurde durch Abklärung höher liegender Etagen eine intradurale Zyste als Ursache der Beschwerden gefunden und operativ entfernt. Ein Teil der Ausfälle bildete sich trotz Operation nicht mehr zurück.

Für den Orthopäden kann dahingestellt bleiben, inwieweit er die vorliegenden neurologischen Befunde aus orthopädischer Sicht richtig eingeordnet hatte, da er die neurologische Abklärung veranlasst hatte. Dabei durfte er auf die Aussage des Neurologen vertrauen, dass keine weitergehenden neurologischen Störungen vorliegen würden und es sich um ein bandscheibenbedingtes Problem handeln dürfte.

Die Forderung bzw. Durchführung weiterer Diagnostik aus der Sicht des später beklagten Orthopäden würde angesichts der für ihn erkennbaren Sachlage regelmäßig nur zu einer Kostenbelastung führen. Die Kostenträger gehen angesichts der knappen Kassen bereits dazu über, durchgeführte diagnostische und therapeutische Maßnahmen auf ihre medizinische Notwendigkeit hin zu überprüfen, um ggf. die Aufwendungen zurückzufordern.

Angesichts der Stellungnahme des Neurologen, insbesondere aber auch der weiter andauernden neurologischen Behandlung, war die dann vonseiten des Orthopäden durchgeführte konservative Behandlung, die auf eine Ursache im Bereich der Lendenwirbelsäule abzielte, nicht zu beanstanden.

Im Gegensatz dazu war die Unterlassung der weiteren Abklärung durch den Neurologen fehlerhaft und unverständlich. Dies liegt daran, weil die Berücksichtigung der topographischen Anatomie des thorakolumbalen Spinalkanals bei der klinisch-differenzialdiagnostischen Abklärung insbesondere dann notwendig ist, wenn die klinisch-neurologische Symptomatik mit einem Hinweis auf eine Läsion multipler Wurzeln unterhalb des LWK 2 einhergeht und eine segmentale Untersuchung der Etagen LWK 2–5 keinen pathologischen Befund ergibt.

---

[243] OLG Oldenburg, Urt. v. 15.3. 1994, AHRS 2360/109

■ Bewertung von Untersuchungsergebnissen

Nach Vorliegen einer Beurteilung oder der Bilder apparativ-technischer Untersuchungsergebnisse muss analog der Einordnung von Anamnese und Befund unter Einbeziehung der hinzugekommenen Erkenntnisse verfahren werden. Eine z.B. aufgrund des Röntgenbefundes gestellte Verdachtsdiagnose bedarf der dringlichen Abklärung, wenn davon die weitere Therapie abhängt und bei inadäquater Therapie Schäden drohen:

> Nach Sturz beim Motocross-Fahren und Kollision mit dem nachfolgenden Motorrad im LWS-Bereich am Pfingstsamstag erfolgte die Einlieferung durch den Notarzt mit der Diagnose multiple Prellungen, Verdacht auf Lendenwirbelsäulenkontusion.
> Die Röntgenuntersuchung der Brust- und Lendenwirbelsäule in 2 Ebenen ergab eine fragliche Vorderkantenfraktur BWK 12 bei bekannter Spondylolisthese L5/S1. Nach sonographischem Ausschluss von freier intraabdominaler Flüssigkeit erfolgte die stationäre Aufnahme.
> Am nächsten Tag, Sonntag, suchte der Patient um Entlassung nach. Nach seinen Angaben war er über die Diagnose Prellungen, Nierenquetschung mit Einblutung, aber keine Verletzung der Wirbelsäule informiert worden.
> Er erhielt einen Kurzarztbericht mit den Entlassungsdiagnosen:
> – LWS-Kontusion
> – Spondylolisthesis L5/S1
> – Prellungen im Thorax- und Bauchbereich.
> Röntgenbefund der Lendenwirbelsäule in 2 Ebenen: Spondylolisthesis L5/S1, verknöchert. Steilstellung Lendenwirbelsäule, keine Fraktur. Sonographie ohne Befund.
> Therapie: Körperliche Schonung.
> Ein 4 Wochen später folgender Abschlussbericht enthielt die Diagnose Verdacht auf Vorderkantenfraktur BWK 12. Zur weiteren Therapie wurde körperliche Schonung, Wiederholung des Urinstatus und Kontrolle der fraglichen Vorderkantenabsprengung BWK 12 durch eine Röntgenaufnahme in einigen Wochen empfohlen.

Objektiv waren Veränderungen am Brustwirbelkörper 12 erkennbar, reichten aber nicht aus, anhand der angefertigten Aufnahmen den Bruch des Wirbelkörpers sicher zu diagnostizieren. Daneben waren unschwer Querfortsatzfrakturen des 2., 3. und 4. Lendenwirbelkörpers beiderseits zu erkennen.

Angesichts der radiologischen Veränderungen in Kombination mit dem angegebenen Unfallhergang musste, wie übrigens bereits schon bei der Verdachtsdiagnose einer Wirbelkörperfraktur für sich allein, zwingend der Ausschluss oder die Sicherung einer frischen knöchernen Verletzung durchgeführt werden. Nur so kann eine adäquate rechtzeitige Behandlung eingeleitet und das mögliche Risiko von Folgeschäden minimiert werden.

Angesichts der Verdachtsdiagnose und des Entlassungswunsches hätte der Patient erfahren müssen, dass die kurzfristige Unterlassung der ärztlich gebotenen Abklärung eine ggf. erforderliche spezielle Therapie unmöglich mache und in diesem Fall erhebliche Folgeschäden drohen.

Es ist dann Sache des Patienten zu entscheiden, welches Risiko er tragen will, insbesondere ob er angesichts der Verdachtsdiagnose auf die weitere ärztlich gebotene Abklärung verzichten will.

Die Tatsache, dass dem Kläger schriftlich die Mitteilung gegeben wurde, dass keine Fraktur vorliege, spricht dafür, dass die erforderliche Alternativaufklärung nicht gegeben worden war. Möglicherweise war der Ersteller des Berichtes mangels geeigneter organisatorischer Umstände, Übergabe der wesentlichen Informationen vom Samstagsdienst an den Dienstarzt am Sonntag, nicht ausreichend informiert.

Der Hausarzt konnte und durfte sich zunächst auf den Entlassungsbrief im Sinne des Vertrauensgrundsatzes verlassen. Er konnte und durfte sich auch darauf verlassen, dass der erforderliche Facharztstandard als Maß der erforderlichen Sorgfalt im Krankenhaus der Beklagten eingehalten worden war und die mitgeteilte Diagnose keine Fraktur und keine spezielle Therapie durch sorgfältige Prüfung begründet war.

Soweit der Ablauf, der behandlungsfehlerbedingt mangels weiterer apparativ-technischer Untersuchungen teilweise unklar bleibt, nachvollzogen werden kann, kam es durch fehlende knöcherne Ausheilung der Deckplattenfraktur in Kombination mit den Weichteilverletzungen zur Verschiebung des Fragments nach vorn mit zunehmender kyphotischer Abknickung der Wirbelsäule (= Abknickung nach vorn) unter Aufreibung der Bandscheibe mit sich entwickelnder Segmentinstabilität. Wegen der erheblichen, im Zeitverlauf zunehmenden Beschwerden, musste ein Jahr nach dem Unfall eine transthorakale Spondylodese durchgeführt werden.

Unter Berücksichtigung der drohenden Folgen, falls die Verdachtsdiagnose zutrifft, die schwerwiegendste Komplikation einer knöchernen Wirbelverletzung ist die Querschnittslähmung, ist die fehlerhaft unterlassene weitere Abklärung ein Fehler, der schlechterdings nicht unterlaufen darf und angesichts der Häufigkeit von Unfallverletzungen der Wirbelsäule völlig unverständlich ist. Auch in kleineren Krankenhäusern steht dazu zumindest die Technik der Röntgenschichtaufnahme zur Verfügung.

■ Klinischer Befund und Therapie

Der klinische Befund steuert nicht nur den weiteren diagnostischen Ablauf, sondern natürlich auch die Therapie. Diese muss sich aus der gestellten Diagnose logisch ableiten, weil anderenfalls der Behandlung, die regelmäßig mit einem gewissen Risiko einhergeht, keine Erfolgsaussicht gegenübersteht.

> Weil kurzfristig ab und zu ein stechender Schmerz im Kniegelenk aufgetreten war, nachdem zuvor nie Beschwerden aufgetreten oder Therapiemaßnahmen durchgeführt worden waren, ließ sich ein 60-jähriger Patient behandeln.
> Die klinische Diagnose lautete degenerativer Innenmeniskus, röntgenologisch wurde der Befund als unauffällig beurteilt. Ein klinischer Befund wurde nicht dokumentiert.
> Daraufhin wurde zunächst ein Corticoid, dann nach 5, 7, 6 und 5 weiteren Tagen Abstand jeweils Zeel intraartikulär gegeben.
> Im weiteren Verlauf entwickelte sich ein ausgedehntes, mehrfach rezidivierendes Kniegelenkempyem. Im Rahmen der Therapie wurde auch der diagnostizierte Innenmeniskusschaden im Sinne eines Korbhenkels bestätigt und behoben. Insgesamt waren 4 Folgeeingriffe und eine passagere Ruhigstellung im Fixateur externe erforderlich. Zudem kam es im Rahmen der Therapie zu einer Läsion des N. peronaeus communis.

Die durchgeführte Injektionstherapie war nicht indiziert und damit fehlerhaft, weil sie nicht in der Lage war, den diagnostizierten Meniskusschaden zu beheben.

Für die Annahme eines intraartikulären Reizzustandes aufgrund von Verschleißveränderungen, bei dem eine Injektionstherapie in Betracht gekommen wäre, fanden sich keine Hinweise. Das Röntgenbild zeigte unauffällige Verhältnisse, die Anamnese, dass die Beschwerden kurzfristig aufgetreten und vorher keine Behandlungen erforderlich waren, sprach ebenfalls gegen Verschleißveränderungen.

Unabhängig davon wurde die Injektionstherapie fehlerhaft durchgeführt, weil durch engmaschige Injektionen in Verbindung mit Corticoidapplikation ohne Not eine erhebliche Risikoerhöhung zu Lasten des Patienten, eine intraartikuläre Infektion zu erleiden, eingegangen worden war (zur Injektionstherapie im Einzelnen s. Kap. 7, Abschnitt Besonderheiten beim Einsatz von Corticoiden in Gelenken und Hohlräumen).

Darüber hinaus bedarf eine intraartikuläre Injektion nicht nur des Hinweises auf das Restrisiko einer Gelenkversteifung, sondern auch der Alternativaufklärung, dass medikamentös per os oder mit physikalischen Therapiemaßnahmen behandelt werden kann.

> Bei einem Verkehrsunfall zog sich der 51-jährige Patient eine Kopfverletzung zu. Bei der Aufnahme fand sich eine 5 cm lange Platzwunde über dem rechten Scheitelbein, die Pupillenreaktionen auf Licht und Konvergenz waren ohne Befund. Etwa eine Stunde später fanden sich eine Pupillenerweiterung und ein Druckschmerz über der rechten Schädelkalotte. Die angefertigten Röntgenaufnahmen, wegen einer alkoholbedingten Unruhe des Patienten unscharf und nur schwer auszuwerten, zeigten bei späterer Begutachtung eine Frakturlinie in der Nähe der A. meningea media. Nach Versorgung der Platzwunde wurde der Patient auf die Station verlegt. Als die Klägerin 2½ Stunden später auf der Station eintraf, war ihr Ehemann ohne Bewusstsein, die Alarmierung der diensthabenden Stationsschwester sorgte für die Verlegung auf die Intensivstation. Dort wurde eine einseitige Pupillenerweiterung festgestellt. Knapp 4 Stunden nach der Einlieferung erschien der Oberarzt der Abteilung, er befürchtete das Vorliegen einer Hirnblutung und fasste den Entschluss, den Patienten zur weiteren Abklärung zu verlegen. Wegen Schwierigkeiten bei der Intubation verzögerte sich die Verlegung um eine weitere Stunde, der Patient traf 6 Stunden nach Ersteinlieferung im weiterbehandelnden Krankenhaus ein, wo sich im CT ein ausgedehntes epidurales Hämatom fand. Trotz unverzüglicher Operation verstarb der Patient, ohne das Bewusstsein wiedererlangt zu haben.

Das sich entwickelnde epidurale Hämatom wurde von den Ärzten des erstbehandelnden Krankenhauses zunächst nicht richtig eingeordnet, im Weiteren wurden die dringend gebotenen Maßnahmen nicht mit dem erforderlichen Nachdruck ergriffen. Die angefertigte Röntgenaufnahme wurde vom Assistenten zunächst als unauffällig und damit fehlerhaft diagnostiziert. Es hätte nahe gelegen, trotz der motorischen Unruhe des Patienten eine weitere Röntgenkontrolle zu veranlassen oder die vorhandenen Aufnahmen von einem erfahrenen Facharzt auswerten zu lassen. Unverständlich bleibt auch, warum der Patient nicht primär auf die Intensivstation, sondern auf die normale Station verlegt wurde, weil dort die ständige Kontrolle der Pupillenreaktion, des Reflexverhaltens und der Bewusstseinslage schon wegen der schlechteren Personalsituation nicht sicher gewährleistet war. Bei Aufnahme auf der Station gegen 17 Uhr hatte sich der Bewusstseinszustand des Patienten bereits so verschlechtert, dass die Stationsschwester den Namen des Patienten nicht in Erfahrung bringen konnte. Der Patient war offensichtlich 2 Stunden nach Aufnahme außerstande, seine Personalien anzugeben.

Der Befund bei Aufnahme in die Intensivstation hätte die sofortige Verlegung des Patienten veranlassen müssen. Die weitere Verzögerung bis zur tatsächlichen Verlegung war kaum zu rechtfertigen.

Das ärztliche Vorgehen ist insgesamt als grob fehlerhaft zu bezeichnen[244].

> Ein Oberarzt einer chirurgischen Abteilung stellte bei einer 14-jährigen Patientin neben Symptomen wie Erbrechen und Leukozytose eine deutliche rechtsbetonte, in der Region des Blinddarms lokalisierte Abwehrspannung fest. Der Chefarzt erhob kurze Zeit später nur undeutliche Untersuchungsbefunde.

Ein weiteres Abwarten angesichts dieser Situation stellt einen groben Behandlungsfehler dar.

Letztlich wurde der Aufnahmebefund einer deutlichen rechtsbetonten Abwehrspannung im Unterbauch der Klägerin vom Chefarzt nicht in Zweifel gezogen. Dafür, dass der Oberarzt bei seinem Tastbefund einer Sinnestäuschung erlegen sein könnte, bestehen keine Anhaltspunkte. Zwar könne ein Wandel in der Intensität der Abwehrspannung vorliegen, aber ein völliges Wegfallen der Verspannung ist nicht anzunehmen. Möglicherweise ist durch die, wie später festgestellt werden musste, eingetretene Perforation eine vorübergehende Erleichterung entstanden.

Die Annahme des Chefarztes, dass es sich um eine Enteritis handelte, war angesichts der klassischen Symptome einer akuten Appendizitis nicht nachvollziehbar.

Gegen die Ursächlichkeit der im Weiteren bei der Klägerin aufgetretenen Lähmungen durch Polyneuroradikulitis mit dem infektiösen Prozess gebe es keine greifbaren Zweifel. Mit der früheren Operation seien die Chancen der Vermeidung der Lähmung mit jedem Tag besser gewesen[245].

Ein Oberarzt handelt als Arzt eigenverantwortlich. Er darf daher eine Maßnahme, die er vom ärztlichen Standpunkt aus als falsch erkannt hat, auch dann nicht durchführen, wenn er eine entgegengesetzte Weisung seines Chefarztes erhält[246].

◼ Befunderhebung, Verlaufskontrollen im Therapieverlauf

Gelegentlich werden Vorwürfe erhoben, weil die Untersuchung des Patienten nicht sorgfältig genug erfolgt und deshalb ein wichtiger Befund nicht erkannt worden sei. Umgekehrt kann es zu Problemen kommen, wenn bei der Untersuchung eine vermeintliche oder tatsächliche Schädigung des Patienten aufgetreten sein soll.

> Ein 17 Monate altes Kleinkind wurde wegen eines Zehenspreizgangs zur Nachuntersuchung vorgestellt. Es sollte geklärt werden, ob weitere krankengymnastische Maßnahmen in Betracht kämen.
> Bei der Untersuchung drückte der Arzt dann den, aufgrund der Fehlhaltung nach unten gerichteten linken Fuß kräftig in Richtung Körper des Kindes. Unmittelbar danach klagte das Kind über starke Schmerzen, begann zu schreien und zog den linken Fuß nach. Nachdem das Kind 2 Tage später den linken Fuß immer noch nachzog, wurde durch den dann aufgesuchten Kinderchirurgen eine Kapselzerrung im linken Sprunggelenk durch gewaltsame Hyperextension diagnostiziert und den Eltern erklärt, dass eine solche bei dem Kind durchgeführte, gewaltsame Streckung lediglich unter Narkose bei Erwachsenen vorgenommen werden dürfte.
> Daraufhin erstatteten die Eltern Strafanzeige gegen den untersuchenden Arzt wegen Körperverletzung.

Aus ärztlicher Sicht ist die Untersuchung einer möglichen Spitzfußstellung im Sprunggelenk

---
[244] OLG Düsseldorf, Urt. v. 01.04.1993, AHRS 2440/101
[245] OLG Hamm, Urt. v. 14.1.1987, AHRS 2365/13
[246] OLG Nürnberg, Urt. v. 12.1.1981, AHRS 2440/14 = VersR 1982, 1153

grundsätzlich so durchzuführen, dass der Fuß, soweit gegen Widerstand der Weichteile möglich, hyperextendiert wird. Eine kräftige Kapseldehnung, die regelmäßig alsbald abklingt, muss zugunsten eines brauchbaren Untersuchungsergebnisses hingenommen werden. Denn nur durch Ermittlung der maximal möglichen Dorsalextension kann abgelesen werden, ob die Achillessehne objektiv zu kurz ist. Davon hängt entscheidend die Frage ab, ob eine bzw. welche weitere Therapie einzuschlagen ist.

Objektiv fand der nachbehandelnde Kinderchirurg eine Spitzfußstellung. Die Achillessehne war intakt. Keine sichere Weichteilschwellung. Keine Minderung der Durchblutung des Fußes. Die Röntgenbilder des linken Fußes ergaben keine knöcherne Verletzung. Das Gangbild des Kindes war nicht dokumentiert worden.

Demzufolge schied eine Kapselzerrung im Sinne einer Schädigung der Strukturen aus. Eine kräftige, letztlich aber harmlose Dehnung der Kapsel lag sicher vor, diese erklärt in Kombination mit dem latent vorliegenden Spitzfuß eine vorübergehende Schonhaltung des Fußes.

Damit war die Untersuchung korrekt durchgeführt worden, der untersuchende Arzt konnte entlastet werden.

Der Fall zeigt aber auch, dass es dringend notwendig ist, sich mit Bewertungen über die Behandlung anderer Ärzte zurückzuhalten, zumindest dann, wenn man in seiner Beurteilung nicht ganz sicher ist. So konnte im konkreten Fall für die Beteiligten außer Ärger und Zeitverlust nichts herauskommen, für die Staatskasse nur die Kosten des Ermittlungsverfahrens.

Letztlich hilft regelmäßig ein klares Konzept weiter, dessen Anwendung aus der Dokumentation nachvollziehbar werden sollte. Ungenügende, aber auch unklare Angaben gehen meist zu Lasten des Arztes. Insbesondere können Zweifel, ob die erforderliche Sorgfalt angewendet worden war, nicht oder nur mit Schwierigkeiten ausgeräumt werden.

Andererseits kann natürlich die Dokumentation nicht weiterhelfen, wenn die Behandlung mangels erforderlicher einschlägiger Kenntnisse und Fertigkeiten nicht mit der erforderlichen Sorgfalt durchgeführt wird.

> Bei einer Arthroskopie in Narkose und Oberschenkelblutleere rechts nach Verletzung beim Fußballspiel wurde ein radiärer Einriss des medialen Randes des Hoffa-Fettkörpers bei intakten Knorpelflächen, Innen- und Außenmeniskus und unverletztem, vorderem und hinterem Kreuzband bei dem 17-jährigen Patienten beschrieben. Im Weiteren wurde der Bandapparat als fest dokumentiert und dreimal im Abstand von jeweils 4 Wochen ein Erguss punktiert. Vier Wochen vor einem Arztwechsel und neuerlicher Arthroskopie sei der Patient nach der Dokumentation beschwerdefrei, das Kniegelenk reizlos, der Bandapparat fest, keine Meniskuszeichen und kein Erguss vorhanden gewesen. Eine Woche vorher wurde der Verlauf als glatt beschrieben.
>
> Bei der nachfolgenden Narkoseuntersuchung fand sich im Gegensatz dazu ein stark vermehrtes vorderes Schubladenzeichen sowie ein positiver Pivot-Shift. Die Punktion ergab einen serösen, gering bernsteinfarbenen Erguss. Arthroskopisch wurde eine vordere Kreuzbandruptur und ein eingeschlagener Außenmeniskuskorbhenkelriss gesichert.

Angesichts eines adäquaten Traumas in der Anamnese und rezidivierender Ergüsse nach Erstarthroskopie musste mit allergrößter Wahrscheinlichkeit davon ausgegangen werden, dass eine intraartikuläre Schädigung des Kniegelenks weiterhin bestand und diese, soweit zwischenzeitlich keine weiteren äußeren Schädigungen eingetreten waren, bei der Erstarthroskopie nicht diagnostiziert worden waren.

Der sehr wahrscheinliche diagnostische Irrtum konnte u.a. deshalb leicht unterlaufen, weil wesentliche gebotene Kontrolluntersuchungen nicht durchgeführt worden waren:

Die Diagnose hätte damals mit großer Wahrscheinlichkeit bereits bei der zwingend gebotenen Narkoseuntersuchung des Patienten vor Beginn der Operation gestellt werden können.

Unterlassen wurde auch die gebotene Tasthäkchenuntersuchung des vorderen Kreuzbandes (sie ging weder aus der Dokumentation hervor, noch wurde sie behauptet). Bei bloßer arthroskopischer Betrachtung kann sich ein Kreuzbandriss bei erhaltener synovialer Bedeckung des gerissenen Bandes der Diagnose entziehen. Vermutlich wurde ebenso der Meniskusschaden übersehen. Auch hier hätte eine Tasthäkchenuntersuchung erfolgen müssen, weil Risse, deren angrenzende Meniskusteile praktisch aneinander liegen oder die von intakten Anteilen bedeckt werden, übersehen werden können.

Die beim Patienten aufgetretenen rezidivierenden Ergüsse, die der Erstbehandler wiederholt punktiert hatte, sprechen eindeutig für das Weiterbestehen einer intraartikulären Pathologie.

Zudem ging aus den Unterlagen der Nachbehandler hervor, dass die Inzisionen der Erstarthroskopie in Höhe des Tibiakopfes lagen. Geht man davon aus, dass die Arthroskopie tatsächlich über diese Inzisionen durchgeführt worden war, dann würde die unsachgemäße Anlage der Zugänge dafür sprechen, dass der Operateur mit der Operationstechnik und der gebotenen Vorgehensweise insgesamt nicht ausreichend vertraut war.

Eine unklare Befundlage, die Beschwerden lassen sich mit den zu erhebenden Befunden nicht erklären, eine symptomatische Therapie verläuft ohne Besserung, u.U. kommt es sogar zu einer Zunahme der Beschwerden, löst die Notwendigkeit weiterer diagnostischer Bemühungen aus. Krankhafte Veränderungen können sich primär, weil unterhalb der Nachweisgrenze, der Diagnostik entziehen.

> Wegen seit 15 Monaten belastungsabhängiger Schmerzen im Bereich des Kniegelenks mit Beeinträchtigung der nächtlichen Ruhe erfolgte bei einem 56-jährigen Mann eine Röntgenuntersuchung (Abb. 4a, b). Nach Patientenangabe sei diese vom Arzt als unauffällig beurteilt worden. Ebenso hätte sich bei der daraufhin durchgeführten Arthroskopie nichts feststellen lassen. Die Beschwerden wurden auf das Alter und die Verschleißveränderungen zurückgeführt. Ein Nachlassen der Schmerzen trat trotz Spritzenbehandlung, Eistherapie und einer Übungsbehandlung nicht ein. Nachdem sich diese Behandlung etwa ein Jahr hingezogen hatte und das Bein kaum mehr belastet werden konnte, wurde der Arzt gewechselt.
> Dieser stellte bei einer neuerlichen Röntgenuntersuchung eine ausgedehnte Zyste im Schienbeinkopf mit Kompromittierung der Stabilität des Schienbeinkopfes fest (Abb. 5a, b).
> Im folgenden Rechtsstreit trug der Beklagte vor, die röntgenologisch festzustellende und auch von ihm diagnostizierte Knochenzyste sei nicht behandelt worden, da nach seiner Ansicht keine Operationsindikation bestanden habe.

Damit konnte er sich nicht entlasten, weil jede unklare Knochenstrukturveränderung einer weiteren diagnostischen Abklärung bedarf, das Unterlassen der Abklärung der Osteolyse somit fehlerhaft war (s. auch unter Kap. 7, Abschnitt Bewertung von Untersuchungsergebnissen). Soweit eigene dementsprechende Fachkenntnisse fehlen (Übernahmeverschulden, s. Kap. 6), ist die Überweisung an einen entsprechend spezialisierten Arzt oder eine Klinik erforderlich.

Auch unter der Annahme, dass der behandelnde Arzt die Osteolyse nicht diagnostiziert hatte, war die Behandlung fehlerhaft, weil die Ausdehnung der Osteolyse zum Zeitpunkt der Aufnahme der Behandlung so groß war, dass sie schlechterdings nicht übersehen werden durfte.

Geradezu nicht verständlich ist, warum nach Diagnose einer ausgedehnten Osteolyse im Schienbeinkopf eine Arthroskopie durchgeführt worden war, weil die Osteolyse allein die Beschwerden erklärte. Hier drohen bei Komplikationen erhebliche Haftungsgefahren, weil alle Folgen dem Fehler, hier der fehlenden Indikation, zuzurechnen sind. Die Krankenkassen gehen nach unserer Erfahrung zunehmend dazu über, ihre fehlerbedingten Kosten zurückzufordern.

Unverständlich bleibt auch, warum nicht im weiteren Verlauf der Behandlung, die sich immerhin über etwa ein Jahr hinzog, zumindest eine weitere Röntgenkontrolle durchgeführt worden war. Immerhin hatte die Arthroskopie, was nach Lage der Dinge allerdings zu erwarten war, ebenso wie die weiteren therapeutischen Bemühungen keinerlei Besserung der subjektiven Beschwerden erbracht. Neuerliche Verlaufskontrollen, in erster Linie eine Röntgenuntersuchung, hätten sich hier aufdrängen müssen.

Einerseits sind regelmäßige Verlaufskontrollen dann unabdingbar, wenn sie sich gegen typische Komplikationen richten, mit deren Auftreten naheliegenderweise gerechnet werden muss. So droht z.B. nach invasiven Eingriffen die Infektion, bei Unfallverletzungen muss auf eine ausreichende Durchblutung geachtet werden, während einer stationären Behandlung müssen Hinweise auf eine Thrombose den Ausschluss oder Nachweis derselben auslösen.

Auf der anderen Seite kann, angesichts der Möglichkeiten und Grenzen des hiesigen Gesundheitswesens, nicht jede anamnestische Angabe sofort eine fachärztliche Konsiliaruntersuchung auslösen. Hier muss, in Kombination mit dem Untersuchungsbefund, mindestens zunächst, eine Einordnung der Symptomatik nach ärztlicher Erfahrung vorgenommen werden. Entscheidend ist dann der weitere Verlauf, der bei unklarer Ausgangslage sorgfältiger Beobachtung bedarf.

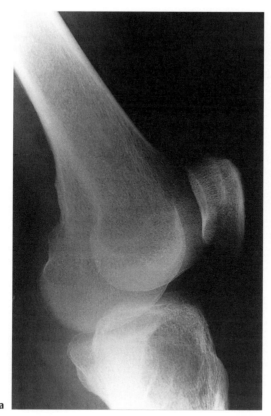
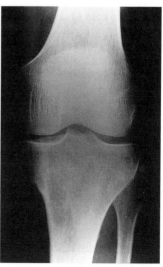

Abb. **4a, b** Große Osteolyse im Schienbeinkopf, verursacht durch eine aneurysmatische Knochenzyste. Sie nimmt in der Seitenaufnahme immerhin den größeren Teil der insgesamt abgebildeten Fläche des Schienbeinkopfes ein. In der a.-p. Aufnahme stellt sich vor allem in den kaudalen Abschnitten eine deutliche umschriebene Minderung der Knochendichte dar.

Zunehmende Sensibilitätsstörungen im Bereich der Lendenwirbelsäule und an den Oberschenkelbeugeseiten, zeitweise auch am Unterbauch führten den späteren Kläger zum Arzt.

Der Untersuchungsbefund zeigte im Wesentlichen eine Beweglichkeitseinschränkung der Lendenwirbelsäule mit lumbalem Hartspann, einen Facettenschmerz L4/5 und L5/S1 und ein eingeschränktes Bewegungsspiel des linken Iliosakralgelenks. Neurologisch fand sich ein negatives Lasègue-Zeichen beiderseits, der Achilles- und Patellarsehnenreflex waren seitengleich, sensible oder motorische Ausfälle der unteren Extremität fehlten.

Apparativ-technisch waren eine diskrete Protrusion der Bandscheibe L3/4, ein kleiner Bandscheibenvorfall in Höhe L5/S1, ein enger Spinalkanal in Höhe L4/5 sowie eine geringgradige Verlegung des Neuroforamens 4/5 gesichert worden.

Tatsächlich litt der Kläger, wie sich im weiteren Verlauf herausstellte, an einer Borreliose. Wegen der unspezifischen Symptomatik konnte die richtige Diagnose weder von dem später behandelnden Neurologen noch von der stationär behandelnden Klinik unmittelbar gestellt werden.

Der vorliegende Befund war, abgesehen von der Angabe von zeitweisen Sensibilitätsstörungen am Unterbauch, mit einer typischen bandscheibenbedingten Erkrankung der Lendenwirbelsäule vereinbar.

Für den Beklagten lag deshalb die von ihm gestellte Diagnose einer bandscheibenbedingten Erkrankung der Lendenwirbelsäule nahe. Dementsprechend erfolgte die weitere Therapie. Die diesem Geschehen mit großer Wahrscheinlichkeit

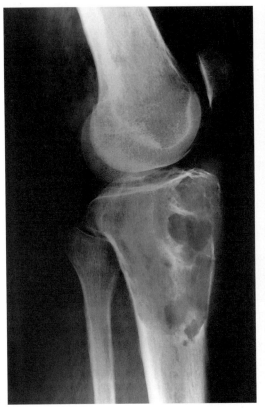 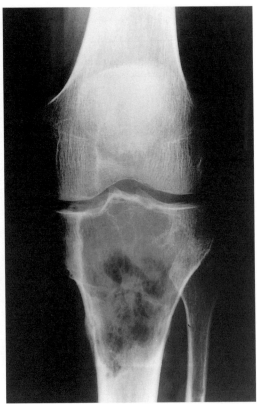

Abb. **5a, b** Gleicher Patient wie Abb. 4. Röntgenkontrolle nach Arztwechsel ca. ein Jahr später. Zwischenzeitlich hatte sich eine massive Vergrößerung mit Kompromittierung der Stabilität des Schienbeinkopfes eingestellt, die nach Ausräumung umfangreiche Rekonstruktionsmaßnahmen erforderte.

nicht zuzuordnende zeitweise Sensibilitätsstörung am Unterbauch wurde dabei nicht berücksichtigt. Da in der ärztlichen Praxis häufig komplexe passagere Störungen von Patienten vorgetragen bzw. beklagt werden, entspricht dieses Vorgehen dem Üblichen und dem nach der Sorgfaltspflicht Gebotenen.

Angesichts des vom Beklagten erhobenen unauffälligen neurologischen Befundes ergaben sich auch keine Anhaltspunkte für die Notwendigkeit einer neurologischen Konsiliaruntersuchung. Für den Beklagten war ex ante anhand der zeitweisen Sensibilitätsstörung am Unterbauch ein Rückschluss auf die später diagnostizierte Borreliose nicht möglich.

Daran kann auch die vom Kläger vorgetragene Tatsache nichts ändern, dass sich die aufgetretenen Sensibilitätsstörungen von früheren Ischiasattacken unterschieden, weil die Symptomatik bandscheibenbedingter Erkrankungen einen weiten Spielraum einnehmen kann.

Das Ausbleiben einer Besserung über acht Tage ist für eine bandscheibenbedingte Erkrankung nicht ganz ungewöhnlich. So werden konservative Behandlungszeiträume bis zu 12 Wochen empfohlen. Beim Kläger war zudem ein massiver Befund, der möglicherweise an eine operative Therapie hätte denken lassen müssen, durch computertomographische Untersuchung ausgeschlossen worden.

Insofern sind Behandlungsfehler anhand des dargestellten Verlaufs nicht zu erkennen.

Anders verhält es sich, wenn der Kläger über neurologische Störungen im Bereich der Arme und des Kopfes geklagt hätte, noch mehr, wenn weitere Körperregionen wie der gesamte Rückenbereich betroffen gewesen wären. Angesichts einer solchen Anamnese muss sich eine Überweisung an einen Neurologen aufdrängen, mindestens wäre eine dahingehende Aufklärung erforderlich gewesen, dass diese Symptomatik nicht mit der gestellten Diagnose vereinbar ist und demzufolge nicht auf chirurgisch-orthopädischem Fachgebiet betreut werden kann.

Anders verhält es sich auch, wenn nicht nur keine Besserung, sondern eine Verschlechterung des Zustandsbildes eingetreten war. Auch in diesem Falle hätte es einer weiteren Diagnostik bedurft, einerseits um eine wesentliche Veränderung im Bereich der lumbalen Wirbelsäule als Ursache für die Verschlechterung nicht zu übersehen, andererseits um, bei unverändertem Befund an der lumbalen Wirbelsäule, differenzialdiagnostische Überlegungen anzustellen, um die Ursache der Verschlechterung zu ermitteln.

In Anbetracht der unspezifischen Symptomatik, die es weder dem später behandelnden Neurologen noch der stationär behandelnden Klinik ermöglichte, die richtige Diagnose unmittelbar zu stellen, kann von einem Fehler, der schlechterdings nicht passieren darf, nicht gesprochen werden. An den diesbezüglich fachfremden Chirurgen oder Orthopäden können naturgemäß nur deutlich geringere Anforderungen gestellt werden, als dies bei einem Facharzt, in dessen Gebiet die Erkrankung fällt, der Fall ist.

2. Problemkreis Infektion

■ **Konzept zur Vermeidung einer das gewöhnliche Ausmaß deutlich übersteigenden Risikolage**

Infektionsstatistik, räumliche Situation, Keimträger, Operateur, Antibiotikaprophylaxe

Infektionen und deren Folgen führen besonders häufig zu Haftpflichtansprüchen. Der Laie kennt zwar meistens dieses Risiko, glaubt aber offensichtlich an dessen volle Beherrschbarkeit. So kann angesichts einer Baustelle in einem Krankenhausbereich vermutet werden, dass Schmutz, der zwangsläufig auch Bakterien enthält, in den Operationssaal gelangt sein könnte. Gelegentlich wird auch vorgetragen, die Hygieneregeln seien von den jeweiligen Schwestern nicht eingehalten worden oder es sei bekannt, dass es in dem konkreten Krankenhaus besonders häufig zu Eiterungen komme.

Unter Fachleuten dürfte heute unbestritten sein, dass die Risikolage multifaktoriell bestimmt wird, technische Einrichtungen, Keimträger beim Personal, chirurgische Technik, Abwehrlage des Patienten usw., und deshalb die Kausalkette der Infektion häufig nicht zu verfolgen ist. Völlig chancenlos ist in dieser Frage der dafür beweispflichtige Patient. Da er sich damit in nicht behebbarer Beweisnot befindet, liegt eine Beweislastumkehr nahe.

Risikomanagement in diesem Bereich heißt damit einerseits, das unvermeidliche Restrisiko in der Höhe auf den jeweiligen Standard zu begrenzen. Auf der anderen Seite muss dieser Standard durch eine fortlaufende Bestimmung der Infektionsquote überprüft und im Streitfall nachgewiesen werden können. Abweichungen müssen eine Ursachenanalyse auslösen und durch geeignete Maßnahmen den Standard wiederherstellen.

Damit lässt sich auch die Notwendigkeit oder Entbehrlichkeit einer perioperativen Antibiotikaprophylaxe eindeutig beantworten. Kann ohne Antibiotika der Standard erreicht werden, ist dieses aus der Sicht der erforderlichen Sorgfalt entbehrlich, anderenfalls unabdingbar, soweit die Wirksamkeit einer Antibiotikaprophylaxe für die jeweilige Eingriffsart in der Literatur belegt ist.

> Wegen einer Innenmeniskushinterhornläsion wurde ein arthroskopischer Eingriff durchgeführt. 4 Tage postoperativ Wiedervorstellung des Patienten mit zunehmender Schwellung, Überwärmung und Schüttelfrost. Bei der Rearthroskopie wurde Enterobacter cloacae nachgewiesen.
> Nach Angabe des Patienten, hätte sein Zimmernachbar, der sich am gleichen Tage dem gleichen Eingriff unterzogen hatte, ebenfalls eine Infektion erlitten, wobei auch hierbei Darmkeime festgestellt worden seien. Im Übrigen hätte er später erfahren, dass in dem betreffenden Krankenhaus größere Probleme mit Entzündungen nach Operationen aufgetreten seien.

Letztlich kam es im Rahmen der Erstbehandlung zu einer bakteriellen Infektion im Bereich des Operationsgebietes. Die Infektion stellt zunächst ein typisches Risiko jeder invasiven ärztlichen Maßnahme dar.

Eine andere Situation liegt dann vor, wenn die Infektionsgefahr deutlich über dem üblichen Standard liegt und der Patient sich in Unkenntnis dieser Tatsache, mangels diesbezüglicher Aufklärung dem Krankenhaus anvertraut. Aus den Krankenblattunterlagen lassen sich erfahrungsgemäß keine Hinweise auf eine generell erhöhte Infektionsgefahr in dem behandelnden Krankenhaus ableiten. Dies gelingt i. d. R. auch nicht anhand des der Infektion zugrunde liegenden bakteriellen Erregers sowenig wie sich aus der Art des Erregers ein Behandlungsfehlervorwurf ableiten lässt.

Auch die Tatsache, dass eine weitere Infektion in dem Krankenhaus aufgetreten war, dürfte zur Beweisführung einer insgesamt deutlich erhöhten Infektionsquote nicht ausreichen. Sie kann aber, insbesondere wenn es sich um den gleichen, in diesem Zusammenhang ungewöhnlichen, Erreger handelt, ein Indiz sein. Da sich der Patient hier in einer nicht behebbaren Beweisnot befand, sollte das Krankenhaus dazu Stellung nehmen, in welcher Häufigkeit solche Infektionen bislang aufgetreten waren.

Letztlich kam es zu einer für den Patienten befriedigenden Einigung mit dem Versicherer des Krankenhauses.

Verbandwechsel, Redon-Drainage

> Nach einer Totalendoprothese rechts wegen Koxarthrose kam es im postoperativen Verlauf zu einer längeren Sekretion über die Redon-Drainagen, die sukzessive über Tage entfernt worden waren. Die letzte Redon-Drainage wurde am 8. postoperativen Tag entfernt. Ab dem 9. postoperativen Tag kam es zu einer Temperaturerhöhung, die mit einem Antibiotikum behandelt wurde und bis zum 11. postoperativen Tag abgeklungen war. Sonographisch fand sich nach Drainentfernung ein Hämatom von 3 × 3 × 7 cm im Bereich des ventralen Femurs.

Mit der Hautperforation durch die Redon-Drainage geht das Risiko einer Infektion entlang dem liegenden Material einher. Bei eingebrachter Endoprothese droht ein Übergreifen auf das Implantat und schließlich der Verlust bei chronischer Entzündung des Implantatlagers, wie sie bei dem Patienten im weiteren Verlauf dann eingetreten war.

In der Literatur wird die Entfernung innerhalb von 24, längstens 72 Stunden befürwortet. Teilweise wurden überhaupt keine Drainagen ohne wesentliche Nachteile verwendet:

Drinkwoater u. Neil[247] vermuten aufgrund ihrer Ergebnisse, dass die bakterielle Kolonisation mit der Zeit zunimmt und empfehlen als optimalen Zeitpunkt für die Drainageentfernung 24 Stunden postoperativ. Rowe u. Mitarb.[248] entfernen die Drainagen in 99% innerhalb von 24 Stunden. Acus u. Mitarb.[249] sahen mit Drainage signifikant mehr oberflächliche Wundinfektionen als ohne Drainage. Overgaard u. Mitarb.[250] sahen bis 72 Stunden keine Unterschiede in der bakteriellen Besiedlung. Kim u. Mitarb.[251] schließen aus ihrer prospektiven Untersuchung, dass keine Unterschiede bezüglich Infektionen und Wundkomplikationen mit und ohne Drainage bestehen. Zur gleichen Schlussfolgerung kommen Ritter u. Mitarb.[252] bezüglich des Blutverlustes. In Übereinstimmung damit kommen auch Ovadia u. Mitarb.[253] zu dem Ergebnis, dass eine Drainage nicht notwendig ist.

Im konkreten Fall des Patienten wurde damit ohne Not ein erhöhtes Infektionsrisiko eingegangen. Es ist völlig unverständlich, warum man sich nicht wenigstens an die allgemein übliche 72-Stunden-Grenze gehalten hatte.

Das erhöhte Infektionsrisiko wäre durch die rechtzeitige Entfernung der letzten Drainage vermeidbar gewesen. Erkennbare Nachteile wären, wie oben ausgeführt, damit nicht verbunden gewesen.

Daran kann weder die anhaltende Sekretion noch die Gefahr einer Hämatomausbildung etwas ändern, weil das Belassen der Drainage keine adäquate Lösungsmöglichkeit für beide Fälle darstellt. Im Übrigen zeigt auch der konkrete Fall, dass die lang dauernde Drainage das Problem einer Hämatomausbildung nicht löst, weil gerade nach der Drainagenentfernung ein Hämatom sonographisch gesichert werden musste.

Demzufolge muss sich der Behandler, soweit er nicht den Gegenbeweis führen kann, diese Risikoerhöhung als Fehler anrechnen lassen[254].

Analog dazu kann es zu Problemen kommen, wenn der Zeitpunkt der Manifestation einer Infektion mangels Kontrolle der Wundverhältnisse ex post nicht mehr zu klären ist. Auch hier gelingt der Beweis, dass bei korrektem Vorgehen die Infektion nicht früher hätte erkannt werden können bzw.

---

[247] Drinkwoater u. Neil 1995
[248] Rowe et al. 1993
[249] Acus et al. 1992
[250] Overgaard et al. 1993
[251] Kim et al. 1998
[252] Ritter et al. 1994
[253] Ovadia et al. 1997
[254] s. auch OLG Hamm, Urt. v. 16.2.1987, AHRS 2415/21

auch die verspätete Diagnose den weiteren Ablauf und die entstandenen Schäden nicht negativ beeinflusst hätte, kaum.

Angriffsflächen im Bereich der Durchführung von Standardabläufen lassen sich durch Dienstanweisungen relativ leicht vermeiden, die z.B. den zeitlichen Rahmen der Entfernung von Redon-Drainagen oder die Frequenz von Verbandwechseln festlegen. Die tatsächliche Umsetzung erfordert stichprobenhafte Kontrollen.

■ Abklärung eines Infektionsverdachts, Erhebung elementarer Befunde, Kontrollpflichten im Verlauf

Im Weiteren litt der oben vorgestellte Patient unter rezidivierenden belastungsabhängigen erheblichen Oberschenkelmuskelschmerzen. Gegen Ende der Rehabilitationsbehandlung waren die Schmerzen für den Patienten phasenweise fast unerträglich. Trotz weiterer Untersuchungen blieb die Genese dieser Beschwerden unklar.
3 Monate postoperativ erfolgte eine Kontrolluntersuchung beim Operateur bei persistierenden Schmerzen.
Nach Ausschluss einer vertebragenen Schmerzauslösung wurde 6 Monate postoperativ eine Szintigraphie angefertigt, die den Verdacht auf eine Implantatlockerung, differenzialdiagnostisch entzündlicher Vorgang, ergeben hatte. Im Röntgenbefund kam eine deutliche Saumbildung als Zeichen einer Lockerung zwischen Knochenzement und Knochen um den Stiel zur Darstellung. Bei weiter bestehenden Schmerzen neuerliche Vorstellung beim Operateur, der nach digitaler Subtraktionsarthrographie, die keine Hinweise auf Prothesenlockerung ergeben hatte, zum Abwarten geraten hatte.

Angesichts der erheblichen Funktionsstörung im Bereich des rechten Oberschenkels, der Patient hatte phasenweise fast unerträgliche Schmerzen, war bereits bei der ambulanten Behandlung 3 Monate postoperativ eine besondere Wachsamkeit geboten. Es war richtig, zunächst differenzialdiagnostisch das bekannte Wirbelsäulenleiden abzuklären, nach Einordnung bzw. Therapie desselben musste sich der Verdacht auf eine Störung im Bereich des Kunstgelenks aufdrängen. Der Patient und sein Hausarzt mussten erfahren, dass es sich um einen eindeutig atypischen Verlauf handelt, der eine engmaschige Kontrolle erfordert. Nur so kann sichergestellt werden, dass so frühzeitig wie möglich, gerade auch bei schleichenden Infektionen, eine Wechseloperation angeraten werden kann. Dies hilft, neben einer Verkürzung der Leidenszeit des Patienten, einen mehr oder weniger ausgedehnten Knochenlagerschaden zu vermeiden.

Da sich das letztere Risiko im konkreten Fall bis zum Zeitpunkt des Prothesenwechsels nicht verwirklichte, geht zu Lasten der nicht erfolgten Aufklärung nur die Verzögerung einer weiteren Diagnostik.

Angesichts der Symptomatik zählte die Bestimmung der Enzündungsparameter zu den elementaren Kontrollbefunden, sie war naheliegend und unabdingbar. Bei hinreichendem Verdacht angesichts positiver Laborbefunde musste eine weitere Abklärung aus den oben genannten Gründen dringlich angeraten werden. Ob der Patient dann die naheliegende Alternative Probepunktion hätte durchführen lassen oder weiter zugewartet hätte, wäre seine persönliche Sache gewesen.

Mit der Vorstellung des Patienten beim Operateur übernimmt dieser die Expertenfunktion. Er kann sich nicht dadurch entlasten, dass banale laborchemische Basisuntersuchungen wie BSG oder CRP üblicherweise von dem niedergelassenen Hausarzt bzw. Facharztkollegen vorgenommen werden bzw. wurden und er deshalb von der Annahme regelrechter Werte ausgehen hatte können. Die Vorstellung beim „Experten" wäre sinnlos, wenn der niedergelassene Haus- oder Facharztkollege, der selbst nicht operativ tätig ist, das gleiche Expertenwissen hätte. Da es auf die Entzündungsparameter entscheidend ankam, hätten sie angefordert, neu erhoben oder die Erhebung durch den überweisenden Arzt veranlasst werden müssen.

Auch die negative Beurteilung der Arthro-DSA kann den Experten nicht entlasten, da die Arthro-DSA nur in Ausnahmefällen weiter hilft und ein Negativbefund die Lockerung nicht ausschließt, insbesondere bei dem deutlichen Röntgenbefund im Zeitverlauf.

> Ein 60-jähriger Patient litt unter Verschleißveränderungen an beiden Femoropatellargelenken (Gelenkanteil des Kniegelenks zwischen Kniescheibe und Oberschenkelvorderseite).
> Nach intraartikulären Injektionen in beide Kniegelenke am 28. und 29.3. (Corticoid) und am 31.3. (Zeel P) bestand am 5.4. ein klarer Erguss rechts, BSG 24/40, CRP +. Nach neuerlicher Injek-

> tion eines Corticoids rechts wurde am 7.4. bei ausbleibender Besserung 40 cm³ trübes Punktat gewonnen. Am 8.4. war das Punktat weiterhin trüb, daraufhin erfolgte die stationäre Einweisung.
> Dort wurde eine intraartikuläre Infektion mit Staph. aureus diagnostiziert und behandelt. Im Weiteren kam es dennoch zu einer schweren Arthrose des rechten Kniehauptgelenks.

Die Tatsache, dass wenige Tage nach dreimaliger intraartikulärer Injektion eine Ergussbildung aufgetreten war, sprach für eine Verschlechterung und gegen einen positiven Effekt der durchgeführten Injektionstherapie. Die zudem festgestellte Blutsenkungserhöhung sowie des CRPs mussten als Hinweis auf eine möglicherweise beginnende Infektion gewertet werden.

Am 7.4. hätte, angesichts des Punktats, die Verdachtsdiagnose einer Infektion des Kniegelenks gestellt werden müssen. Der Befund hätte eine bakteriologische Untersuchung des Punktats einschließlich Antibiogramm und die unmittelbare weitere Abklärung, z.B. Erhebung von Entzündungsparametern durch Blutuntersuchung, erfordert. Im Zweifel, oder sofern mangels geeigneter Logistik Zweifel nicht ausgeräumt werden können, ist eine notfallmäßige stationäre Einweisung erforderlich.

Nur die frühzeitige invasive Intervention kann ein Fortschreiten der entzündlichen Veränderungen und eine damit einhergehende zunehmende Schädigung des Gelenkknorpels aufhalten. Je früher die adäquate Therapie einsetzt, desto besser sind die Chancen auf den Erhalt der Gelenkfunktion. Eine Verzögerung von Stunden kann bereits eine Verschlechterung der Prognose mit sich bringen.

Unabhängig davon war die Behandlung auch angesichts der Injektionsfrequenz fehlerhaft (s. Kap. 7, Abschnitt Injektionen und Punktionen).

> Der 45-jährige Kläger litt unter einer beginnenden Gonarthrose bei nicht unerheblicher Valgusfehlstellung beiderseits. Im Anschluss an eine intraartikuläre Corticoidinjektion links am 16.4. stellte sich ein Reizzustand mit Erguss und Schmerzen ein. Weitere Punktionen erfolgten am 17.4., 18.4. morgens und abends mit Verordnung eines Antibiotikums, 19. und 20.4., am 21.4., einem Sonntag, wurde nach telefonischer Beratung ein Krankenhaus aufgesucht.
> Bei der stationären Aufnahme war das Punktat eitrig. Zunächst wurde eine kurzfristige konservative Therapie mit Hochlagerung des Beines und Antibiotika per os bis Montag durchgeführt.
> Nach nochmaliger Kniepunktion erfolgte dann eine Arthrotomie mit Anlage einer Spül-Saug-Drainage. Die bakteriologische Untersuchung ergab Staph. aureus.
> Im weiteren Verlauf kam es zu fortschreitenden Verschleißveränderungen in dem betroffenen Kniegelenk.

Mehrfache Punktionen zur Entlastung eines Ergusses waren vertretbar, die Frequenz musste aber auch an eine Entzündung denken lassen. Die Verordnung eines Antibiotikums lediglich „aus Vorsichtsgründen" reichte nicht aus, wenngleich bei Verdacht auf eine anlaufende Infektion sinnvoll. Entscheidend und fehlerhaft war, dass nicht gleichzeitig der Verdachtsdiagnose durch mikrobiologische Untersuchung der Punktate und mit Laborbefunden nachgegangen worden war.

In Anbetracht der fehlenden Untersuchungsergebnisse konnte die Möglichkeit einer frühzeitigeren Diagnose und Therapie mit der Aussicht auf eine Wiederherstellung der ursprünglichen Kniegelenkfunktion nicht abschließend bewertet werden. Genauso wenig war der Gegenbeweis, dass trotz Bakteriologie und Labor der gleiche Verlauf eingetreten wäre, zu führen.

Durch Unterlassen einer notfallmäßigen operativen Revision im Krankenhaus wurde eine weitere Chance vergeben, den späteren Schaden noch abzuwenden. Eine Entlastung des Beklagten war damit allerdings nicht verbunden. Der Kläger hatte dagegen, soweit seine Schadensersatzforderungen durch den erstbehandelnden Arzt nicht erfüllt worden waren, die Möglichkeit auch Forderungen an das Krankenhaus zu stellen.

Auffallend ist, dass häufiger eine Wochenendsituation zu haftungsbegründenden Fehlern führt. Im konkreten Fall erfolgte die stationäre Aufnahme an einem Sonntag. Anstatt, angesichts der offensichtlichen Dringlichkeit der Revision, sofort zu operieren, wurde diese Maßnahme erst am Montag im Anschluss an das reguläre Programm durchgeführt. Da das Zuwarten gegen elementare Richtlinien der septischen Chirurgie verstößt, handelte es sich um einen Fehler, der schlechterdings nicht unterlaufen darf.

Grundsätzlich muss bei bestehendem Verdacht auf eine bakterielle Entzündung auch am Wochenende eine lückenlose Kontrolle und Befunderhebung sichergestellt werden. Soweit dies durch den behandelnden Arzt aus organisatorischen Gründen nicht gewährleistet werden kann, muss der Patient an den Dienst habenden Kollegen überwiesen werden. Dazu ist einerseits eine geeignete Befundübermittlung erforderlich, andererseits muss der Patient um die Dringlichkeit der Kontrolle wissen. Lücken im logistischen Bereich, z.B. Fehlen einer bakteriologischen Untersuchungsmöglichkeit, machen die Überweisung an ein Krankenhaus, ggf. der nächst höheren Versorgungsstufe, erforderlich.

■ Konsequenzen bei Vorliegen einer Infektion

Eine junge Frau wurde nach lumbaler Infiltration mit einer eitrigen Entzündung im Bereich des M. psoas links bei Spondylodiszitis L2/3 mit Einbruch in den Spinalkanal stationär aufgenommen. Die Diagnose war zuvor mittels Kernspinresonanztomographie gesichert und dementsprechend beurteilt worden. Die Laborwerte wiesen auf ein hoch entzündliches Geschehen hin.
Die Behandlung erfolgte mit einer perkutanen Abszessentlastung L2/3 links, dem Einbringen einer Redon-Drainage und i.v. Antibiotikagabe.
Der weitere Verlauf nach dem Eingriff zeigte weiterhin erhöhte Temperaturen, eine Leukozytose von 20.000 bis 40.000, eine massive Erhöhung des C-reaktiven Proteins (27–30) und der BSG (105–140 zu 110–160). Im Bereich der Wirbelsäule bestanden starke Schmerzen. Bei einer kernspintomographischen Kontrolle 10 Tage nach Aufnahme war zwar der Psoasabszess im Vergleich geringer ausgeprägt, der Prozess im Spinalkanal hatte sich dagegen über die gesamte Lendenwirbelsäule bis nach oben in Höhe der mittleren Brustwirbelsäule ausgedehnt und zeigte in den abgebildeten Querschnitten einen hoch pathologischen Befund.
Wegen eines rechtsseitigen Pleura- und Perikardergusses, einer Anämie, Thrombozytose und Gerinnungsstörungen erfolgte für weitere vier Tage eine internistische Betreuung, schließlich die notfallmäßige Verlegung in eine Universitätsklinik.
Dort musste in der gleichen Nacht die Entlastung einer ausgedehnten Abszedierung, die in den Spinalkanal eingebrochen war, die Bandscheibe 2/3 erfasst und zu Grund- und Deckplatteneinbrüchen geführt hatte, durchgeführt werden.
Im Weiteren kam es zu einem inkompletten Querschnitt ab L2, der trotz Versorgung mit einer Spondylodese nicht mehr gebessert werden konnte.

Bereits der Aufnahmebefund stellte eine dringliche Operationsindikation dar, weil der bereits in den Spinalkanal eingebrochene entzündliche Prozess sich dort mit unabsehbaren Folgen auszubreiten drohte. Das Krankheitsbild hätte ein konsequentes Vorgehen nach den Regeln der septischen Chirurgie erfordert. Angesichts der Befundlage war eine transkutane Abszessentlastung völlig ungenügend.
Grob fehlerhaft war auch der weitere Verlauf. Angesichts der Entwicklung des entzündlichen Geschehens wurde die operative Revision von Tag zu Tag dringlicher. Selbst die kernspintomographische Darstellung der verhängnisvollen Ausbreitung des Geschehens intraspinal bis in den Bereich der Brustwirbelsäule führte nicht zu der notwendigen Konsequenz.
Im Sinne einer Risikominimierung kann nur empfohlen werden, soweit spezielle Kenntnisse und Erfahrungen fehlen oder das Geschehen nicht eindeutig im Griff bleibt, die Patienten frühzeitig zu verlegen. Interpretationszweifel bei Kernspintomographien erfordern die Hinzuziehung eines Radiologen, mindestens aber das zur Kenntnisnehmen des schriftlichen Befundes.

Nach Implantation einer Totalendoprothese kam es zu einer Wundinfektion mit Staphylococcus aureus. Nach zweimaliger Revision wurde, bei ausbleibender Besserung, die eingesetzte Endoprothese wieder entfernt. Dabei wurde der distale Rest des eingebrachten Knochenzementes einschließlich eines von einer Operationszange abgebrochenen Metallstückes im Operationsgebiet belassen.
Im weiteren Verlauf flammte die Infektion neuerlich auf, trotz Wundspreizung blieb die Abheilung aus, bei Entlassung bestand eine offene Wunde.
7 Monate später erfolgte die Entfernung des zurückgelassenen Metallfremdkörpers, woraufhin die Wunde komplikationslos abheilte.

Die Durchführung einer Revision bei der aufgetretenen Wundheilungsstörung war nicht zu beanstanden. Bei fehlender Beteiligung tieferer Schichten bei intakter Faszie war auch keine weitergehende Revision erforderlich. Diese wäre im Falle einer epifaszialen Begrenzung des Infekts mit dem Risiko einer Transferierung des bakteriellen Geschehens in die Tiefe einhergegangen.
Nach Bruch des Instruments war die weitere Ausdehnung des Eingriffs zur Bergung des abgebrochenen Metallteils und gleichzeitige Entfer-

nung des körperfern verbliebenen Knochenzementanteils unterlassen worden. In Anbetracht einer bereits eingetretenen Fissur wurde die Gefahr einer erheblichen Knochenschädigung durch die Erweiterung des Eingriffs gesehen.[255] Die vorliegenden Röntgenaufnahmen bestätigten objektiv, dass zumindest lateral ein Knochendefekt eingetreten war.

In Anbetracht des hohen Schwierigkeitsgrades dieses Eingriffs und der vielfachen Komplikationsmöglichkeiten, die bei mehrfachen Frakturen des Oberschenkelknochens bis zur Belastungsunfähigkeit des Beines gehen können, kann die Abwägung, zunächst die Ausdehnung und damit auch das potenzielle Risiko des Eingriffs zu begrenzen, nicht beanstandet werden. Hier muss dem Operateur ein nicht zu knapp bemessener Entscheidungsspielraum verbleiben, soll das Gesamtprocedere nicht den Charakter einer defensiven Medizin mit erheblich ungünstigerer Ergebnisqualität für den Patienten annehmen.

Der zurückgelassene Knochenzementanteil kann als Fremdkörper, ebenso wie der abgebrochene Instrumententeil, die Infektion unterhalten, muss dies aber nicht zwingend tun.

Im vorliegenden Fall belegt dies auch der weitere Verlauf. Zwar wurde das abgebrochene Instrumententeil bei einer späteren Revision geborgen, der distale Zementanteil, ebenso wie das Metallteil ein Fremdkörper, wurde belassen. Dennoch kam es zur Abheilung.

Allerdings hätte, angesichts des verbliebenen Fremdmaterials, nachdem die letzte Wundrevision nicht zum Erfolg, d.h. zur Ausheilung der Infektion geführt hatte, eine weitere Revision durchgeführt bzw. der Klägerin angeraten werden müssen. Bei diesem Eingriff hätten dann alle Fremdkörper entfernt werden müssen, weil diese potenziell den Infekt weiter hätten unterhalten können, wenngleich im vorliegenden Fall die weitere Entwicklung die Erfahrung bestätigte, dass dies nicht so sein muss.

Weil die Infektion schicksalhafter Natur war, war nur der nicht gegebene Rat an die Patientin, nach ca. 6 Wochen eine weitere Revision durchführen zu lassen, fehlerhaft. Aufgrund dieses Fehlers wurde die Heilungszeit der Klägerin verzögert, zumindest bis zum nächsten vorgeschlagenen Kontrolltermin, den die Klägerin dann allerdings nicht mehr wahrgenommen hatte.

3. Problemkreis Allergie

Wegen Thromboseverdacht nach Behandlung mit einer Bandage wegen einer Bänderdehnung wurde bei einer jungen Frau eine Kontrastmitteluntersuchung des Beines zum Ausschluss einer Thrombose angeordnet. Trotz Hinweis auf eine Kontrastmittelunverträglichkeit wurde das Kontrastmittel ohne weitere Aufklärung in das Bein injiziert und geröntgt.
Unmittelbar im Anschluss an die Kontrastmittelinjektion stellten sich bei der Klägerin Beschwerden in Form von starken stechenden Herzschmerzen und Atemnot ein, wobei sich die Herzschmerzen im Weiteren nicht zurückbildeten. Eine Ursache konnte trotz internistischer Abklärung nicht festgestellt werden.

Angesichts der dokumentierten chirurgischen Befunde bestand der Verdacht auf eine Thrombose. Wegen der erheblichen potenziellen Konsequenzen bis hin zur Lungenembolie bei nicht diagnostizierter Thrombose und fehlender adäquater Behandlung bestand eine eindeutige Indikation zur Sicherung bzw. dem Thromboseausschluss.

Da die Klägerin zum ersten Mal Kontrastmittel erhielt, schied eine Allergie gegen Kontrastmittel von vornherein aus, da eine Allergie den erstmaligen Kontakt mit dem Allergen, also der Substanz, gegen die sich die Allergie richtet, voraussetzt. Insofern erübrigte sich ein Allergietest, deren Unterlassen von der Klägerin beanstandet worden war.

Im übrigen handelt es sich bei den Unverträglichkeitsreaktionen gegen Kontrastmittel regelmäßig um eine Pseudoallergie im Sinne einer anaphylaktoiden Reaktion, die sofort nach Applikation mit Kreislaufdepression, Urtikaria u.a. Symptomen einhergehen kann. Da in diesen Fällen keine echte Allergie vorliegt, ist der Nutzen eines Allergietestes auch bei bekannter Unverträglichkeit im obigen Sinne fraglich, zumal dieser wegen des Testrisikos unter stationärer Behandlung und Notfallbereitschaft durchgeführt werden sollte. Allerdings sollte bei einer diesbezüglich positiven Anamnese eine H1- und H2-Blockade zur Prophylaxe

---

[255] OLG Oldenburg, Urt. v. 4.3.1997, NJW-RR 1997, 1384; OLG Oldenburg, Urt. v. 20.12.1994, MedR 1995, 326; OLG Stuttgart, Urt. v. 2.2.1989, VersR 1989, 632

einer Unverträglichkeitsreaktion durchgeführt werden.

Letztlich konnten damit die Vorwürfe der Klägerin, ihr sei vermeidbar ein Schaden durch die andauernden Beschwerden entstanden, zurückgewiesen werden.

> Wegen einer Pseudarthrose nach Mittelfußbruch links wurde eine Osteosynthese mittels 6-Loch-Platte aus nickelhaltigem Stahl und eine Spongiosaplastik bei einer jungen Frau durchgeführt.
> Nach Ansicht der Klägerin wurde dadurch bei bestehender Nickelallergie eine neuerliche Pseudarthrose mit weiteren Infektionen ausgelöst. Nach neuerlicher operativer Revision mit Titanplatte und -schrauben mit größerer Spongiosaplastik kam es zur knöchernen Ausheilung.
> Die Klägerin behauptete, vor der Operation auf die bestehende Nickelallergie hingewiesen zu haben, dies hätte aber keine Beachtung gefunden. Darüber hinaus hätten die behandelnden Ärzte von sich aus das Problem einer Nickelallergie ansprechen müssen.

Die Indikation zum Eingriff war nicht zu beanstanden.

Für einen Einfluss einer bestehenden Allergie auf die Heilung nach Osteosynthese fand sich in der Literatur nur eine Arbeit. Methodisch hatten die Autoren in ihrem Kollektiv keine Untersuchung der Allergie vor dem Eingriff vorgenommen, wodurch ihre Schlussfolgerungen relativiert werden.

Dagegen haben andere Autoren vor der weiteren Beobachtung den Allergiestatus überprüft und sind zu anderen Feststellungen gekommen. Solange eine groß angelegte prospektive Studie mit Feststellung des Allergiestatus vor der Implantation eines Metallimplantats fehlt, dürfte die Wertigkeit einer bestehenden Allergie für die Werkstoffwahl des Implantats umstritten bleiben.

Demzufolge war über die typischen Risiken hinaus nicht weiter aufzuklären, insbesondere nicht über Komplikationen aufgrund des verwendeten Metalls, weil eine damit verbundene potenzielle Risikoerhöhung bis heute nicht anerkannt gesichert ist. Demnach hätte auch nicht nach einer konkreten Nickelallergie gefragt werden müssen.

Im Gegensatz dazu würde die Annahme einer spürbaren allergiebedingten Risikoerhöhung erfordern, jeden Patienten gezielt, insbesondere vor Implantation von Prothesen, die 10–20 Jahre im Körper des Patienten verbleiben, auszutesten. Dies wird, abgesehen von wissenschaftlichen Studien, bis heute nicht allgemein durchgeführt.

Weil anzustreben ist, nicht nur fehlerfrei zu arbeiten, sondern auch Verfahren um Haftpflichtansprüche bei Fehlerfreiheit zu vermeiden, ist dringend zu empfehlen, den Problemkreis Allergie von vornherein zu entschärfen, indem eine diesbezügliche Anamnese erhoben und dokumentiert wird. Zweckmäßigerweise sollte eine Frage hierzu in einen Fragebogen integriert werden, den der Patient bei Behandlungsaufnahme ausfüllt (u.a. auch Abfrage der Medikamente, die eingenommen werden siehe S. 125).

4. Nachhaltige Schäden in Zusammenhang mit einer Manualtherapie

> Wegen seit mehreren Tagen anhaltenden Nackenschmerzen, welche sich unter Injektionen und Tabletten nicht zurückgebildet hatten, wurde eine „vorsichtige Mobilisation HWK 4/5 unter leichter Traktion" durchgeführt
> Noch in der Praxis traten neurologische Probleme auf, die zu einer sofortigen Aufnahme in eine neurologische Klinik führten. Neben Schwindel, Übelkeit und Unwohlsein bestanden neben einer Fallneigung nach links, ein diskretes Horner-Syndrom links, ein Blickrichtungsnystagmus nach rechts, ein Ausfall aller sensiblen Äste des N. trigeminus links und eine Ataxie sowie Koordinationsstörungen links.
> Die dopplersonographischen und MR-angiographischen Untersuchungen zeigten einen progredienten Verschluss der A. vertebralis links, initial war das Gefäß noch darstellbar, bei einer Kontrolluntersuchung vollständig verschlossen. Die Kernspintomographie und weitere Kontrollen bestätigten das Vorliegen eines ischämischen Insults der Medulla oblongata bis paramedian reichend (Wallenberg-Syndrom).

Im nachfolgenden Rechtsstreit sprach der beklagte Arzt nur von der Durchführung einer manualtherapeutischen Untersuchungstechnik und einer Traktionsbehandlung, der Kläger von einer chirotherapeutischen Manipulationsbehandlung.

Geht man von Letzterer aus, dann hätte vorher eine Formstörung bzw. -abweichung der knöchernen Halswirbelsäule, aber auch eine Verminderung der Stabilität ausgeschlossen werden müssen. Denn davon kann eine spürbare Risikoerhöhung für den Patienten ausgehen. So geht das Vorliegen von zervikalen Spondylosen oder von Anomalien der oberen Halswirbelsäule und der hinteren Schädelbasis mit einer erhöhten Gefährdung der A. vertebralis einher[256, 257].

In der Praxis muss deshalb in diesen Fällen die Anfertigung einer Röntgenaufnahme in wenigstens zwei Ebenen dringend empfohlen werden.

Dies gilt, mangels Konsequenzen, dann nicht, wenn nur untersucht und eine Traktionsbehandlung durchgeführt wird, weil hierbei das physiologische Bewegungsausmaß der Gelenkpartner nicht überschritten wird.

Für den Eintritt eines Gefäßverschlusses durch eine solche Untersuchung oder Dehnung gibt es in der Literatur keine Hinweise. Demzufolge ist auch keine Risikoaufklärung erforderlich.

Im Gegensatz dazu kann eine chirotherapeutische Manipulationsbehandlung mit der Gefahr eines Schlaganfalls durch ein Abklemmen oder eine Überdehnung der Hirn versorgenden Vertebralisarterien einhergehen, wenngleich Verletzungen der Halsarterien durch chirotherapeutische Manipulationsbehandlung selten sind, demzufolge ist vor einer solchen Behandlung eine Risikoaufklärung erforderlich.

Die zentrale Fragestellung, welche Maßnahmen im konkreten Fall letztlich durchgeführt worden waren, kann nur durch eine eindeutige Dokumentation gelöst werden. Davon hängt, wie oben ausgeführt, viel ab, insbesondere die Notwendigkeit der Aufklärung und die Anfertigung einer Röntgenaufnahme, die im Beispiel allerdings, wie später festzustellen war, keine Kontraindikation zu einer chirotherapeutischen Maßnahme ergeben hätte.

Allgemein muss vor einer chirotherapeutischen Manipulation der Halswirbelsäule geprüft werden, ob Hinweise für eine Gefäßerkrankung der Halsgefäße vorliegen, da diese stets eine Kontraindikation darstellen:

> Nach einer chirotherapeutischen Manipulation wegen Nacken-, Kopfschmerzen, Schwindel und Erbrechen trat ein Gefäßverschluss im Vertebralisbereich mit bleibender Tetraplegie ein.

Angesichts der Symptomatik hätte vor der Maßnahme an eine Gefäßerkrankung gedacht werden müssen, die bei dem Kläger anzunehmen war. Weil diese im Vergleich zu einem Zervikalsyndrom sehr selten ist, kann kein schwerwiegendes Verschulden des Arztes festgestellt werden. Die Verpflichtung zum Schadensersatz ergibt sich aber auch schon bei einem eher geringen Versehen, das als leicht fahrlässig zu werten ist[258].

5. Thrombose und Thromboseprophylaxe

Schon die alleinige Immobilisierung auch bei leichtesten Verletzungen geht ohne Prophylaxe mit einer Risikoerhöhung zur Ausbildung einer tiefen Beinvenenthrombose (TVT) einher. Die Häufigkeit und die wohl nicht immer sachgerechte Vorgehensweise haben zu einer Vielzahl von Urteilen zur Thromboseprophylaxe, Fragen der notwendigen Risiko- und Sicherheitsaufklärung einschließlich der gebotenen Dokumentation und vermeidbaren Fehler bei unterlassener oder verspäteter Diagnose der Thrombose geführt.

Letztlich kommt es darauf an, den jeweiligen wissenschaftlichen Standard einzuhalten.

■ Beratungs- und Kontrollpflichten

> Zur ordnungsgemäßen Behandlung eines Muskelfaserrisses in der Wade gehört neben der Ausgabe von Verhaltensmaßregeln der Hinweis auf die Notwendigkeit von Kontrolluntersuchungen, um der Gefahr einer Unterschenkelvenenthrombose zu begegnen.

Nach der Auffassung des OLG Oldenburg ist die Erteilung dieses Hinweises zu dokumentieren. Das Unterlassen dieses Hinweises stellt einen groben Behandlungsfehler dar[259].

Der Arzt muss dann für den konkreten Fall beweisen, dass die tiefe Beinvenenthrombose auch eingetreten wäre, wenn der Patient sich den notwendigen Kontrolluntersuchungen nach Hinweis des Arztes gestellt hätte. Dieser Beweis kann praktisch nicht geführt werden.

Es ist demnach dringend anzuraten, und dies

---

[256] Schmitt 1988
[257] Donzis u. Factor 1997
[258] OLG Düsseldorf 13.7.1989 – 8 U 52/86 –, n.v.
[259] ebenso OLG Hamm, Urt. v. 6.3.1989 – 3 U 201/88 mit Nichtannahmebeschluss des BGH vom 30.1.1990 – VI ZR 200/89

entspricht guter ärztlicher Übung, einen solchen Hinweis zu dokumentieren, weil das Fehlen des Hinweises auf ein Unterlassen der Sicherungsaufklärung schließen lässt.

Versäumnisse im Bereich der Sicherungsaufklärung sind solche der Gefahrensicherung; sie sind Behandlungsfehler[260]. Dazu ist der Hinweis auf die Gefahr einer Unterschenkelvenenthrombose und Notwendigkeit diesbezüglicher Kontrolluntersuchungen zu zählen.

Besondere Bedeutung kommt den Beratungs- und Kontrollpflichten bei der ambulanten Behandlung zu.

■ Die Entscheidung über die Thromboseprophylaxe

Es entspricht seit langem dem Behandlungsstandard, dem erhöhten Thromboserisiko, z.B. im Rahmen einer Operation, durch eine Thromboseprophylaxe zu begegnen. Das Unterlassen wird von der Rechtsprechung grundsätzlich als grober Behandlungsfehler bewertet[261].

Zwischenzeitlich ist die Thromboseprophylaxe auch im ambulanten Bereich Standard. In jedem Fall ist der Patient über die Möglichkeit einer Thromboseprophylaxe aufzuklären[262].

Im hiesigen Raum hat sich die medikamentöse Prophylaxe durchgesetzt. Ob andere, z.B. physikalische Verfahren gleichwertig zum Einsatz kommen können, wurde von der Rechtsprechung bisher nicht entschieden. Entscheidend ist im Zweifel der nachvollziehbare wissenschaftliche Beleg, dass alternative Verfahren als gleichwertig einzustufen sind. Soweit spezielle Kenntnisse auf diesem Gebiet fehlen, ist grundsätzlich der Standard anzuraten.

Letztlich bedarf die medikamentöse Thromboseprophylaxe als medizinische Behandlung der Einwilligung des Patienten. Die wirksame Einwilligung setzt, wie bei allen anderen Maßnahmen die Risikoaufklärung voraus. Der Arzt hat deshalb über die seltenen, aber typischen Risiken der Blutungskomplikation, Thrombozytopenie und bei längerer Anwendung der Osteoporose aufzuklären[263].

■ Thrombose und Diagnosefehler

Da das klinische Bild der Phlebothrombose relativ unzuverlässig ist und mit uncharakteristischen Symptomen einhergeht, kommt es häufig zur Frage, wann hinreichende Verdachtsmomente bei einem Patienten gegeben waren, die eine weitere Diagnostik nach sich ziehen hätten müssen.

Letztlich muss der gerichtliche Sachverständige anhand der Dokumentation und der Vorträge von Kläger und Beklagten zu dieser Frage Stellung nehmen. Da Letztere häufig widersprüchlich sind, kommt es entscheidend auf die Verlaufs- u.U. noch auf die Pflegedokumentation an. Ungerechtfertigte Vorwürfe lassen sich mit einer sauberen Verlaufsdokumentation ohne weiteres entkräften. Fehlen diese Angaben, kann es aus Gründen des Dokumentationsmangels zu einer Beweislastumkehr mit den bekannten Folgen für den Arzt kommen. Wie im Abschnitt Klinischer Befund und Therapie (S. 71) weiter oben ausgeführt, sollte der dokumentierte klinische Befund unzweifelhaft mit den getroffenen oder unterlassenen Maßnahmen übereinstimmen.

> Wenn z.B. in der ärztlichen Dokumentation „keine Schwellung, keine Blauverfärbung" niedergelegt ist, bestand zu diesem Zeitpunkt keine Notwendigkeit einer Phlebographie. Es genügt dann die Untersuchung der vom Gipsverband nicht bedeckten Teile der Extremität, insbesondere des Vorfußes[264].
>
> Wenn andererseits typische Symptome in den ärztlichen Unterlagen oder den Pflegeberichten dokumentiert sind, wie z.B. Schwellung des Beines, Schwere- und Spannungsgefühl, livide Verfärbung, Schmerzen in der Wade bei Bewegungen, Druckschmerz im Adduktorenkanal, Dehnungsschmerz bei Dorsal- oder Plantarflexion des Fußes oder diese Symptome anderweitig durch Zeugen bewiesen werden können, was freilich der freien Beweiswürdigung des Gerichts unterliegt, sind weitere geeignete diagnostische Schritte geboten, und zwar ohne Verzögerung, weil die frühe Behandlung den Erfolg entscheidend beeinflusst.

---

[260] Steffen/Dressler 1999, Rdnr. 325
[261] Carstensen/Schreiber 1992
[262] BGH, Urt.v.21.11.1995 – VI ZR 329/94 –, MedR 1996, 271
[263] Koppenhagen/Häring 1995
[264] OLG Düsseldorf, Urt. v. 10.10.1085 – 8 U 235/85 –, VersR 1986, 893

■ Sonderfälle, z. B. Ovulationshemmer

> Eine junge Frau wurde mit seit 15 Jahren rezidivierenden Beschwerden und der Diagnose Patellalateralisation bei Varusstellung der Tibia beiderseits bei den Beklagten vorgestellt und von dort eine Arthroskopie mit lateralem Release, je nach Befund ggf. eine Operation nach Elmslie vorgeschlagen.
> Als Medikation wurden bei der stationären Aufnahme „Inhalationsmedikamente bei Bedarf" und „hormonelle Kontrazeptiva" festgehalten.
> Postoperativ kam es zu einem störungsfreien Heilungsverlauf.
> Vier Wochen später nach bislang unauffälligem Verlauf akute Beschwerden im Bereich des Kniegelenks und des Unterschenkels mit Schwellung im Unterschenkelbereich. Die Phlebographie zeigte eine ausgedehnte Thrombose aller tiefen Unterschenkelvenen, der V. poplitea und V. femoralis bis zur Beckeneinstrombahn. Unter der Therapie kam es dann zu einer zunehmenden Rekanalisierung besonders im Unterschenkelbereich.

Da ausweislich des Krankenblattes eine medikamentöse Thromboseprophylaxe mit Heparin Natrium subkutan in üblicher Dosierung gegeben wurde, wurden insoweit die notwendigen Vorbeugemaßnahmen getroffen.

Die Klägerin nahm ausweislich der Dokumentation der Beklagten und des Vortrags der Klägerin ein Kontrazeptivum („Pille"). Es ist seit langem bekannt[265], dass bei Operationen das thromboembolische Risiko um das 4- bis 6fache steigt, wenn vorher Kontrazeptiva eingenommen wurden. Das Arzneitelegramm[266] empfiehlt, 2–4 Wochen vor geplanten Operationen kombinierte orale Kontrazeptiva wegen des erhöhten Thromboserisikos abzusetzen.

Da die Wirkung der Kontrazeptiva auf das Gerinnungssystem innerhalb von 3 Wochen nach ihrem Absetzen verschwindet, besteht bei Wahleingriffen die naheliegende Möglichkeit, den Eingriff dementsprechend zu verschieben.

Der Klägerin musste deshalb, wegen der erheblichen Risikoerhöhung eine Thrombose zu erleiden, im Sinne der Alternativaufklärung geraten werden, das Kontrazeptivum rechtzeitig abzusetzen bzw. die Operation aus diesen Gründen dementsprechend zu verschieben.

Das Vorgehen der Beklagten ist dann nicht fehlerhaft, wenn sich die Klägerin trotz Alternativaufklärung aus persönlichen Gründen für den Eingriff unter Inkaufnahme des oben dargestellten erhöhten Thromboserisikos entschieden hatte oder hätte. Dabei ist zu berücksichtigen, dass die erforderliche Alternativaufklärung bereits bei der ambulanten Vorstellung 8 Wochen vor der dann durchgeführten Operation erfolgen musste. Damit blieb genügend Zeit für die Klägerin zum Absetzen des Kontrazeptivums, ohne den geplanten Termin zu gefährden.

Analoges gilt für andere Risikofaktoren, die durch besondere Maßnahmen deutlich vermindert oder eliminiert werden können.

6. Intra- und postoperative Nervenläsionen

■ Nervenausfälle im Bereich des Halses

> Bei einem 48-Jährigen wurde ein vergrößerter Lymphknoten im Halsbereich exstirpiert. In der Folge stellte sich eine Schädigung des N. accessorius mit Funktionsausfall des Trapezius heraus. Trotz einer Nerventransplantation konnte die Funktion des Nervs nicht wieder völlig hergestellt werden.

Bei relativer Indikation wurde der N. accessorius durchtrennt. Dies hätte vermieden werden können, wenn der Nerv in ausreichendem Umfang freigelegt worden wäre. Das alleinige Anschlingen ohne Freilegung im gesamten Operationsgebiet reichte nicht aus[267].

> Bei einer 19-jährigen Klägerin waren vergrößerte Lymphknoten am Hals, Nacken und in den Achselhöhlen festgestellt worden. Nach Aufnahme in einer chirurgischen Abteilung wurde aus der rechten Halsseite ein 3 × 2 × 0,8 cm großer Fettgewebsblock mit darin liegenden kleinen Lymphknoten entnommen, die histologisch keinen Hinweis auf Malignität zeigten. Im Weiteren musste eine Läsion des N. accessorius mit Parese des kranialen Anteils des M. trapezius diagnostiziert werden. Elektromyographisch lag keine komplette Nervdurchtrennung vor. Eine Neurolyse des N. accessorius blieb ohne Erfolg.

---

[265] Ammon 1986
[266] Arzneitelegramm Ausgabe vom 10. Februar 1995
[267] OLG Hamm, Urt. v. 3.3. 1993, AHRS 2360/101

Die Nervenschädigung wäre durch gute anatomische Kenntnisse und eine subtile Operationstechnik vermeidbar gewesen. Der Nerv hätte im Zweifelsfall vor der Lymphknotenentnahme freigelegt und somit seine Lokalisation bestimmt werden können.

Für die Entnahme eines Gewebsblockes in der oben angegebenen Größe bestand keine Notwendigkeit, es hätte völlig ausgereicht, einen Lymphknoten zu entfernen, um dadurch die mit der Entnahme eines größeren Gewebeblocks verbundene erhöhte Gefährdung des Nervs zu vermeiden[268].

Die Verletzung des N. accessorius per se lässt noch nicht auf einen Behandlungsfehler rückschließen. Vielmehr ist dessen Eintritt auch bei fehlerfreiem Vorgehen nicht auszuschließen. In einem weiteren konkreten Fall wurde der Verlauf des Nervs dargestellt und so eine versehentliche Verletzung oder Überdehnung des Nervs ausgeschlossen. Allein die Darstellung selbst beinhaltet allerdings das – geringer zu veranschlagende – Risiko, dass es dabei zu einer Schädigung des Nervs kommt[269].

Demzufolge kann bei einem ordnungsgemäßen Vorgehen die komplette Durchtrennung des N. accessorius vermieden werden, auch wenn der zu entfernende Lymphknoten in einer entzündlich veränderten Umgebung liegt[270].

■ Nervenausfälle in der Endoprothetik und Extremitätenchirurgie

Nervenläsionen treten bei Eingriffen an der unteren Extremität, vor allem aber bei Eingriffen am Hüftgelenk relativ häufig auf. Mit 2,1–3%[271] stellen sie die häufigste schwerwiegende Komplikation bei Implantationen von Hüftendoprothesen[272]. Dies und die zumindest aus Patientensicht unbefriedigende Rückbildung der Beschwerden in $^2/_3$ der Fälle mögen Gründe für relativ häufige Haftpflichtansprüche sein.

Dagegen werden auftretende Läsionen von Hautnerven und kleineren Nerven, z.B. N. cutaneus femoris posterior, N. cutaneus femoris lateralis, N. gluteus superior (Ausfall des M. tensor fasciae latae) u.U. erst bei einer neurophysiologischen Untersuchung erfasst, weil sie in ihren Folgen relativ gering bleiben.

> 5 Tage nach Implantation einer Totalendoprothese kam es zu einer Luxation, die eine Reposition in Narkose erforderte. 10 Tage postoperativ gestaltete sich die Mobilisation schwierig, die Patientin stürzte und zog sich dabei eine Radiusfraktur loco typico zu, die konservativ behandelt wurde. Bis zur Verlegung in die Anschlussheilbehandlung bestanden aus Sicht der behandelnden Klinik keine sensiblen oder motorischen Nervenausfälle.
> In der Nachbehandlungsklinik erschien die Patientin in aufrechter Körperhaltung unter Zuhilfenahme eines Gehwagens im Dreipunktgang mit einer Teilbelastung des linken Beines von ca. 30 kg. Ohne Begleitung konnten bei stark behindertem, unsicherem und unkoordiniertem Gangbild nur wenige Meter bewältigt werden. Treppensteigen war nicht möglich. Die neurologische Untersuchung ergab eine komplette Nervus-femoralis-Parese.

Die Analyse der Behandlungsunterlagen des Krankenhauses ließ mangels jeglicher ärztlicher Verlaufsdokumentation (im gesamten Krankenblatt fand sich keine brauchbare ärztliche Notiz über den Verlauf der Behandlung) keine Feststellungen zu, zu welchem Zeitpunkt der Nervenschaden überhaupt eingetreten ist und ob die gebotenen Kontrollen durchgeführt worden waren.

Zum Standard gehört eine postoperative Kontrolle der Nervenfunktion (Peroneus) am Operationstag, die Überprüfung des Femoralisnervs scheitert i. d. R. an der mangelnden Willkürinnervation, die schmerzbedingt von den Patienten häufig nicht ausgeführt wird. Spätestens am 2. postoperativen Tag ist eine solche Kontrolle erfahrungsgemäß möglich.

Grundsätzlich stellt der Nervenschaden bei sachgerechtem Vorgehen eine schicksalhafte typische Komplikation dar, insofern besteht Aufklärungspflicht. Dabei kommen ursächlich infrage:

- Nervenschädigungen durch Druck, Beiseitehalten des Nervs, Gefahr einer Schädigung des Nervs durch fortgeleiteten Druck. Nach Voroperationen kann der mit Narbengewebe bedeckte Verlauf des Nervs unsicher und dadurch das Risiko erhöht sein.
- Nervenschäden durch Dehnung, die von oben genannten Schäden meist nicht abgegrenzt werden können. Dehnungen des Gewebes und damit auch der Nerven entstehen bei Beinver-

---

[268] OLG Düsseldorf, Urt. v. 16.09. 1993, AHRS 2360/103 = VersR 1994, 353
[269] OLG Hamm, Urt. v. 28.9. 1994, AHRS 2360/112
[270] OLG Düsseldorf – 8 U 89/92 – n.v.
[271] Oldenburg u. Müller 1997
[272] Steinberg 1991

längerung oder beim Hebeln des Prothesenkopfes über die Kunstpfanne, durch Überdehnung des N. femoralis mittels Hebeln beim lateralen Zugang und/oder präoperativ vorliegender Beugekontraktur mit verkürzten Weichteilstrukturen bzw. verminderter physiologischer Dehnungsbeanspruchung.

- Bei besonderen anatomischen Verhältnissen kann, z.B. bei Dysplasiekoxarthrosen, die knöcherne mediale und/oder ventrale Begrenzung des Azetabulums fehlen. Beim Auffräsen der Pfanne ist das Gefäß-Nerven-Bündel direkt von der Fräse bedroht. Während sich die Schädigung des am weitesten lateral liegenden N. femoralis intraoperativ zunächst nicht bemerkbar macht, führt eine Läsion der nach medial hin nächstgelegenen A. femoralis i. d. R. zu einer so starken Blutung, dass der Operateur diese nicht übersehen kann. Eine vergleichbare, aber auch jede andere atypische anatomische Situation, kann infolge einer gelockerten Hüftgelenkpfanne entstehen. Je umfassender der eingetretene Knochenverlust ist und je weniger reguläre anatomische Strukturen den Einsatz von Hebeln an definierten Punkten ermöglichen, desto größer ist zwangsläufig die Gefahr, den N. ischiadicus oder N. femoralis durch Druck indirekt zu tangieren. Den ungünstigen anatomischen Verhältnissen ist auch die Gefahr anzulasten, die bei der Rekonstruktion der Pfanne, z.B. durch zur Befestigung von transplantierten Knochen in verschiedene Richtungen einzubringenden Schrauben, entsteht. Bereits beim Bohren können, trotz großer Vorsicht, die an der Innenseite des Beckens verlaufenden Nerven und Gefäße erfasst werden.
- Durch Verletzung mittelgroßer Gefäße oder deren Äste, vor allem der A. circumflexa femoris, können postoperativ relativ große, in der Tiefe liegende Hämatome entstehen und in Abhängigkeit von ihrer Lage zu einer Druckschädigung eines Nervs führen. Gleichermaßen kann auch ungünstiger Druck von außen, wie z.B. durch die intra- und postoperative Lagerung, u.U. in Kombination mit einer gewissen Gewebeschwellung an disponierten Stellen eine Nervendruckschädigung verursachen.

Voraussetzungen für die schicksalhafte Zuordnung der Läsion sind zeitgerechte Diagnose und ggf. Maßnahmen zur Minderung des Schadens bzw. regelrechte Kontrollen, obwohl trotz rascher Einleitung einer adäquaten Therapie der Erfolg bei Nervenausfällen unsicher bleibt. Im konkreten Fall war die Durchführung der Kontrollen mangels Dokumentation nicht zu belegen. Damit wurde, vermeidbar, die Chance eines günstigeren Verlaufs vergeben.

Fehler bei der postoperativen Überwachung und Kontrolle der Nervenfunktion stellen etwa die Hälfte aller von der Gutachterkommission der Ärztekammer Nordrhein beanstandeten Fälle[273]. Häufig bleibt der Schädigungsmechanismus aufgrund fehlender Dokumentation unklar. Eine Prüfung von Sensibilität und Motorik bei gefährdeten Patienten (Lagerung, Gipsverband etc.) sollte i. d. R. bei der Visite erfolgen. Deren Ergebnis kann nur dann vom Sachverständigen bewertet werden, wenn das Resultat auch Eingang in die Dokumentation gefunden hat.

Ob die Forderung von Rehn[274] nach stündlicher Kontrolle der Nervenfunktion aufgrund der heute gegebenen ökonomischen Grenzen beim Routinepatienten umgesetzt werden kann, muss bezweifelt werden. Bei den derzeitigen Personalschlüsseln scheiden engmaschige Kontrollen bei Routinepatienten praktisch aus. Im Hinblick auf die Begrenztheit der Mittel muss dennoch überlegt werden, mit welchem finanziellen Einsatz welcher Erfolg zu erwarten ist. Unter diesen Gesichtspunkten muss am Operationstag bei allen Patienten mindestens eine Kontrolle wichtiger Nervenfunktionen erfolgen, da nur so zwischen intraoperativer und postoperativer Schädigung differenziert werden kann. Eine weitere Kontrolle sollte zusätzlich am Abend des Operationstags durch den Dienstarzt erfolgen. Bei Feststellung einer Nervenfunktionsstörung ist umgehend eine neurologische Konsiliaruntersuchung und der Ausschluss einer hämatombedingten Kompression, z.B. durch Sonographie, zu veranlassen.

Bei Extremitätennervenschäden muss berücksichtigt werden, dass z.B. eine Wadenbeinnervlähmung auch bei korrekter Lagerung des Beines innerhalb weniger Stunden eintreten kann und die Rückbildungsfähigkeit von der Schädigungsdauer abhängt.

Bei Anlegen eines Gipsverbandes hat im Bereich des Fibulaköpfchens eine spezielle Polsterung zu erfolgen.

Kommt es nach Anlegung eines Unterschenkelgipsverbandes bei dem Patienten zu einer Lähmung des N. peroneus, so ist nach den Grundsät-

---

[273] 1999b
[274] Rehn u. Harrfeldt 1980

zen über den Beweis des ersten Anscheins davon auszugehen, dass die Schädigung auf eine fehlende oder unzureichende Polsterung des Wadenbeinköpfchens oder eine unsachgemäße Modellierung des Gipsverbandes zurückzuführen ist[275].

■ Ausfälle nach Eingriffen an der Wirbelsäule

> Bei einer Patientin im mittleren Lebensalter wurde ein ausgeprägter Bandscheibenvorfall mit Sequesterausbildung L4/5 operativ angegangen. Intraoperativ kam es zu einer Verletzung der Dura, die entsprechend versorgt worden war. Bereits präoperativ wurde durch Myelographie eine Beteiligung auch der Bandscheibe L5/S1 im Bereich der Nervenwurzel S1 links festgestellt, die aber nicht als operationspflichtig angesehen worden war.
> Postoperativ kam es zu einer Verschlechterung des subjektiven Befundes und zu neurologischen Ausfällen, die über Wochen ohne Besserung konservativ therapiert worden waren.
> Eine schließlich durchgeführte Kernspintomographie zeigte einen zunehmenden Bandscheibenvorfall L5/S1 ohne behandlungsbedürftige Folgen im Bereich des Operationsgebietes L4/5. Nach operativer Ausräumung der Etage L5/S1 stellte sich eine Besserung, jedoch keine vollständige Rückbildung der vorliegenden Symptomatik ein.

Die Sorgfaltspflicht erfordert, dass eine postoperativ festzustellende Befundverschlechterung mit neurologischen Ausfällen einer sofortigen adäquaten Diagnostik und Therapie zugeführt werden muss, um alle Erholungschancen zu wahren. Im Zweifel muss die operative Revision umgehend angeraten bzw. durchgeführt werden.

Im konkreten Beispiel steht aufgrund der, wenngleich verzögert, durchgeführten Kernspintomographie mit großer Wahrscheinlichkeit fest, dass behandlungsbedürftige Folgen der Operation bei der späteren Klägerin nicht eingetreten waren, insofern hatte die Unterlassung der Abklärung, bezogen auf den operativen Eingriff, keine Folgen.

Ex post muss sich aber zeitgleich mit der Versorgung der Etage L4/5 eine erhebliche Verschlechterung der Situation in Höhe L5/S1 ergeben haben, z.B. im Rahmen der Lagerung, oder nach dem operativen Eingriff bei der Umlagerung. Diese war wesentlich für die postoperativ aufgetretene Symptomatik der Klägerin verantwortlich, ihr Eintreten schicksalhaft, weil nicht vermeidbar. Unabhängig von der Genese der Störung war aber zwingend eine kurzfristige Abklärung erforderlich, die unterlassen worden war.

Damit wurde fehlerhaft die Chance einer frühzeitigen Operation und einer damit einhergehenden besseren Erholung der Nervenfunktion vergeben.

> Bei einer ventralen Fusion in Höhe C3/4 und C4/5 kam es bei der massiv osteochondrotisch veränderten Wirbelsäule des Klägers zu einer Verletzung der Dura. Unmittelbar postoperativ erlitt der Kläger eine deutliche Verschlechterung im Sinne einer weitgehenden Querschnittslähmung. Computertomographisch konnte lediglich eine relative knöcherne Enge des rechten Lateralrezessus C4/5 dargestellt werden. Weil Bandscheibengewebe nicht sicher von Blutresten bzw. ödematöser Weichteilschwellung abgegrenzt werden konnte, erfolgte ein konservativer Therapieversuch mit Fortecortin und HAES. 11 Tage p.o. kam im NMR eine deutliche Einengung des Zervikalmarks in Höhe 4/5 zur Darstellung, die tags darauf durchgeführte Myelographie zeigte einen kompletten Kontrastmittelstopp in gleicher Höhe der dann zur Spondylektomie führte, ohne dass sich der neurologische Status besserte.

In Anbetracht einer gravierenden neurologischen Symptomatik nach dem Ersteingriff ist eine sofortige adäquate Diagnostik unabdingbar. Da CT und NMR, wie im genannten Fall, zweifelhafte Hinweise geben können, ist eine Myelographie erforderlich. Kann eine potenziell behebbare Raumforderung nicht sofort und zwingend ausgeschlossen werden, kann nur die sofortige operative Revision die Chance einer deutlichen neurologischen Erholung wahren.

Nichthandeln bei an der Wirbelsäule postoperativ neu hinzugetretenen Störungen verstößt gegen grundlegende medizinische Erkenntnisse.

---

[275] OLG Zweibrücken, Urt. v. 30. 6. 1982, AHRS 2440/16

7. Verzögerung der Behandlung

Eine deutliche Verzögerung bei der Durchführung einer korrekten Behandlung, die für den Patienten wahrnehmbar wird, führt immer wieder bei unbefriedigendem Ergebnis zu der Vermutung eines Zusammenhangs zwischen Verzögerung und Ergebnis.

> Ein 50-Jähriger erlitt bei einem Sturz einen Strecksehnenabriss am linken Mittelfingerendglied. Nach 10 Tagen insuffizienter Ruhigstellung in einer gepolsterten Fingerschiene/Weiterbehandlung mit Stack-Schiene. Letztlich verblieb ein Streckdefizit von 20°, das zur Klage führte.

Ohne Zweifel erforderte die Sorgfaltspflicht von Anfang an eine korrekte Ruhigstellung. Damit kommt die zunächst fehlerhafte Schiene der Situation eines vermeidbaren verspäteten Behandlungsbeginns gleich.

Allerdings war der verspätete Behandlungsbeginn für das eingetretene Ausheilungsergebnis nicht kausal, weil nach wissenschaftlichen Untersuchungen[276] ein früherer Behandlungsbeginn in der Größenordnung von 10 Tagen zu keinem besseren Behandlungsergebnis im Falle des Klägers geführt hätte.

Wenngleich demzufolge die Haftung mangels Folgen entfiel, musste sich der behandelnde Arzt dem Verfahren stellen.

Verzögerungen treten auch auf, wenn z.B. eine konservative Radiusfraktur redisloziert, die Fehlstellung sich im Röntgenbild darstellt und die Alternative einer operativen Korrektur mit Osteosynthese dem Patienten nicht umgehend aufgezeigt wird. Ob der Patient sich dann für dieses Verfahren entscheidet, ist seine Sache. Der fehlende Rat zur Operation stellt regelmäßig einen Behandlungsfehler dar.

Vorwürfe in diesem Bereich sind sicher zu vermeiden, wenn im Zweifel umgehend gehandelt wird.

8. Zur Sorgfalt bei der Abfassung ärztlicher Mitteilungen

> Ein 6-jähriger Junge wurde mit einer verletzungsbedingten Schwellung und Schmerzen am rechten Fuß vorgestellt. Anhand der Röntgenaufnahmen wurde von dem Dienst habenden Arzt eine einfache Verstauchung und Prellung diagnostiziert und diese mit Tapeverband versorgt. Bedenken gegen eine geplante Urlaubsreise am nächsten Tag wurden vom Arzt nicht erhoben, sodass diese angetreten wurde.
> Die Kontrolle der Röntgenaufnahme in der Klinik ergab 2 Tage später die Feststellung einer epiphysären dislozierten Fraktur im Bereich der proximalen Grundphalanx mit Beteiligung der Epiphysenfuge und Ausbildung eines winzigen metaphysären Keils, entsprechend Typ Aitken III. Die umgehende Benachrichtigung der Eltern führte urlaubsbedingt zu einer Verzögerung der Wiedervorstellung von 4 Wochen. Die angeratene operative Revision wurde angesichts der bereits fortgeschrittenen Heilungsvorgänge abgelehnt.
>
> Bis zu der Nachuntersuchung gut ein Jahr später hatte sich eine medial-plantar gelegene, knöcherne Brückenbildung im Bereich der Wachstumsfuge des Großzehengrundgliedes rechts mit Verbreiterung der angrenzenden Metaphyse bei Teilseptierung der Epiphyse und leichte Formabweichung eingestellt.
> Ein längerfristiges asymmetrisches Wachstum der Großzehe war damit nicht auszuschließen, dies führte zum Feststellungsantrag des Klägers.

Die Kontrolle der im Bereitschaftsdienst angefertigten Röntgenbilder, z.B. in einer Röntgenbesprechung oder durch einen sachkundigen Facharzt, gehört zum Standard. Soweit war die Organisation der beklagten Klinik einwandfrei. Die Folgen der zunächst nicht erkannten Fraktur für die Klinik wären vermeidbar gewesen, wenn man auf die Notwendigkeit einer Überprüfung der Röntgenbilder und die sich daraus möglicherweise noch ergebenden Konsequenzen hingewiesen hätte. Das Risiko, ohne abschließende Klärung der Verletzungsfolgen in den Urlaub zu fahren, hätte dann bei den Eltern gelegen.

Unter Umständen hätte auch eine Kontrolle durch den herbeigerufenen Hintergrunddienst, der i. d. R. den Facharztstandard sicherstellt, erfolgen können.

---

[276] Garberman et al. 1994

Wegen seit Jahren rezidivierender Schmerzen im Schulter-Nacken-Bereich rechts erfolgte eine neurochirurgische Abklärung, die ein Rotatorenmanschettensyndrom und eine AC-Arthrose rechts bei allgemeiner HWS-Degeneration ergeben hatte.

Nach Aufnahme zur Behandlung der Schulterproblematik wurde in der Klinik bei einem schmerzhaften Bogen von 90–100° die Diagnose AC-Gelenkarthrose und Engpasssyndrom bestätigt. Radiologisch kamen im Bereich des Akromioklavikulargelenks diskrete degenerative Veränderungen zur Darstellung.

Unter der Diagnose AC-Gelenkarthrose wurde dann eine laterale Klavikularesektion mit Glättung der akromialen Gelenkfläche durchgeführt.

Die schriftliche Entlassungsdiagnose lautete wiederum AC-Gelenkarthrose rechts, subakromiales Engpasssyndrom. Als durchgeführte Therapie wurde eine AC-Gelenkresektion und eine Akromioplastik nach Neer (!) angegeben.

Wegen weiter bestehender Beschwerden konnte der Patient seine Arbeit als Kranführer nicht wieder aufnehmen. Der niedergelassene Orthopäde führte eine nochmalige Abklärung der Halswirbelsäule durch, ein Therapieversuch mit perkutaner Laserdekompression wurde erwogen, letztlich aber wieder wegen der hauptsächlich knöchern verursachten Enge des Spinalkanals verworfen. Bei weiteren Vorstellungen in der Klinik wurden keine weiteren Therapiemöglichkeiten aufgezeigt, auch nicht nach einer schließlich auf Veranlassung des Hausarztes durchgeführten Kernspintomographie. Diese erbrachte den Nachweis einer relativen Stenose im Durchgangsbereich des M. supraspinatus mit ödematösen Sehnenveränderungen im Sinne eines Impingementsyndroms.

Nachdem eine diagnostische Lokalanästhesie in den subakromialen Bereich dem Patienten für mehrere Stunden Beschwerdefreiheit brachte, hatte man sich zur neuerlichen stationären Aufnahme in einer anderen Klinik entschlossen, um im Bereich des Schulterdaches zu revidieren. Intraoperativ fand sich ein sehr enger subakromialer Raum mit einer hypertrophen Bursa subacromialis et subdeltoidea. Nach Neer-Operation war der Patient nach Rekonvaleszenz im alten Beruf wieder arbeitsfähig.

Es blieb unverständlich, warum die gebotene Abklärung des Subakromialsyndroms vor dem ersten Eingriff unterblieben war, weil eine Testinjektion rasch Klarheit erbringen hätte können. Die Notwendigkeit der Abgrenzung der beiden Krankheitsbilder vor einem operativen Eingriff gehört zum Minimalstandard, das Unterlassen derselben ist fehlerhaft.

Völlig unverständlich wird der Behandlungsablauf schließlich mit der fehlerhaften Darstellung der durchgeführten Operation im Entlassungsbericht. Die nicht durchgeführte Therapie einer Akromioplastik nach Neer wurde auch in einem weiteren Bericht 4 Monate später angegeben.

Der niedergelassene Orthopäde durfte und musste sich auf diese Information gemäß des Vertrauensgrundsatzes verlassen. Er musste davon ausgehen, dass eine sachgerechte Therapie an der Schulter durchgeführt worden war. Nachvollziehbar war deshalb, dass sich im Weiteren bei unverändert bestehendem Beschwerdebild eine neuerliche Diagnostik der Halswirbelsäule mit apparativ-technischer und neurologischer Abklärung anschloss.

Angesichts der Expertenstellung der Klinik gegenüber dem niedergelassenen Kollegen und der wiederholten ambulanten Vorstellungen verwundert es nicht, dass erst ein knappes Jahr später bei ausbleibendem Behandlungserfolg die oben genannte neuerliche Kernspintomographie durchgeführt wurde.

Insgesamt kam es zu einer zeitlichen Verzögerung von knapp 1,5 Jahren, deren Kosten vonseiten der Krankenkasse einschließlich vergeblicher weiterer diagnostischer Abklärungen mit ca. DM 100.000,- beziffert werden.

Im konkreten Fall war es die Krankenkasse, die eine weitere rechtliche und fachliche Abklärung des Falles mit dem Ziel „die vergeblich aufgewendeten Mittel" zurückzubekommen, betrieb.

Die fehlende Sorgfalt bei der Abfassung ärztlicher Mitteilungen kann zu einem erheblichen Problem werden, wenn sich daraus Schwierigkeiten für den Patienten ergeben. Insbesondere bei schriftlicher Dokumentation liegt der Fehler auf der Hand, sodass für den Patienten Beweisprobleme entfallen.

Schwierigkeiten können auch auftreten, wenn zwar der Inhalt des Arztbriefes korrekt ist, dieser aber zu spät oder viel zu spät bei den Adressaten eintrifft und dadurch Verzögerungen mit negativen Folgen für den Patienten resultieren.

9. Injektionen und Punktionen

Auf dem Boden von Verschleißveränderungen können intraartikuläre Reizzustände auftreten, die zu einer deutlichen Zunahme von subjektiven Beschwerden, einer Verdickung der Gelenkbinnenhaut und zur Ausbildung eines Gelenkergusses führen können. Die intraartikuläre Injektionsbehandlung stellt in diesen Fällen eine allgemein übliche Behandlungsform dar.

In manchen Praxen gehören Injektionen, vor allem auch intraartikuläre und Punktionen zum täglichen Spektrum.

Zur Behandlung des skizzierten Reizzustandes werden u.a. Corticoide eingesetzt, weil mit diesen i. d. R. ein rasches Abklingen des Reizzustandes und damit der subjektiven Symptomatik erreicht werden kann.

Intraartikuläre Injektionen sind aber wegen des damit verbundenen Risikos umstritten und erfordern deshalb eine sorgfältige Indikationsstellung. Letztlich muss der Patient nach entsprechender Aufklärung über Risiken (hier: Gefahr der Gelenksversteifung in Folge einer Entzündung, s. Kap. 5) und Chancen sowie mögliche Alternativen selbst entscheiden, welche Behandlung er durchführen lassen und ob er das damit verbundene Risiko tragen will.

■ Alternativaufklärung und Indikation von intraartikulären Injektionen

Zielt der Therapieansatz in erster Linie auf den entstandenen Reizzustand bei Verschleißveränderungen, darf nicht vergessen werden, dass auch physikalische Therapiemaßnahmen und/oder eine nicht intraartikuläre medikamentöse Behandlung als Alternative infrage kommen. Letztere geht gerade nicht mit dem Risiko einer Gelenkversteifung einher. Daran kann der Vorteil der intraartikulären Injektionstherapie mit der raschen Zurverfügungstellung eines hoch potenten Medikaments/ Corticoids am Ort des Geschehens nichts ändern.

Unterbleibt die Besprechung der Alternativen, drohen im Schadensfall, analog wie bei unterlassener Risikoaufklärung, Haftpflichtansprüche.

> Ein 45-jähriger Mann hatte bei einer deutlichen Valgusfehlstellung links mehr als rechts einen beginnenden lateralen Kniegelenkverschleiß entwickelt. Wegen der subjektiven Beschwerden links erfolgte eine intraartikuläre Injektion mit Meaverin und Prednisolon. In deren Folge kam es zu einer Infektion mit Staphylococcus aureus und nachfolgender Arthrose.

Neben nichtinvasiven Behandlungsalternativen wäre in Anbetracht der ungünstigen biomechanischen Situation durch die Achsfehlstellung auch eine operative Umstellungsoperation anzuraten gewesen. Nur so hätte, allerdings unter Inkaufnahme des Operationsrisikos, die längerfristige Chance bestanden, durch Verbesserung der Lastverteilung das weitere Fortschreiten der Arthrose zu verhindern.

Dagegen versprach die Behandlung des Reizzustandes mit Corticoiden zwar einen raschen Erfolg, der allerdings innerhalb von Wochen und Monaten in den Vorzustand einmündet.

> Ähnlich verhält es sich mit dem bereits unter Kap. 7, Abschnitt Klinischer Befund und Therapie, vorgestellten degenerativen Innenmeniskusschaden. Radiologisch kam ein regelrechter Befund zur Darstellung. Ein klinischer Befund wurde nicht dokumentiert. Es erfolgte eine „Spritzenkur" mit engmaschigen intraartikulären Injektionen.
> Im Weiteren stellte sich ein Gelenkempyem ein. Die chirurgische Therapie bestätigte dabei den diagnostizierten Innenmeniskusschaden.

Angesichts der Diagnose war die hier durchgeführte Injektionstherapie nicht indiziert, der diagnostizierte Meniskusschaden damit nicht angehbar. Für einen intraartikulären Reizzustand bestanden keine Hinweise.

Die engmaschigen Injektionen in Verbindung mit Corticoidapplikation stellen zudem eine erhebliche Risikoerhöhung zulasten des Patienten dar, eine intraartikuläre Infektion zu erleiden (zur Injektionsfrequenz s.u.).

■ Anforderungen an die Hygiene

Bei Auftreten einer Gelenkinfektion mit Folgen wird gelegentlich eine ungenügende Hygiene ursächlich vermutet. Die Beweisführung für den Patienten ist bei der Vielzahl der erforderlichen Maßnahmen allerdings schwierig. Am ehesten kann noch mit Zeugen, und sei es Personal aus der Praxis des Arztes, überprüft werden, ob Mundschutz, Handschuhe und ggf. sterile Wäsche getragen worden sind. Ob die erforderliche Mindesteinwirkzeit des Desinfektionsmittels von 60 Sekunden eingehalten worden ist, wird ex post kaum bewiesen werden können.

Sterile Handschuhe sind neben einer entsprechenden Vorbereitung des Punktionsareals heute in jedem Fall dringend zu empfehlen. Ein Mundschutz sollte nicht nur bei Infektionen der Atemwege des Personals, sondern immer dann getragen werden, wenn im Rahmen der Punktion ein Spritzenwechsel (Dekonektion) durchgeführt werden muss. Nur teilweise wird auch sterile Wäsche gefordert[277]. Letztere ist nach den Empfehlungen zur Durchführung von intraartikulären Injektionen und Punktionen der Deutschen Gesellschaft für Orthopädie und Traumatologie und des Berufsverbandes der Ärzte für Orthopädie u.a.[278] nicht erforderlich. Geeignete wissenschaftliche Untersuchungen, die den Nutzen einzelner Maßnahmen methodisch einwandfrei belegen, fehlen allerdings.

Daneben muss

- die Injektionsstelle ausreichend frei liegen (Vermeidung einer Kontamination durch Kleidungsstücke),
- eine Kontaminationsgefahr von der Kleidung des Arztes, insbesondere der Ärmel, vermieden werden,
- die Injektionsstelle ausreichend im Sprüh- oder Wischverfahren desinfiziert werden, wobei die Einwirkzeit des verwendeten Präparats nicht unterschritten werden darf,
- eine hygienische Händedesinfektion des Arztes erfolgen.

Ein konsequentes Vorgehen in der Praxis sollte eine regelmäßige dementsprechende Unterweisung und Schulung der Mitarbeiter einschließen, weil dies nicht nur der Sicherung des Sorgfaltsstandards dient und damit den Patienten zugute kommt, sondern dieser dann jederzeit durch Zeugenvernehmung belegt werden kann.

■ Besonderheiten beim Einsatz von Corticoiden in Gelenken und Hohlräumen

Intraartikuläre Infektionen werden häufig im Zusammenhang mit der Verwendung von Corticoiden ohne ausreichenden Sicherheitsabstand zwischen den Injektionen beobachtet.

Vonseiten der Hersteller werden Mindestabstände von i.a. Glucocorticoidinjektionen angegeben, die zwischen 1 und 4 Wochen schwanken. Pro Jahr und Gelenk sollen nicht mehr als 3–4 Injektionen erfolgen. Als Ursache für die Einhaltung des Mindestabstands werden, wenn überhaupt, vonseiten der Firmen die Auslösung kataboler Stoffwechselvorgänge der Chondrozyten mit der Folge von Knorpelschäden angegeben, ohne dass bislang Literaturberichte zur Wertigkeit dieser Schädigungsmöglichkeit in Abhängigkeit der applizierten Menge vorliegen.

Praktisch steht das potenziell erhöhte Infektionsrisiko des betroffenen Gelenks infolge der Immunsuppression durch eine systemische und lokale Corticoidwirkung im Vordergrund.

Steer u. Mitarb.[279] konnten anhand laborchemischer Parameter nach intraartikulärer Injektion von 40–240 mg Methylprednisolonacetat bei Patienten mit rheumatischer Arthritis im Blut mehr als 96 Stunden nach Injektion Konzentrationen nachweisen, die, neben einer signifikanten Suppression der Achse Hypophyse/ACTH/Nebenniere, eine Änderung der Abwehrleistung bewirkten. Messbare Serumspiegel nach intraartikulärer Applikation von Corticoiden erreichen über 7 Tage Spiegel, die ausreichen, wesentliche Leukozytenfunktionen zu hemmen[280]. Für die Gelenkhöhle, aus der die Resorption erfolgt, müssen sich demnach wesentlich höhere Spiegel ergeben, die mit einer deutlichen Hemmung der Immunfunktion einhergehen[281].

Wohl aus diesen Gründen wird vor einer kurzfristigen Wiederholung einer Cortisoninjektion in dasselbe Gelenk gewarnt[282]. Keine Gefahr wird bei einem Intervall von mehr als 4 Wochen gesehen.

Da andererseits über diesen Zeitraum die Wirkung zumindest teilweise weiter besteht, besteht auch von der Indikation her keine Veranlassung neuerlich zu injizieren. Auch eine Zweitinjektion mit einem Präparat aus einer anderen Wirkstoffklasse unterliegt insofern der gleichen Regel, als die Injektion auf die abwehrgeschwächte Gelenkhöhle trifft.

Wer damit ohne Not oder erkennbaren Grund den angegebenen Zeitraum von 4 Wochen nicht einhält, wird sich bei Verwirklichung des Infektionsrisikos nicht entlasten können. Auch der Einwand, dass häufiger kurzfristig in Kombination mit Corticoiden intraartikulär injiziert wird, kann an der vermeidbaren und i. d. R. unbegründeten

---

[277] Westphal et al. 1992
[278] Bernau/Rompe et al. 1988
[279] Steer et al. 1998
[280] Derendorf et al. 1990
[281] Roßkopf 1999, pers. Mitteilung
[282] Ammon 1986

Risikoerhöhung nichts ändern, sie bleibt dennoch fehlerhaft und führt deshalb im Schadensfall regelmäßig zur Haftung. Ob das Einhalten von Mindestfristen praxisgerecht sein mag oder nicht, spielt angesichts der Gefährdung des Patienten durch ein zwar insgesamt relativ seltenes, aber in seinen Auswirkungen u.U. erhebliches Risiko keinerlei Rolle, weil ein dadurch begründeter Vorteil für den Patienten im Austausch gegen das Risiko nicht annähernd wissenschaftlich gesichert ist.

Für Hohlräume, wie sie z.B. eine Bursa praepatellaris darstellt, verhalten sich die pharmakologischen Verhältnisse und damit die Sorgfaltspflichtregeln analog.

■ Injektionen bei Sonderfällen

Marcumar steht wegen der damit verbundenen Hämatomgefahr für einen potenziell risikoerhöhenden Faktor auch bei Injektionen, vor allem aber bei intramuskulärer Applikation. In Zusammenhang mit Corticoiden kann sich durch die Infektionsgefahr in Kombination mit der Ausbildung eines Hämatoms ein spezielles Risiko verwirklichen.

Schon um potenziellen Problemen bei der Risikoverwirklichung aus dem Weg zu gehen, ist eine besondere Zurückhaltung geboten.

> Nach mehrwöchiger intensiver, aber erfolgloser physikalischer Therapie einer Trochanterinsertionstendinose wurde bei einem Marcumarpatienten mit erheblichen Beschwerden nach Aufklärung über das Entzündungsrisiko eine lokale Infiltration durchgeführt. Im weiteren Verlauf kam es zu einer multiplen Abszedierung in der gesamten Oberschenkelmuskulatur, die mehrfache chirurgische Interventionen erforderte.

Die Begutachtung durch die zuständige Schlichtungsstelle bewertete die Injektion angesichts des bekannten Risikos als groben Behandlungsfehler, weil nie ausgeschlossen werden könne, dass infolge Verletzung auch kleinster Blutgefäße durch die Kanüle Hämatome entstehen können.

Diese Bewertung mag zwar nahe liegen, hält einer genaueren Überprüfung aber nicht stand. Raj u. Mitarb.[283] beschreiben in ihrer Arbeit, dass über die Sicherheit von intramuskulären Injektionen bei Patienten unter Antikoagulanzientherapie in Bezug auf mögliche Hämatomausbildungen bis zum damaligen Zeitpunkt keine Daten vorlägen. Anhand einer Gruppe von 41 erwachsenen Patienten unter Antikoagulanzientherapie wurden 0,5 ml Influenzavakzine intramuskulär appliziert. Im Ergebnis konnte keine signifikante Veränderung des Armumfangs festgestellt werden. Es fanden sich keine klinisch erfassbaren lokalen Komplikationen. Die Autoren schließen daraus, dass eine intramuskuläre Influenzaimpfung trotz Antikoagulanzientherapie ohne das Risiko von lokalen Blutungskomplikationen durchgeführt werden könne.

Delafuente u. Mitarb.[284] schließen aus ihrem Vergleich zwischen subkutaner und intramuskulärer Applikation von Influenzavakzinen bei antikoagulierten Patienten, dass die intramuskuläre Gabe gewöhnlich nicht mit lokalen Blutungskomplikationen einhergeht.

Im Übrigen stellte sich im konkreten Fall bei der weiteren Prüfung heraus, dass weniger, wenn überhaupt, ein Hämatom, sondern eine erhebliche Abwehrschwäche die entscheidende Rolle für den weiteren Verlauf gespielt hatte. Für das Vorliegen einer ungewöhnlichen Abwehrschwäche sprach das Auftreten von mehreren Abszedierungen in verschiedenen Bereichen der Oberschenkelmuskulatur.

Von einer über das bekannte Infektionsrisiko hinausgehenden erheblichen Abwehrschwäche konnte und musste der behandelnde Arzt nicht ausgehen, weil Anhaltspunkte in diese Richtung nicht erkennbar waren.

Auch aus der gegebenen Risikohöhe anhand des konkreten Falls des Patienten lässt sich nichts Weiteres ableiten, zumal das greifbare Risiko typischerweise „nur" die Ausbildung einer Weichteilentzündung ggf. mit Abszessentwicklung umfasste, die sich dann letztlich auch verwirklicht hatte, die aber durch klassische chirurgische Intervention in der Regel ohne größere Folgen abheilt.

Damit lagen die potenziellen, greifbaren Folgen bei Eintritt des Entzündungsrisikos im Rahmen der Behandlung deutlich niedriger als z.B. bei einer intraartikulären Injektion, bei der eine Versteifung als typisches Endergebnis eine erhebliche und dauerhafte Behinderung des Patienten mit sich bringen kann.

Das Beispiel zeigt, dass bei gegensätzlicher Einschätzung der Sachlage ein Parteiengutachten zu einer Entlastung des betroffenen Arztes beitragen kann. Dabei muss dann je nach Lage des Falls die aktuelle Literatur hinzugezogen werden.

---

[283] Raj et. al.1995
[284] Delafuente et. al. 1998

> Nach einer subakromialen Dekompression litt der Patient am ersten und zweiten Tag postoperativ unter starken Schmerzen. Bei reizfreien Wundverhältnissen wurde deshalb eine Infiltration mit Carbostesin durchgeführt. Im weiteren Verlauf kam es zur Infektion mit mehrfachen chirurgischen Interventionen.

Ursächlich kann ex post sowohl der Eingriff, aber auch die nichtindizierte postoperative Injektion als Infektionsauslöser in Betracht kommen. Da die Injektion im Vergleich zu einer klassischen Schmerztherapie keinerlei Vorteile erkennen lässt, war sie nicht indiziert. Von einem solchen Vorgehen ist dringend abzuraten.

10. Zur peri- und intraoperativen Sorgfalt

■ Minimierung des potenziellen Risikos

Bei der Planung und Vorbereitung eines operativen Eingriffs erfordert die Sorgfalt, das unvermeidliche Restrisiko so gering wie möglich zu halten. In der Praxis bedeutet dies, dass vor allem die Einnahme von Medikamenten, z.B. eines Ovulationshemmers (Näheres s. Abschnitt Sonderfälle Thromboseprophylaxe) oder eines Thrombozytenaggregationshemmers überprüft und ein rechtzeitiges Absetzen mit den Patienten besprochen wird. Soweit der Patient davon aus persönlichen Gründen keinen Gebrauch machen will, muss über das dadurch bedingte besondere Risiko aufgeklärt werden. Wurde entgegen der Absprache das Medikament vom Patienten nicht rechtzeitig abgesetzt, sollte die Operation nur dann durchgeführt werden, wenn der Patient eine Verschiebung ablehnt und aus persönlichen Gründen, analog einer primären Ablehnung der Maßnahme, die Operation trotz des erhöhten Risikos wünscht. Dieser Wunsch ist insofern verständlich, da die Risikoerhöhung nach unseren Erfahrungen relativ gering ist und z.B. eine internistische Abklärung einer erhöhten BSG häufig ohne fassbare Ursache endet.

> Nach der stationären Aufnahme einer 60-jährigen Patientin, die an chronischer Polyarthritis litt, wurde neben einer BSG von 42/76 ein Harnwegsinfekt mit Escherichia coli und ß-hämolysierenden Streptokokken der Gruppe B diagnostiziert. Dennoch wurde ein künstliches Hüftgelenk unter perioperativer Antibiotikagabe implantiert. Im weiteren Verlauf kam es zu einem Wundinfekt mit Staphylococcus aureus, der trotz Revision der oberflächlichen Weichteile zu einer tiefen Infektion und dem Verlust des Implantats führte.
> Die Patientin verklagte die Klinik, weil weder der Harnwegsinfekt vor dem Eingriff ausreichend behandelt noch die Erhöhung der BSG abgeklärt worden war und so das Risiko eine Infektion im Operationsgebiet zu erleiden vermeidbar erhöht gewesen wäre.

Angesichts der chronischen Polyarthritis, die je nach Krankheitsaktivität mit einer erhöhten Blutsenkungsgeschwindigkeit einhergehen kann, stellte die Erhöhung der Blutsenkungsgeschwindigkeit im konkreten Fall keine Kontraindikation für eine Operation dar. Fehlt eine Erklärung für die BSG-Erhöhung, ist zumindest auf die Alternative einer internistischen Abklärung hinzuweisen mit einer u.U. möglichen Risikominimierung.

Das Restrisiko, dass pathologische Keime aus dem Urogenitaltrakt in den Operationsbereich gelangen und dort eine Infektion auslösen, hatte sich aber bei der Klägerin angesichts eines anderen Erregers dort nicht verwirklicht, sodass die fehlende Risikoverminderung durch vorherige Abheilung des Harnwegsinfektes ohne Folgen blieb.

> Wegen einer Ruptur des vorderen Kreuzbandes bei einem Sportunfall fand sich nach stationärer Aufnahme eine BSG von 106/141. Dennoch wurde der Kläger am Folgetag operiert. Im Weiteren kam es zu einer tiefen Infektion mit weiteren Folgeoperationen und einer bleibenden Beeinträchtigung.

Übliche und notwendige Voruntersuchungen vor einem Eingriff – unter anderem gehört dazu auch die Bestimmung der BSG – müssen im Ergebnis auch berücksichtigt werden. Es ist als Organisationsfehler zu werten, wenn erhobene pathologische Laborbefunde unberücksichtigt bleiben. Zunächst hätte die BSG, um eine Fehlbestimmung auszuschließen, wiederholt werden müssen. Hohe Werte könnten ein Hinweis auf einen vorhandenen Krankheitsprozess im Sinne einer Entzündung sein.

Ob die Ursache der hohen BSG für die Kniegelenkinfektion ursächlich gewesen war, sei möglich, nicht aber sicher, jedenfalls nicht ausschließbar.

Auch wenn die Bandrekonstruktion dringlich gewesen war, hätte diese gegenüber einem möglichen, zu vermutenden erhöhten Infektionsrisiko zurückstehen müssen. Denkbar wäre sowohl eine

Bakteriämie, die dann im Bereich der operativ traumatisierten Region zur Ansiedelung hätte führen können, aber auch eine Schwächung der Immunabwehrsituation.

Da die Operation ohne Risiko verschiebbar gewesen wäre, ist der Behandlungsfehler für alle Folgen der konkreten Operation kausal[285].

▪ Indikation und Alternativen

Die Indikationsstellung muss für den Sachverständigen nachvollziehbar sein, d.h. vor allem im Bereich der Chirurgie des Bewegungsapparates mit dem Röntgenbefund, im Übrigen mit den vorhandenen bzw. erforderlichen apparativ-technischen Untersuchungsbefunden, übereinstimmen.

So müssen Zweifel an der Ursächlichkeit einer mäßigen Koxarthrose für die Beschwerden des Patienten durch weitere Untersuchungen zur Differenzialdiagnose abgeklärt werden (z.B. intraartikuläre Testinjektion eines Lokalanästhetikums, weitere bildgebende Diagnostik).

Eine unklare Veränderung im Bereich der Wirbelsäule bedarf einer i. d. R. CT-gestützten Biopsie, zumindest die Möglichkeit im Verhältnis zu anderen muss besprochen werden. Überraschungsbefunde mit nicht vorhersehbaren Folgen gehen anderenfalls zulasten des Arztes.

Bei jüngeren Patienten muss die Möglichkeit einer gelenkerhaltenden Umstellungsosteotomie, ggf. mit Korrektureingriff an der Pfanne, z.B. durch Funktionsaufnahmen geprüft und, sofern diese infrage kommt, mindestens dem Patienten als Alternative bekannt gemacht werden (s. auch Kap. 5, Abschnitt Alternativaufklärung Gelenkerhalt).

Im Übrigen ist die Wahl der Therapiemethode primär Sache des behandelnden Arztes.

> Eine 54-jährige Patientin mit einem Querkolonkarzinom mit Metastasen in den regionalen Lymphknoten und einem drohenden Ileus wurde zur Operation aufgenommen. Nach Eröffnung der Bauchdecke fand sich ein Konglomerattumor mit Infiltration des Pankreaskopfes und der Hinterwand des Magenantrums. Lebermetastasen fanden sich nicht. Der Beklagte entschloss sich daraufhin zur Whipple-Operation in Verbindung mit einer Querkolonresektion. Ein Lymphknoten im Bereich der A. gastrica sinistra war bei der Schnellschnittuntersuchung positiv. Erst im weiteren Verlauf des Eingriffs zeigte sich, dass der Tumor auch hinter und links der Pfortader weiter wuchs und bis zum Stamm der A. mesenterica superior reichte. Schließlich musste der Eingriff im Ergebnis palliativ beendet werden. Der Zustand der Patientin besserte sich zunächst, kurz vor Entlassung, etwa 3 Wochen postoperativ, kam es aber zu inneren Blutungen, an denen die Patientin verstarb.

Für den kurativen Eingriff bestand eine Indikation. Das Ausmaß des Tumorbefalls, wie er intraoperativ festgestellt wurde, war präoperativ trotz Durchführung einer Computertomographie nicht bekannt. Mesenteriale Lymphknoten waren zwar nicht sicher auszuschließen, aber auch nicht festzustellen. Höhere Belastungen gegenüber einer rein palliativen oder primär palliativen Therapiealternative finden ihre sachliche Rechtfertigung in besseren Heilungs- und Erfolgschancen. Selbst wenn die palliative Operation eine echte Alternative gewesen wäre, wäre die Wahl der kurativen Operation kein Behandlungsfehler, weil sie jedenfalls nicht kontraindiziert war und bessere Heilungschancen bot.

Aber selbst wenn der kurative Eingriff anstelle des palliativen Eingriffs ein Behandlungsfehler gewesen wäre, würde die Haftung der Beklagten an der fehlenden Ursächlichkeit des Eingriffs für den Tod der Patientin scheitern. Weil eine Sektion auf Wunsch der Angehörigen unterblieben war, waren Blutungsquelle und damit Ursache der Blutung ex post nicht feststellbar.

Auch ein Abbruch der Operation war nicht angezeigt, weil der Operateur zunächst nur das Karzinom am Querkolon mit Infiltration des Pankreas und des Magenantrums feststellen konnte. Die Tumorinfiltration bis zur A. mesenterica superior war zu diesem Zeitpunkt nicht erkennbar, zumal die A. hepatica und Pfortader unauffällig waren[286].

▪ Vermeidung von Virustransmissionen

Bei unerwünschten Virustransmissionen stehen Fremdblutgaben, was die Häufigkeit betrifft, im Vordergrund.

Rechtzeitig muss daher überlegt werden, welche Maßnahmen zur Vermeidung einer intra- oder postoperativen Fremdblutgabe ergriffen werden sollen. Im Vordergrund steht dabei, soweit der Patient dafür infrage kommt, die Eigenblutspende. Sie muss, wenn ein entsprechender Blutverlust ernsthaft in Betracht kommt, angeraten und ggf. organisiert werden. Weitere Maßnahmen wie in-

---
[285] OLG München, Urt. v. 28.7.1994, AHRS 2440/117
[286] LG Tübingen, Urt. v. 17.8.1994, AHRS 2365/108

traoperative Sammlung und Reinigung der Erythrozyten zur Retransfusion (Cellsaver), neuerdings auch die postoperative Retransfusion sind in Abhängigkeit der individuellen Situation zu prüfen und ggf. einzusetzen.

Bei Auftreten einer Virustransmission nach Fremdblutgabe kann sich die Frage stellen, ob es zur Fremdblutgabe keine Alternative gegeben hätte. Die Ursächlichkeit der Fremdblutgabe für die Virustransmission kann durch ein Look-back-Verfahren i. d. R. festgestellt werden. Das Transfusionsgesetz vom 7.7. 1998 enthält für den Arzt die Verpflichtung zur Dokumentation der Anwendung u.a. von Blutprodukten und von produktbezogenen Daten.

Analoge Sicherheitsmaßnahmen sind bei der Transplantation von biologischen Geweben erforderlich, die zum Teil umfangreiche Sicherungsmaßnahmen, auch auf organisatorischem Gebiet erfordern, z.B. bei Führung einer Knochenbank.

▪ Lagerung

Die sorgfältige und richtige Lagerung des Patienten auf dem Operationstisch zur Vermeidung von Lagerungsschäden muss von den Operateuren kontrolliert werden. Entsprechendes gilt für die Beibehaltung einer schadlosen Lagerung während der Operation für den Anästhesisten (Aufgabenteilung zwischen Chirurgen bzw. Orthopäden und Anästhesisten). Da diese Maßnahmen dem Gefahrenbereich des Krankenhauses und der Behandlungsseite (arzteigene Risikosphäre) zuzuordnen sind, tragen Ärzte und Krankenhausträger die Beweislast für ein fehlendes Organisations- und Kontrollverschulden bei der Lagerung des Patienten[287]. Der Lagerungsschaden spielt in der Judikatur eine verhältnismäßig große Rolle, da hierdurch bedingte Nervenschäden, trotz im Übrigen oft schwieriger und gemeisterter Operation, vom Patienten als unangenehm und nicht hinnehmbar empfunden werden. Hinzu kommt, dass die Lagerung als vom Arzt voll beherrschbares Risiko gewertet wird und der Arzt nur bei einer beim Patienten nicht im Voraus erkennbaren seltenen körperlichen Anomalie entlastet wird. In Anbetracht der Komplexität der Nervenbahnen im menschlichen Körper muss es für eine Entlastung des Arztes genügen, wenn er nachweist, dass die Lagerung

auf dem Operationstisch dem medizinischen Standard entsprach[288]. Es ist deshalb zu empfehlen, die Lagerung und deren Kontrolle in den Operationsbericht mit aufzunehmen.

▪ Operationstechnik

Bei der Beurteilung der operativen Technik kann zwischen zwingend vermeidbaren (vom Arzt beherrschbarer Bereich) und nicht generell vermeidbaren Folgen differenziert werden. Letztere sind, bei Beachtung der einschlägigen Sorgfaltsregeln dem schicksalhaften Verlauf zuzurechnen.

> Eine 34 Jahre alte Frau erlitt eine hohe Fibulafraktur im Rahmen einer Sprunggelenkfraktur vom Typ Maisonneuve und einen knöchernen Ausriss am Innenbandansatz am Innenknöchel. Infolge dieser Verletzungen kam es zur erheblichen Fehlstellung des Sprungbeines in der Sprunggelenkgabel nach lateral.
> Die operative Versorgung hinterließ ohne Zweifel, anhand der vorliegenden intraoperativen Bildwandlerdokumentation, eine Fehlstellung des Sprungbeines bei Verbreiterung der Sprunggelenkgabel. Anhaltspunkte, die einer weitergehenden Wiederherstellung der Anatomie schicksalhaft entgegenstanden, waren nicht erkennbar.

Die zu fordernde exakte anatomische Wiederherstellung der Sprunggelenkgabel war damit nicht erfolgt. Dies war vermeidbar, weil die intraoperative Durchleuchtung die ungenügende Position der gelenkbildenden Anteile zeigte und eine Optimierung erfordert hätte. Dem entgegenstehende Faktoren hätten im Operationsbericht dezidert beschrieben werden müssen.

Weil bereits geringfügige Abweichungen zu einer deutlichen bis erheblichen Verminderung der tragenden Gelenkflächen führen, war dadurch die posttraumatische Arthrose programmiert worden, die der ungenügenden Operationstechnik kausal zuzuordnen ist.

> Wegen Schmerzen im Bereich der Patellafacette seit einer Patellaluxation erfolgte bei der 38-jährigen Klägerin eine Versetzung der Tuberositas tibiae. Wegen erneut zunehmender Belastungsschmerzen an der Lateralseite des Knies erfolgte 9 Wochen postoperativ eine Refixierung der knöchern nicht ausgeheilten Tuberositas.
> Im Weiteren stellte sich eine Pseudarthrose der rechten Schienbeinrauigkeit mit Proximalisierung, erheblichem Kniescheibenhochstand, übermäßi-

---

[287] BGH, VersR 1984, 386; OLG Düsseldorf, VersR 1983, 878; OLG Köln, VersR 1991, 695
[288] OLG Oldenburg, VersR 1995, 1194

ger Patellamobilität bei Frakturierung der Schienbeinrauigkeit ein.

Am Ende des ersten Eingriffs verblieb, radiologisch gesichert, zumindest abschnittsweise eine erhebliche Spaltbildung. Die später angefertigte Schrägaufnahme zeigte einen durchgehenden Spalt ohne Hinweise für eine Schraubenlockerung sowohl im Schienbein als auch in der Tuberositas bei unveränderter knöcherner Konfiguration. Geht man von einem festen Schraubensitz aus, dann musste diese Spaltbildung bereits zum Zeitpunkt der Operation bestanden haben. Eine sekundäre Dislokation bei weiterhin festen Schrauben scheidet aus.

Zwar geht auch mit korrekter technischer Durchführung des Eingriffs das typische Risiko einer Pseudarthrosenausbildung einher, bei ungenügender Ausführung erhöht sich die Gefahr einer ausbleibenden knöchernen Ausheilung aber erheblich. Diese Gefahr hatte sich letztlich bei der Klägerin verwirklicht.

Auch der zweite Eingriff führte, analog zu den Verhältnissen nach dem Ersteingriff, zu keiner Verbesserung der Adaptation. Da bei einem Reeingriff wegen Pseudarthrose ein höheres Fehlschlagrisiko als beim korrekten Ersteingriff besteht, musste an eine autogene Knochentransplantation gedacht werden. Auf jeden Fall war bei dem Zweiteingriff eine lückenlose Adaptation der Tuberositas an den Schienbeinkopf erforderlich. Soweit Inkongruenzen nicht lokal beseitigt werden können, wird eine Knochenverpflanzung unumgänglich, wenn der Eingriff überhaupt Sinn machen soll.

Eine exakte intraoperative Kontrolle, das Operationsgebiet ist im Wesentlichen einsehbar, hätte den Spalt erkennen lassen müssen, letzte Zweifel hätte eine tangentiale Bildwandlerkontrolle beseitigen können. Das inkonsequente Vorgehen führte zum Haftpflichtverfahren.

> Nach einem Sportunfall erfolgte eine arthroskopische Operation eines Innenmeniskuskorbhenkelrisses sowie die Feststellung von Knorpelschäden. Wegen weiter bestehender rezidivierender, schließlich deutlich zunehmender Beschwerden wurde etwa ein Jahr später eine Röntgenuntersuchung durchgeführt, die einen intraartikulären Metallfremdkörper zeigte. Bei der Rearthroskopie fand sich ein halbrohrförmiges Metallstück von 9 mm Länge und ca. 4,5 mm Breite.

Letztlich konnte im Rechtsstreit der Fremdkörper mithilfe der Herstellerfirma dem Arthroskopieschaft zugeordnet werden. Die Tatsache, dass sich aus einem Arthroskopschaft ein Metallteil lösen kann, war zum Zeitpunkt des Eingriffs nicht allgemein bekannt. Demzufolge konnte der Beklagte weder annehmen, noch musste er damit rechnen, dass sich im Rahmen einer Operation unbemerkt ein Teil lösen konnte. Aus diesem Grunde waren auch keine Kontrollmaßnahmen in diese Richtung angezeigt. Der verloren gegangene Metallkörper stammte mit großer Wahrscheinlichkeit aus dem Inneren des Arthroskopschaftes, sodass die abschließende Inspektion am Ende des Eingriffs praktisch keine Chance bot, einen Defekt am Instrument zu erkennen.

Dagegen gilt generell, dass der Operateur zusammen mit der Operationsschwester sicherstellen muss, dass alle verwendeten Instrumente, Tupfer etc. am Ende des Eingriffs vollständig vorliegen und dadurch ein unbeabsichtigtes Zurückbleiben üblicherweise ausgeschlossen werden kann.[289]

Zu beanstanden ist auch der Einsatz einer zu großen Pfannenfräse beim Hüftgelenkersatz bei einer anatomisch geformten knöchernen Pfanne, die zu einem unerwünschten Knochenverlust führen muss. Der dann durchgeführte Wiederaufbau des weggefrästen Pfannendaches erlaubte zwar eine stabile Verankerung der Pfanne, geht aber mit hoher Wahrscheinlichkeit mit einer ungünstigeren Langzeitprognose einher. Der Einsatz der übergroßen Fräse hätte durch ein einfaches Anhalten einer Pfannenschablone auf das Röntgenbild zwingend vermieden werden können.

Analoges gilt, wenn zu große Raspeln oder Implantate am Femur Frakturen verursachen. Übermäßige Halslängen können zu in dieser Größenordnung vermeidbaren Beinlängendifferenzen führen (allerdings kann aus der häufig entstehenden Beinlängendifferenz nicht auf eine Verletzung der Sorgfalt geschlossen werden). Ein viel zu geringes Offset (Hebelarm der Abduktoren) oder eine zu geringe Vorspannung der Muskeln kann eine dauerhafte Abduktoreninsuffizienz mit positivem Trendelenburg-Zeichen nach sich ziehen.

Aus diesen Gründen wird heute generell eine präoperative Planung gefordert, die ggf. dann auch dem Sachverständigen das Nachvollziehen der operativen Technik ermöglicht.

Vor Operationsbeginn einer Prothesenwechseloperation muss sichergestellt werden, dass die erforderlichen Prothesenteile auch tatsächlich ver-

---

[289] OLG Köln, Urt. v. 18.12.1986, VersR 1988, 140; vgl. auch Ulsenheimer, Arztstrafrecht in der Praxis, Rdnr. 42

fügbar sind. Vor allem in den Fällen, bei denen nur eine Komponente gewechselt werden soll, müssen die unterschiedlichen Größen bei Kopfdurchmessern und Steckverbindungen zwischen Kopf und Prothesenhals eruiert und entsprechende Teile rechtzeitig beschafft werden. Es obliegt dem den Eingriff vorbereitenden Arzt, die früher eingebrachten Implantate auf die richtige Größe hin (z.B. Übereinstimmung des Konus von Kopf und Hals) zu überprüfen.

Analog haftet der Krankenhausträger wegen eines von ihm zu vertretenden Organisationsmangels für den Gesundheitsschaden des Patienten, der entstanden ist, weil bei der Marknagelung einer Oberschenkelfraktur kein Nagel der Stärke 11 vorhanden war und deshalb ein ungeeigneter Nagel der Stärke 12 verwendet werden musste[290].

Im konkreten Fall hatte die Verwendung eines Nagels mit 12 mm Stärke zum Ausbruch einer 10 cm langen Kortikalislamelle im proximalen Fragment geführt, in dessen Folge mehrere weitere Operationen erforderlich wurden.

■ Zur Bedeutung einer intraoperativen Röntgenkontrolle

> Eine Tibia- und Fibulamehrfragmentfraktur wurde mit einem Markraumnagel so versorgt, dass bereits auf der ersten vorliegenden postoperativen Aufnahme objektiv eine erhebliche Valgusfehlstellung von ca. 12° bestand.

Es kann dahingestellt bleiben, ob diese Fehlstellung auf einem für den konkreten Fall falschen, nämlich kurvierten Nagel, beruhte, weil der Operateur u.a. generell sicherstellen muss, dass am Ende des Eingriffs eine wesentliche Fehlstellung gerade nicht vorliegt.

Diese wäre im konkreten Fall durch eine intraoperative Bildwandlerkontrolle nach Herstellung der Osteosynthese leicht möglich gewesen, die im Übrigen immer dann zu den Sorgfaltspflichten bei einer Osteosynthese gehört, wenn nicht anderweitig die korrekte Stellung der knöchernen Anteile gesichert werden kann.

> Ein 45-Jähriger stellte sich mit einem 5–6 Wochen alten knöchernen Strecksehnenausriss mit Ausbildung eines relativ großen Fragments zur Behandlung vor. Bei der Fraktur war wenigstens die Hälfte der körperfernen Gelenkfläche des distalen Interphalangealgelenks des 4. Fingers rechts betroffen.

[290] KG Berlin, Urt. v. 20. 11. 1986, AHRS 2440/35

Die durchgeführte Schraubenosteosynthese erreichte weder die Korrektur der Fehlstellung des Fragments noch eine Stabilisierung, weil die Osteosyntheseschraube zwar das Fragment, nicht aber den Knochen des Endgliedes fasste.

Es ist völlig unverständlich, warum nicht intraoperativ sowohl Fragmentposition als auch Schraubenposition erkannt und korrigiert worden sind. Dies wäre durch Röntgenkontrolle während der Operation unschwer möglich gewesen.

Bei einem Wiederholungseingriff nach Röntgenkontrolle 3 Tage später wurde zwar geröntgt, aber aus dem Befund eines im Wesentlichen in den Weichteilen liegenden Spickdrahtes und der weiterhin ungenügenden Reposition des Fragments keine Konsequenzen gezogen. Aus diesem Grund und weil die Röntgenuntersuchung keinen Eingang in den Operationsbericht gefunden hatte, blieb letztlich unklar, ob das Röntgenbild während oder erst nach Abschluss des Eingriffs durchgeführt worden war.

Bei der Bestimmung des fehlerbedingten Schadens muss die ungünstige Prognose, bezogen auf eine weitgehende Wiederherstellung der Funktion durch die patientenverursachte erhebliche Verzögerung der Behandlungsaufnahme, berücksichtigt werden. Die Chance, die Prognose zu verbessern, war gegeben, wurde aber durch die fehlerhafte Durchführung des ersten und zweiten Eingriffs vergeben.

> Entgegen der präoperativen Planung konnte das Femurlager intraoperativ nur mit einer um zwei Nummern kleineren Raspelgröße aufbereitet werden. Ursächlich lag eine massive Achsabweichung der Raspelführung im Varussinne vor, die dazu geführt hatte, dass die Raspel proximal medial und distal lateral den kortikalen Knochen erreicht hatte. Der in gleicher Richtung implantierte Originalstiel hielt nur kurze Zeit. Mangels Röntgenkontrolle wurde die Fehlstellung intraoperativ nicht erkannt.

In der Endoprothetik kann es trotz aller Vorsicht intraoperativ zu Fehlimplantationen von Prothesenteilen oder Frakturen kommen. Eine abschließende Röntgenkontrolle erlaubt i. d. R. diese Komplikationen zu erfassen und deren Folgen in Form einer Korrektur oder Frakturversorgung zu beheben oder abzumildern. Die Röntgenkontrolle im Operationssaal gehört auch unter Kosten-Nutzen-Aspekten heute zum Standard, bei ungewöhnlichem intraoperativem Verlauf muss sie sich aufdrängen.

■ Zur postoperativen Phase

Neben der bereits oben angesprochenen Thromboseprophylaxe können weitere prophylaktische Maßnahmen in der postoperativen Phase zum Standard gehören. So haben sich z.B. bei Hüftprothesen Maßnahmen zur Vermeidung von periartikulären Verkalkungen durchgesetzt.

Die Erhebung einfacher Laborkontrollen (insbesondere Blutbild und -senkung) in der postoperativen Phase und nach störungsfreiem Heilungsbeginn einmal pro Woche gehören zum Standard. Nur so lässt sich vermeiden, dass eine sich abzeichnende Infektion übersehen wird. Suspekte Befunde erfordern weitere Untersuchungen (z.B. C-reaktives Protein) und Verlaufskontrollen, u.U., allerdings selten, auch eine Punktion.

> Nach einer akuten Blinddarmentzündung wurde eine intraabdominale Drainage gelegt. Beim Herausziehen des Drains riss die Spitze der Drainage unbemerkt ab und verblieb in der Bauchdecke. Nach primärer Heilung kam es im Weiteren zu einer wiederholten Abszessbildung, die insgesamt drei weitere Eingriffe erforderte. Bei der letzten Operation wurde der abgerissene, ca. 1 cm lange Drainagerest gefunden und entfernt. Wegen Ausbildung eines Narbenbruchs folgten insgesamt vier weitere operative Eingriffe, ohne dass das Problem des Narbenbruchs auf Dauer beseitigt werden konnte.

Der Umstand, dass ein Stück Drain in der Bauchdecke des Klägers verblieben war, stellt einen groben Behandlungsfehler dar. Das Abreißen der Drainagespitze hätte registriert werden müssen. Es bedarf der besonderen Aufmerksamkeit eines jeden Chirurgen, das Zurücklassen von Fremdkörpern im Zusammenhang mit einer Operation zu vermeiden. Angesichts der zu erwartenden schwerwiegenden Komplikationen können die Anforderungen an die dem Chirurgen obliegende Sorgfaltspflicht nicht hoch genug veranschlagt werden. So gesehen erfülle jeder belassene Fremdkörper den Tatbestand eines groben Behandlungsfehlers. Drainagenabrisse ereignen sich vorzüglich im Bereich der eingeschnittenen Perforationen, der Substanzverlust ist unübersehbar.

Daneben ist organisatorisch sicherzustellen, dass der gezogene Drain vollständig ist, z.B. durch schriftliches Festhalten der Zahl der Perforationen, Verwendung einheitlich langer Drainagerohre und anderes[291].

11. Behandlung von Tumoren

Die Behandlung von Tumoren kann bei seltenen Tumorformen zum Problem werden, wenn spezielle Erfahrungen fehlen. Auf chirurgisch-orthopädischem Fachgebiet betrifft dies in erster Linie die Knochentumoren.

Da regelmäßig spezifische Symptome fehlen, geht es in der Praxis häufig um die weitere Abklärung von Schmerzen. Die nach der Altersverteilung besonders betroffenen Kinder, Jugendlichen und jüngeren Erwachsenen führen die Beschwerden häufig auf sportliche Betätigungen oder ein in der Vergangenheit erlittenes kleineres oder größeres Trauma zurück.

Damit geht es zunächst meist nur um die Abgrenzung typischer alltäglicher Verletzungsfolgen, hier greift die Steuerungsfunktion von Anamnese, klinischer Untersuchung und apparativtechnischen Befunden. Entscheidend ist, sofern es sich aufgrund einer typischen Symptomatik nicht primär aufdrängt, dass bei ausbleibender Beschwerdefreiheit eine schrittweise apparativ-technische Abklärung einsetzt, die zumindest, wenn schon nicht eine definitive Erklärung für die Symptomatik gefunden werden kann, eine Tumorerkrankung oder eine andere schwerwiegende Erkrankung mit großer Wahrscheinlichkeit ausschließt.

Zur Abklärung sollte neben einem Basislabor zunächst der gesamte Röhrenknochen einschließlich der angrenzenden Gelenke nativradiologisch untersucht werden, weil sich tumorbedingte Schmerzen trotz topographisch nicht angrenzender Lokalisation ins Gelenk projizieren können. Ergibt sich ein suspekter Befund, folgt eine 3-Phasen-Ganzkörperszintigraphie, die sich auch bei unauffälligem Röntgenbefund als Ausschlussverfahren anbietet. Auffälligkeiten bedürfen dann einer Querschnittsdiagnostik, bei in erster Linie knöchernen Veränderungen ist eher an eine Computertomographie, anderenfalls an eine Kernspintomographie zu denken.

Soweit nicht eine typische, keiner weiteren Behandlung bedürfende Läsion gesichert werden

---

[291] OLG Schleswig, Urt. v. 16.12.1980, AHRS 2415/12

kann, muss eine Probeentnahme (PE) aus dem suspekten Bezirk dringend angeraten werden. Sie erfordert bereits die Überweisung an ein Zentrum. Denn die Anlage der Schnittführung zur PE muss unter Berücksichtigung einer u.U. notwendigen definitiven Versorgung nach tumorchirurgischen Regeln erfolgen. Der potenziell mit malignen Zellen kontaminierte Zugang muss später mit dem Gesamtpräparat in einem Block entfernt werden können.

Bei malignen Tumorformen ist i. d. R. eine Resektion des Tumors unumgänglich, weil nur so eine brauchbare Überlebenschance besteht. Voraussetzung für den Erfolg der operativen Therapie ist die interdisziplinäre Zusammenarbeit des orthopädischen Chirurgen mit Onkologen, Strahlentherapeuten und Pathologen, die nach dem Tumorstaging in einem gemeinsam zu erstellenden Therapiekonzept Notwendigkeit und Umfang der einzelnen Maßnahmen, auch einer Operation, festlegen.

Benigne Formen erfordern eine Operation vor allem dann, wenn die Stabilität des Knochens kritisch ist oder Beschwerden durch die räumliche Größe auftreten.

Sondersituationen, wie z.B. die hohe lokoregionäre Rezidivneigung des Osteoklastoms, erfordern spezielle Verfahren wie eine adjuvante Knochenzementplombierung, u.U. kombiniert mit einer Phenolspülung.

> Ein 25-Jähriger litt unter Beschwerden im distalen Unterschenkelbereich bei Vorliegen eines Weichteiltumors mit Teilzerstörung des Schienbeinknochens. Zudem bestand, durch frühere Untersuchungen gut dokumentiert, eine seit Jahren unveränderte, knochenszintigraphisch negative, umschriebene Dichteminderung innerhalb einer fraglichen Kortikalisverdickung im mittleren Tibiadrittel.
> Der Weichteiltumor wurde über eine großzügige Schnittführung entfernt und anschließend mittels eines weiteren Zugangs das vermutete Osteoidosteom keilförmig exzidiert. Histologisch konnte letztere Verdachtsdiagnose nicht eindeutig gesichert werden, der distale Tumor wurde als extraabdominale Fibromatose (extraabdominales Desmoid) bewertet und auf die hohe Rezidivneigung bei unvollständiger Entfernung hingewiesen.
> 4 Wochen postoperativ kam es zu einer Fraktur im Bereich der Kortikalisexzision, die mittels Marknagelosteosynthese und Verriegelung versorgt wurde.
> Wegen verzögerter Knochenbruchheilung wurde der Nagel erst knapp 2 Jahre nach dem Ersteingriff wegen einer unklaren distalen Schwellung entfernt. In der anschließenden Computertomographie kam ein Rezidivtumor zur Darstellung, Dieser wurde neuerlich angegangen, intraoperativ ließ sich der Tumor nicht vollständig entfernen.
> Die feingewebliche Diagnose ergab unter Einbeziehung der früheren Präparate, dass es sich durchgehend um einen niedrig malignen primären Knochentumor (Grad I) handelte. Ein Erhaltungsversuch mit Chemo- und Strahlentherapie musste nach Unterschenkelrefraktur aufgegeben und amputiert werden.

Mit der gleichzeitigen Entfernung eines seit ca. 9 Jahren unveränderten Knochenbereichs wurde ohne Not ein vermeidbares Risiko eingegangen, das sich in der Fraktur und der verzögerten Rezidivdiagnose des Weichteiltumors verwirklichte.

Die inkomplette Entfernung des Weichteiltumors ohne vorherige Probeentnahme mit möglichst kleiner Schnittführung und Planung des Eingriffs nach onkologischen Kriterien programmierte das lokoregionäre Tumorrezidiv. Die Chance, mit relativ hoher Wahrscheinlichkeit ein Tumorrezidiv zu vermeiden, wurde damit vergeben.

Die Behandlung des Weichteiltumorrezidivs war ebenfalls grob fehlerhaft, weil wiederum die elementaren Regeln der onkologischen Chirurgie keine Berücksichtigung fanden.

Angesichts des Rezidivtumors musste zumindest mit einer ausgeprägten weiteren Rezidivneigung gerechnet werden. Der Versuch, den Tumor ohne weitere Abklärung und exakte Planung zu entfernen, war grob fehlerhaft, weil er eine Entfernung im Gesunden von vornherein unmöglich machte.

8 Sorgfaltsmaßstab, Wirtschaftlichkeit, Leitlinien und Qualitätssicherung

Bis zum Zeitpunkt der Gesundheitsstrukturreform bestand der Heilauftrag des Arztes darin, alles für den Patienten zu unternehmen, was er unter ethischen und moralischen Gesichtspunkten tun darf. Die Frage der Finanzierbarkeit des Heilauftrages stellte sich regelmäßig nicht[292]. So interessierte nur der Nutzen, nicht aber die Kosten.

Nunmehr stehen Kostendämpfung und Rationierung, die das Regelungswerk der gesetzlichen Krankenversicherung (GKV) prägen, im Vordergrund.

Unverändert aber wird der medizinische Standard als Ausdruck der Einhaltung der Sorgfaltspflicht gemäß § 276 BGB ebenso nach § 76 Abs. 4 SGB V auch jedem Kassenpatienten geschuldet.

1. Das sozialrechtliche Wirtschaftlichkeitsgebot

In der Kassenarztpraxis ist weiterhin die Hauptleistungspflicht des Arztes die Pflicht zur Übernahme der Behandlung auf Krankenschein[293] in Form der persönlichen Leistungserbringung[294], mit der Pflicht zur wirtschaftlichen Leistungserbringung[295] unter Wahrung der Sorgfalt nach den Vorschriften des Bürgerlichen Vertragsrechts im Rahmen der durchgeführten vertragsärztlichen Behandlung[296]. Nach dem identischen leistungsrechtlichen sowie kassenarztrechtlichen Wirtschaftlichkeitsgebot der §§ 12 und 70 SGB V muss die ärztliche Versorgung *ausreichend, zweckmäßig und wirtschaftlich* sein. Sie darf das Maß des Notwendigen nicht überschreiten. Dieses Wirtschaftlichkeitsgebot ist dann erfüllt, wenn der von der Leistung erwartete Erfolg in einem angemessenen Verhältnis zum Aufwand steht[297].

Nunmehr trifft den Ärztestand die Aufgabe, die Mittel einer technisch perfektionierten, aber teuren Medizin maßvoll zu nutzen und bei den immer knapper werdenden Etats – auch aufgrund der Budgetierung – eine sorgfältige Auswahl zu treffen. Die Gesetzesbegründung des Gesundheits-Strukturgesetzes (GSG) verdeutlicht, warum die Budgetierung von Arznei- und Hilfsmitteln eingeführt wurde. Die Defizite in der GKV waren dramatisch auf fast 10 Milliarden DM angestiegen, sodass eine Sofortmaßnahme erforderlich war[298]. Diese eingeführte Budgetierung im Rahmen des Arznei- und Heilmittelbudgets zeigte nach dem Willen des Gesetzgebers, *dass auch für das ärztliche Handeln der Grundsatz der Verhältnismäßigkeit gilt*. Ein diagnostischer oder therapeutischer Aufwand des Arztes muss sich an der Notwendigkeit des Heileingriffs und an seiner Wirtschaftlichkeit orientieren. Der Arzt soll wirtschaftlich arbeiten, d.h., er soll eine qualitativ einwandfreie Leistung, verbunden mit einem bedarfsgerechten Angebot, erbringen[299].

Angesichts des steigenden medizinischen Fortschritts, dessen logische Konsequenz steigende Kosten sind, ist es absehbar, dass bei gleich bleibenden Mitteln im Rahmen der Budgetierung eine dem medizinischen Standard entsprechende medizinische Versorgung nicht mehr in allen Fällen gewährleistet sein wird. Das Wirtschaftlichkeitsgebot wird zwar die Einhaltung eines medizinischen Standards nicht unmöglich machen, der *bisherige Standard* wird *nur bei steigenden Kosten* für den Patienten einzuhalten sein[300].

Durch das GSG des Jahres 1993 sind auch die Krankenhäuser betroffen. Infolge der Aufhebung

---
[292] Ulsenheimer 1995b
[293] § 95 Abs. 3 SGB V
[294] § 95 Abs. 3 SGB V
[295] § 12 Abs. 1 Satz 2 SGB V
[296] § 76 Abs. 4 SGB V
[297] Bergmann 1997
[298] BT-Drucks. 12/3608 S. 68
[299] Laufs/Uhlenbruck, a.a.O., § 34 Rdnr. 3 ff.; Ulsenheimer 1995b
[300] so z.B. auch Kramer, Ärztlicher Standard unter den Gesichtspunkten Ressourcenverteilung, Wirtschaftlichkeitsgebot und Haftung, MedR 1993, 345

des Selbstkostendeckungsprinzips und der Deckelung der Krankenhausbudgets im Jahre 1993 bis 1995 verstärkte sich der Rationalisierungsdruck auf die Kliniken erheblich. Seitdem liegt das wirtschaftliche Risiko im Zusammenhang mit der Zunahme der Patienten und den Mehrkosten aus neuen Diagnose- und Therapieverfahren weitgehend bei den Krankenhäusern. Der sich aus dem Krankenhausbehandlungsvertrag für die Patienten ergebende Anspruch, den die gesetzlichen Krankenkassen für ihre Mitglieder grundsätzlich als Sach- und Dienstleistungsanspruch (§ 2 Abs. 2 SGB V) zu gewährleisten haben, nämlich der Anspruch auf eine nach Art und Schwere der Erkrankung im Einzelfall *notwendige und zweckmäßige* medizinische und pflegerische Behandlung, die nach Qualität und Wirksamkeit der Leistung dem allgemeinen Stand der medizinischen Erkenntnisse entspricht und den medizinischen Fortschritt berücksichtigt, besteht unverändert weiter[301]. Dieser Sach- und Dienstleistungsanspruch wird durch die Krankenhausleistung (allgemeine Krankenhausleistung, § 2 Abs. 2 BPflV sowie die Wahlleistungen, § 7 BPflV) erfüllt. Gleichzeitig ist die Erfüllung der Krankenhausleistung gemäß §§ 3, 7, 10 BPflV mit den vorgegebenen Ressourcen in Einklang zu bringen. So verschärft sich der Konflikt zwischen Leistungsfähigkeit (Standard), Humanität und Wirtschaftlichkeit des medizinischen Leistungsgeschehens in den Krankenhäusern. Es besteht die Gefahr, dass die bedarfsgerechte Versorgung und damit der medizinische Standard nicht mit einer wirtschaftlichen Betriebsführung der Krankenhäuser im Sinne der Krankenkassen in Einklang zu bringen sind[302].

Eine weitere Verschärfung dieser Situation wird durch die 3. Stufe der Gesundheitsreform erfolgen. Die 3. Stufe der Gesundheitsreform soll zu einer finanziellen Entlastung der gesetzlichen Krankenversicherung durch eine kritischere Beurteilung der Krankenhausbehandlungsbedürftigkeit, durch Ausnutzung teilstationärer und ambulanter Versorgungsmöglichkeiten und Organisationsverbesserungen erreicht werden. Fallpauschalen und Sonderentgelte sollen gekürzt und Fehlbelegungen abgebaut werden. Schließlich soll die Selbstverwaltung der Krankenhäuser und Krankenkassen einen größeren Einfluss erhalten[303].

Parallel zu dieser Entwicklung melden alle Gutachter- und Schlichtungsstellen übereinstimmend einen sprunghaften Anstieg der Anträge, deren Zahl sich in den letzten 10 Jahren verdoppelt, teilweise sogar verdreifacht hat[304]. Damit hat sich das forensische Risiko für den Arzt, d.h. das Risiko von Schadensersatzansprüchen, Strafanzeigen und damit staatsanwaltlichen Ermittlungsverfahren überzogen zu werden, dramatisch erhöht, obwohl durch die zunehmende Perfektionierung der Technik und die fortschreitende Spezialisierung der medizinischen Wissenschaft das medizinische Risiko für den Patienten ständig gesunken ist.

Aus diesem Grund sollte dafür gesorgt werden, dass eine Identität des Sorgfaltsstandards im Zivilrecht und dem sozialrechtlich vorgesehenen Stand der Versorgung herbeigeführt wird, um somit die Einheit der Rechtsordnung zu wahren[305]. Dies gilt umso mehr, da noch nicht abzusehen ist, wie sich die Rechtsprechung im konkreten Einzelfall zu dem Konflikt zwischen Wirtschaftlichkeitsgebot und notwendigem ärztlichem Standard entscheiden wird[306] (zur Tendenz der Rechtsprechung s. 6. unten, S. 110).

Es muss daher empfohlen werden, gegen pauschale Sparwünsche Widerstand zu leisten, wenn dadurch eine Verschlechterung der Versorgungsqualität droht.

Längerfristige Voraussetzung für eine erfolgreiche Verteidigung des Qualitätsstandards ist eine genaue Kenntnis des Kostengefüges mit einer Erfassungstiefe aller Kosten bis in den Pfennigbereich. Da die Kostenträger kaum in der Lage sein werden, dementsprechende Analysen durchzuführen, sollte diese Aufgabe von ärztlicher Seite vorangetrieben werden. Erst anhand von konkreten Kosten-Nutzen-Abschätzungen werden die Auswirkungen von Einsparungen, aber auch von Richtlinien und Empfehlungen deutlich werden.

---

[301] vgl. § 2 Abs. 1 Satz 3, § 39 Abs. 1 Satz 3, § 70 Abs. 1 Satz 1 SGB V

[302] Das BVerfG hat in seiner Entscheidung vom 12.06.1990, NJW 1990, 2308, die bedarfsgerechte und leistungsfähige Krankenhauspflege als einen unverzichtbaren Teil der Gesundheitsversorgung bezeichnet und als besonders wichtiges Gemeinschaftsgut angesehen. Der soziale Aspekt der Kostenbelastung, der sich auf die Stabilität der gesetzlichen Krankenversicherung auswirkt, wird ebenfalls als Gemeinschaftsverpflichtung betrachtet. Damit wird wohl von einer Gleichwertigkeit der gesundheitspolitischen Ziele ausgegangen.

[303] s. hierzu den umfassenden Aufsatz von Genzel, Die Neuordnung im Krankenhausbereich nach der 3. Stufe der Gesundheitsreform, Arztrecht 1998, 43–50

[304] Petry 1998

[305] so Bergmann, Begrenzt die Leistungspflicht der Krankenkassen die Leistungspflicht des Arztes?, a.a.O, S. 45 (52)

[306] Bergmann/Kienzle 1996, Rdnr. 99 m.w.N.

Erst diese Transparenz erlaubt es allen Beteiligten sachlich an das heute zentrale Problem des Gesundheitswesens heranzugehen. Die Diskussion muss von „insgesamt zu teuer" auf konkrete Einzelpositionen verlagert und damit versachlicht werden.

2. Qualitätssicherung und ärztlicher Standard

Auf der anderen Seite rückte mit der Einführung alternativer Vergütungsformen wie Sonderentgelte und Fallpauschalen die Sicherstellung einer qualitativ hochstehenden Leistung in den Vordergrund.

Festgelegt wurde zunächst nur der Preis der Leistung, allerdings ohne dass die geforderte Qualität genauer definiert worden wäre. Im Fallpauschalenbereich erlaubte dies z.B. in der Hüftendoprothetik die Erzielung erheblicher Überschüsse durch Verwendung von preisgünstigen Materialien, insbesondere Implantaten, und Verkürzung der Liegezeit bei stationärer Behandlung durch frühzeitige Verlegung in eine Nachbehandlungsklinik[307]. Die Qualität der Gelenkversorgung blieb dabei teilweise unbeachtet.

„Qualität" bedeutet, dass ein festgelegtes Niveau erzielt werden soll. Dieses Niveau soll durch ganz bestimmte und auch klar zu definierende Maßnahmen erreicht und auch gehalten werden[308].

> Qualität ärztlichen Handelns wird überwiegend in Struktur-, Prozess- und Ergebnisqualität unterteilt.
> Strukturqualität bezieht sich auf die Rahmenbedingungen einer medizinischen Versorgungsleistung: die Ausstattung mit materiellen (medizinische Einrichtungen und Ausrüstung) und personellen Mitteln (Anzahl und Ausbildungsstand der tätigen Ärzte und Pflegekräfte, Organisationsstruktur).
> Prozessqualität kennzeichnet die Art und Weise der Durch- bzw. Ausführung einer medizinischen Leistung (Diagnosefindung, Therapiemaßnahmen, Patientenverhalten).
> Ergebnisqualität definiert die Auswirkung einer medizinischen Versorgungsleistung auf den Gesundheitszustand des einzelnen Patienten bzw. einer Population.

Die dargestellte Einteilung der Qualität zeigt, dass es aus rein praktischen Gründen – die Qualität muss zunächst vor Sicherung bzw. Verbesserung bestimmt werden – in erster Linie um die Prozessqualität gehen wird. Diese richtet sich weniger auf den Einzelfall, sondern auf die Qualität von Kollektiven, z.B. auf die Patienten, die in einer Einheit innerhalb eines bestimmten Zeitraums behandelt worden sind. Qualität zu sichern heißt hier zunächst fortlaufende Kontrolle des Erreichten, z.B. anhand wesentlicher Parameter, wie der Infektionsrate und der Dichte anderer Komplikationen. Hier schlägt sich die Qualität der täglichen Arbeit, wesentlich beeinflusst von Qualifikation, Umsicht und Engagement der ärztlichen und nichtärztlichen Mitarbeiter, nieder. Kontrolle allein führt noch nicht zur Qualitätsverbesserung. Diese tritt erst ein, wenn bei Abweichungen vom Üblichen nach oben eine Überprüfung der Prozessqualität einsetzt und geeignete Veränderungen durchgeführt werden. Letztlich muss es um die Anstrengungen des gesamten Teams gehen, den Gesamtprozess fortlaufend zu verbessern (klinische Prozessoptimierung).

Gelingt es nicht, durch geeignete Maßnahmen die geforderte Qualität längerfristig zu erbringen, können sich bei spürbar unter dem Standard liegenden Werten im Schadensfall neue Angriffspunkte für den Patienten und damit Haftungsrisiken für den Arzt eröffnen. Der Patient kann nun Mängel erkennen und beweisen, die nur anhand eines Kollektivs zu erheben sind und bei einer Einzelfallbetrachtung keine Schlussfolgerungen zulassen.

Die Qualitätssicherung hat erst seit dem Jahre 1989 im SGB V Eingang gefunden. Durch die Weiterentwicklung dieser Vorschriften wurde die Notwendigkeit, Qualitätssicherung zu betreiben, verstärkt, wenngleich von außen an die Kliniken und Krankenhäuser bislang nichts oder wenig herangetragen worden ist.

Bis zu diesem Zeitpunkt war die Sicherung der Qualität der vertragsärztlichen Versorgung Bestandteil des gesetzlichen Auftrags an die Kassenärztlichen Vereinigungen zur Sicherstellung der vertragsärztlichen Versorgung.

Eine sehr viel breitere Basis hat die Qualitätssicherung durch das zweite Gesetz zur Neuordnung von Selbstverwaltung und Eigenverantwortung in

---

[307] Pingsmann et al. 1998
[308] vgl. Schulze/Rothe 1996

der gesetzlichen Krankenversicherung (2. GKV – NOG) vom 23.06. 1997 durch die §§ 137 a, 137 b SGB V erhalten. Der Gesetzgeber hat erkannt, dass er Maßnahmen zur Qualitätssicherung ohne die Beteiligung der betroffenen Ärzte wirksam nicht in das Alltagsgeschehen umsetzen kann. Die Aufgabe zur Qualitätssicherung im Krankenhaus wurde der gemeinsamen Selbstverwaltung von Ärzten und Krankenkassen, der Bundesärztekammer und der Deutschen Krankenhausgesellschaft übertragen. Diese legen in Empfehlungen die ärztlichen Leistungen fest, für die besondere Maßnahmen zur Sicherung der Qualität der Behandlung und ihres Ergebnisses unter Berücksichtigung der ärztlichen Qualifikation vorzusehen sind[309]. Die Normierung der Qualitätssicherung bildet das Gegenstück zur Budgetierung und damit zur Absicherung der ärztlichen Behandlung[310].

Der medizinische Standard steht heute im Spannungsverhältnis zwischen Qualitätssicherung und Kostendruck. Hier eröffnen sich zwei Sichtweisen: Zum einen wird der medizinische Standard insbesondere durch die zivilrechtlichen Haftungsnormen und deren Ausführung durch die Rechtsprechung inhaltlich gestaltet und begrenzt. Zum anderen wird der gebotene ärztliche Standard durch die sozialrechtlichen Vorschriften über die gesetzliche Krankenversicherung des SGB V geregelt. Hier werden die ärztlichen Standards vornehmlich unter den Aspekten der Qualitätssicherung und des Kostendrucks diskutiert.

Die Ausgestaltung der Qualitätssicherung kann angesichts der immer komplizierter werdenden und sich ständig weiter entwickelnden diagnostischen und therapeutischen Verfahren zur Entwicklung eines Standards beitragen, der dann auch dem gebotenen Standard entsprechen kann. Dies setzt voraus, dass nach kritischer Diskussion von Kosten und Nutzen eine tragfähige Grundlage geschaffen wird.

Soweit rein ärztliche Aspekte der Qualität im Vordergrund stehen, werden und wurden Empfehlungen und Richtlinien durch den wissenschaftlichen Beirat der Bundesärztekammer erstellt und publiziert (siehe auch Abschnitt 4. unten). Diese und der daraus abgeleitete Standard sind dynamisch, weil von der Entwicklung und dem Fortschritt auf dem jeweiligen Fachgebiet abhängig. Sofern die Aktualität nicht gesichert ist oder Standards (noch) nicht bestehen, muss sich das Vorgehen an dem wissenschaftlichen Diskussionsstand orientieren, um keine Risiken für den Patienten einzugehen, die bei gehöriger Sorgfalt vermeidbar sind. Dabei muss das Maß der unerlässlichen Achtsamkeit umso größer sein, je höher der Grad der Gefährlichkeit einer Behandlung bzw. die Größe des dem Patienten drohenden Risikos einzustufen ist.

Der Verweis auf veraltete oder noch nicht aufgestellte Richtlinien entlastet nicht.

Dementsprechend drohte schon bei einer Knochentransplantation 1985! mit Knochenmaterial, das von einem verstorbenen Drogenabhängigen, der der Gruppe der so genannten Fixer angehörte, bei Virustransmission Schadensersatz und Schmerzensgeld.

> Bei einem Angehörigen dieser Risikogruppe waren Knochen und Organe entnommen worden, die mehreren Patienten übertragen worden waren. Ein Patient erhielt wegen einer Klavikulapseudarthrose nach Fraktur eine Plattenosteosynthese unter Verwendung dieses Fremdknochenmaterials.

9 Jahre später stellte sich heraus, dass der Patient HIV-infiziert war. Nach dem Ergebnis einer daraufhin durchgeführten Untersuchung des noch vorhandenen Spenderserums war dieser zum Zeitpunkt der Spende HIV-infiziert.

Die Klage des Patienten verlief in erster Instanz erfolgreich[311].

Das Gericht sah es als erwiesen an, dass die beteiligten Ärzte nicht mit dem erforderlichen Sorgfaltsmaßstab behandelt hatten. Zum Zeitpunkt der Operation habe es bereits genügend Warnhinweise gegeben, die beachtet hätten werden müssen. Bereits 1983/84 seien entscheidende Durchbrüche bei der Entdeckung des AIDS-Erregers erzielt worden und man sei davon ausgegangen, dass dieser, wie Hepatitis B, hauptsächlich durch Blut übertragen werde. Es sei zudem, auch wenn keine exakten Zahlen vorgelegen hätten, allgemein bekannt gewesen, dass AIDS hauptsächlich in bestimmten Risikogruppen u.a. bei Rauschgift spritzenden Drogenabhängigen auftrete, sodass man bestrebt gewesen sei, diese von der Blutspende auszuschließen. Eine entsprechende Empfehlung habe es bereits im Juli 1983 gegeben. Damit habe unter Berücksichtigung der Erkenntnisse nicht sicher ausgeschlossen werden können, dass mit einer alloge-

---

[309] siehe hierzu auch Genzel, in: Laufs/Uhlenbruck § 87 Rdnr. 71 ff.; s. zu den Qualitätssicherungsmaßnahmen der KV: Schneider 1997
[310] siehe auch Ulsenheimer 1995b
[311] LG Hannover, Urt. v. 23.4.1997, NJW 1997, 2455

nen Knochentransplantation letztlich eine schwere Virusinfektion verbunden sei. Letztlich sei weder begründbar noch nachvollziehbar, warum ein intravenös drogenabhängiger Spender schon damals als Spender für die Bluttransfusion als gefährlich eingestuft wurde, für die Knochenspende aber noch als ausreichend sicher anzusehen gewesen sein sollte. Im vorliegenden Fall war ohne zwingenden Grund ein Risikospender gewählt worden. Der Fahrlässigkeitsvorwurf liegt letztlich darin, dass die Beklagten die in der Wissenschaft diskutierte Problematik nicht zum Anlass sorgfältiger eigener Prüfungen genommen hatten und ohne Not ein unkalkulierbares Risiko eingegangen waren.

Der Hinweis der Beklagten, es habe zum Zeitpunkt der Operation noch keine entsprechenden Empfehlungen oder Richtlinien gegeben, entlastet nicht, weil allgemein bekannt ist, dass Richtlinien den tatsächlichen Kenntnissen oft erst nach Jahren folgen, sodass insbesondere im Bereich der Medizin ein Warten auf solche offiziellen Richtlinien u.U. schwerwiegende negative Folgen für die Patienten hätte.

Grundsätzlich bleibt dem Arzt zwar in dem jeweiligen Einzelfall ein Beurteilungs- und Entscheidungsraum für die von ihm zu stellende Diagnose und auch Therapie, sodass die Wahl der Behandlungsmethode primär Sache des Arztes ist[312]. Der Arzt darf sich aber über die Regeln der medizinischen Wissenschaft nicht hinwegsetzen. Die Notwendigkeit von dem anerkannten Fachwissen und dem in seiner Disziplin geltenden Standard auszugehen, zwingt folglich auch zu einer entsprechenden Fortbildung[313].

3. Bedeutung von Leitlinien für den medizinischen Standard

Neben der Qualitätssicherung sind von den Fachgesellschaften ärztliche Leitlinien entwickelt worden[314]. In den letzten Jahren sind fast 500 Leitlinien entstanden, die bei der Suche nach dem Standard in dem jeweiligen Behandlungsmuster helfen sollen[315].

Bei Leitlinien handelt es sich zumeist um von Arbeitsgemeinschaften entwickelte Qualitätskriterien. Diese Qualitätskriterien werden in den bestimmten medizinischen Bereichen erstellt und in den verschiedensten Medien veröffentlicht. Hier stellt sich zum einen die Frage nach der Verbindlichkeit, zum anderen die Frage nach der Gültigkeitsdauer der Leitlinie bzw. auch nach der Qualität der hinter der bestimmten Leitlinie stehenden Organisation[316].

Nach allgemeiner Auffassung kommen Leitlinien keine allgemein verbindliche Wirkung zu, sie stellen juristisch weder Gesetzesrecht noch Gewohnheitsrecht dar. Weil sie der Qualitätssicherung des ärztlichen Handelns dienen sollen, werden sie von einzelnen Autoren als Empfehlung angesehen[317].

Entscheidend wird sein, wieweit die Leitlinien evidenzbasierter Medizin genügen oder sich nur auf „bewährte Vorgehensweisen" stützen. Davon und damit von ihrer Qualität wird abhängen, inwieweit die Leitlinien dabei helfen können, einen jeweiligen Standard für die konkrete Behandlung aufzustellen.

Haftungsrechtlich besteht die Gefahr, dass eine in den Rechtsstreit eingeführte Leitlinie so zum Gegenstand des Verfahrens wird, dass sie als ärztlicher Standard und damit als der anzuwendende ärztliche Sorgfaltsmaßstab gilt.

Der medizinische Sachverständige sollte klarstellen, ob eine Leitlinie dem aktuellen Standard entspricht. Die kritische Auseinandersetzung damit erfordert u.U. einen erheblichen zusätzlichen Aufwand und die Qualifikation, den Standard unabhängig von einer bestehenden Leitlinie anhand des wissenschaftlichen Erkenntnisstandes zu definieren. Geprüft werden muss auch, inwieweit die wirtschaftlichen Rahmenbedingungen berücksichtigt werden müssen und ob die Leitlinie die konkrete Situation vor Ort mit einbezieht, der Standard einer Universitätsklinik kann sich erheblich von dem eines Krankenhauses der Grund- und Regelversorgung unterscheiden. Findet diese kritische Auseinandersetzung nicht statt, können Leitlinien trotz des Empfehlungscharakters zu einer Richtlinie werden.

---

[312] Steffen/Dressler, Arzthaftungsrecht, Rdnr. 153
[313] BGH, NJW 1987, 1479
[314] so zum Beispiel die Leitlinien der Arbeitsgemeinschaft der wissenschaftlichen medizinischen Fachgesellschaften (AWMF), die im Internet unter folgender Adresse abzurufen sind: HTTP:// www.uni-DüsseldorfAWMF
[315] s. hierzu Wienke, Leitlinien als Mittel der Qualitätssicherung in der medizinischen Versorgung, MedR 1998, 172
[316] Wienke, a.a.O., Seite 172 (173)
[317] Hart 1998; Wienke, a.a.O., 172 (173)

Ist die ärztliche Behandlung von der in der Leitlinie dargelegten Vorgehensweise abgewichen, wird die Beklagtenseite und damit der Arzt mit Fragen, warum sie von dieser Leitlinie abgewichen ist, rechnen müssen. Faktisch kann so die Existenz der Leitlinie zur Folge haben, dass aufgrund einer der Beweislastumkehr ähnlichen Situation nunmehr der Arzt die sorgfaltsgemäße und dem medizinischen Standard entsprechende Behandlung darlegen und somit beweisen muss.

Insgesamt bleibt festzuhalten, dass Leitlinien nur als Empfehlung für eine Behandlung dienen und nicht den für ein Gericht konkret gebotenen ärztlichen Maßstab darlegen.

Auf der anderen Seite können kritisch aufgestellte Leitlinien eine systematisch entwickelte Entscheidungshilfe über die angemessene ärztliche Vorgehensweise in der Gesundheitsförderung, Prävention, Diagnostik, Therapie und Rehabilitation sein. Sie können dann auch gegenüber den Kostenträgern als Grundlage für die Kalkulation der anfallenden Kosten dienen und damit einen Beitrag in Richtung einheitlicher Standard leisten.

Im Zuge der Gesundheitsreform 2000 soll die Anwendung von Leitlinien, die insbesondere den Kriterien evidenzbasierter Medizin genügen, gesetzlich vorgeschrieben werden. Diese Vorstellung wird vonseiten der Kostenträger mit Einsparmöglichkeiten verbunden. Ob dies so kommt, muss derzeit offen bleiben, denn denkbar wäre auch, dass die Leitlinien den Patienten zur vollständigen Ausschöpfung seines Leistungsanspruchs animieren. Andererseits schützt die vollständige Umsetzung z.B. bei der Diagnostik, den Arzt vor Haftpflichtverfahren, kostet aber zusätzliches Geld.

4. Ärztekammer und Qualitätssicherung

Die Berufsordnung verpflichtet den Arzt dazu, „an den von der Ärztekammer eingeführten Maßnahmen zur Sicherung der Qualität der ärztlichen Tätigkeit teilzunehmen und der Ärztekammer die hierzu erforderlichen Auskünfte zu erteilen"[318]. Damit ist jeder Arzt als Pflichtmitglied der Aufsichtspflicht der für ihn zuständigen Landesärztekammer unterstellt. Die Berufsordnung enthält die Verpflichtung jedes einzelnen Arztes zur Fortbildung und zur Berücksichtigung von Qualitätssicherungsmaßnahmen, ferner das Weiterbildungsrecht und die Berufsgerichtsbarkeit.

Die Koordination von Qualitätssicherungsmaßnahmen und Projekten der Landesärztekammern erfolgt in den Gremien der Bundesärztekammer. Zu diesem Zweck bestehen ständige Ausschüsse und Arbeitskreise, die sich mit allgemeinen Fragen der Qualitätssicherung der ärztlichen Berufsausübung sowie mit speziellen Themen vorwiegend im technisch-diagnostischen Bereich befassen. Die Rolle der Bundesärztekammer liegt darin, selbst bzw. in Koordination mit wissenschaftlichen Fachgesellschaften, Berufsverbänden, der Kassenärztlichen Bundesvereinigung, aber auch mit nationalen und internationalen Normungsgremien, Qualitätssicherungsmaßnahmen zu indizieren und zu fördern. Hierbei werden Rahmenbedingungen für eine flächendeckende und einheitliche Einführung bewährter Verfahren in die medizinische Versorgung gesteckt. Schließlich entwickelt die Bundesärztekammer Qualitätssicherungsrichtlinien und Leitlinien zu speziellen fachlichen Themen, die speziell die Bereiche der technischen Qualitätssicherung betreffen[319].

Seit 1995 wird die Ärztekammer und die Kassenärztliche Vereinigung von der Ärztlichen Zentralstelle Qualitätssicherung (ÄQZ) unterstützt. Sie bereitet Empfehlungen, Leitlinien, Richtlinien und Regelungen fachlich vor. Die ÄQZ unterhält den Leitlinien-Informationsdienst (http://www.leitlinien.de).

---

[318] so §7 der (Muster-) und Berufsordnung für die Deutschen Ärztinnen und Ärzte-MBO-Ä 1997, NJW 1997, 3076

[319] gemeinsame Bestandsaufnahme der Bundesärztekammer und der Kassenärztlichen Bundesvereinigung über die Aktivitäten der Spitzenorganisationen der Ärztlichen Selbstverwaltung auf dem Gebiet der Qualitätssicherung in der Medizin, Grundlagen einer bedarfsgerechten Gesundheitsversorgung 1996, Seite 7ff. mit Hinweisen auf ausgewählte Qualitätssicherungsaktivitäten sowie auf Qualitätssicherungsleitlinien und Richtlinien und zu weiteren Einrichtungen zur Qualitätssicherung bei der Bundesärztekammer

5. Qualitätssicherung durch Weiterbildung

Die Weiterbildung bezweckt den „geregelten Erwerb eingehender Kenntnisse, Erfahrungen und Fertigkeiten für definierte ärztliche Tätigkeiten nach Abschluss der Berufsausbildung. Ziel der Weiterbildung ist auch die Sicherung der Qualität ärztlicher Berufsausübung"[320]. Damit normiert die Weiterbildungsordnung die Bestimmungen, unter denen der Arzt neben seiner Berufsbezeichnung zusätzliche Merkmale führen darf, die auf entsprechende Kenntnisse und Fähigkeiten hinweisen. Die Bundesärztekammer hat die Aufgabe, mithilfe der Weiterbildungsordnung auf die Bundeseinheitlichkeit der Weiterbildungsgänge hinzuwirken. Damit soll die Weiterbildungsordnung nicht nur den Lernzielkatalog für sich weiterbildende Ärzte darstellen, sondern auch Vorgabe für die Voraussetzungen der Facharztprüfungen sein[321].

Die Ärztekammern gewährleisten und fördern die berufliche Fortbildung ihrer Mitglieder durch Veranstaltungen, Publikationen u.v.m.[322]. Entsprechendes findet sich in der Berufsordnung der Ärzte. Die Vorschrift des § 4 der Muster-Berufsordnung bestimmt:

§ 4
„(1.) Der Arzt, der seinen Beruf ausübt, ist verpflichtet, sich in dem Umfange beruflich fortzubilden, wie es zur Erhaltung und Entwicklung der zu seiner Berufsausübung erforderlichen Fachkenntnisse notwendig ist.

(2.) Der Arzt muss seine Fortbildung nach Abs. 1 gegenüber der Ärztekammer in geeigneter Form nachweisen können."

Der sich fortbildende Arzt vertieft und erweitert ständig seine Kenntnisse und kann so mit der Entwicklung in der Medizin Stand halten[323]. Nach höchstrichterlicher Rechtsprechung hat sich der Arzt bis an die Grenzen des Zumutbaren über die Erkenntnisse und Erfahrungen der Wissenschaft unterrichtet zu halten[324]. Jeder Arzt muss sich um eine Teilnahme an den Fortschritten und Erfahrungen der medizinischen Wissenschaft bemühen, „ohne sich neuen Einsichten und Methoden aus Bequemlichkeit, Eigensinn oder Hochmut zu verschließen"[325].

Weiterbildung ist Teil notwendigen Vertrauensschutzes des Patienten. Die Berufsordnung ermächtigt den Arzt, die durch Prüfungen belegte Weiterbildung auf seinem Praxisschild, in Zeitungsanzeigen, auf dem Briefbogen, Rezeptvordrucken und Stempeln zu veröffentlichen[326]. Durch das ärztliche Weiterbildungsrecht und die Möglichkeit der Veröffentlichung erworbener Weiterbildungskenntnisse wird ein Vertrauensschutz zum Patienten aufgebaut, sodass das Weiterbildungsrecht auch unter diesem Gesichtspunkt eine Struktur-und Prozessqualität gewährleistet[327].

---

[320] § 1 Abs. 1 Satz 1 u. 3 der Weiterbildungsordnung.; siehe hierzu auch Laufs, in: Laufs/Uhlenbruck § 11 Rdnr. 10 ff
[321] gemeinsame Bestandsaufnahme der Bundesärztekammer und der Kassenärztlichen Bundesvereinigung über die Aktivitäten der Spitzenorganisationen der Ärztlichen Selbstverwaltung auf dem Gebiet der Qualitätssicherung in der Medizin, Grundlagen einer bedarfsgerechten Gesundheitsversorgung 1996, S. 13
[322] gemeinsame Bestandsaufnahme der Bundesärztekammer und der Kassenärztlichen Bundesvereinigung über die Aktivitäten der Spitzenorganisationen der Ärztlichen Selbstverwaltung auf dem Gebiet der Qualitätssicherung in der Medizin, Grundlagen einer bedarfsgerechten Gesundheitsversorgung 1996, S. 13
[323] Laufs, in: Laufs/Uhlenbruck, § 11 Rdnr. 4
[324] BGH, VersR 1968, 2761; BGH, VersR 1977, 546; OLG Saarbrücken, VersR 1991, 1289
[325] so schon Eberhardt Schmidt, Der Arzt im Strafrecht, 1939, S. 47 ff. mit weiteren Nachweisen
[326] Kapitel D I Nr. 1 bis Nr. 6 der Musterberufsordnung für die Deutschen Ärztinnen und Ärzte, NJW 1997, 3076
[327] siehe hierzu auch Bonvie 1994

6. Defensivmedizin durch Qualitätssicherung und Kostendruck?

Qualitätssicherung birgt die Gefahr der Defensivmedizin. Der Weg in Richtung einer defensiven Medizin ist falsch[328]. Ein Zuviel an Behandlung, z.B. Einweisung ins Krankenhaus statt möglicher Fortsetzung der ambulanten Behandlung, Hinzuziehung von Konsiliarien oder Überweisungen an Fachärzte ohne zwingenden Grund aus forensischer Indikation, führt zu erheblichen Kostensteigerungen. Die Defensivmedizin belastet aber auch den Patienten. Er muss zusätzliche Untersuchungen zur Absicherung ohne eindeutige Gründe über sich ergehen lassen. Auf dem schmalen Grat der Entscheidung für oder gegen eine operative Revision kann der Entschluss, die für den Arzt „gefahrlosere" Entscheidung zu treffen, den Patienten schwer benachteiligen. Bei Wahleingriffen könnte bei Risikopatienten die Durchführung einer Operation unter Hinweis auf das Risiko abgelehnt werden, um sich die Statistik nicht zu verderben. Die Feststellung, ob ein Tumor eben noch zu entfernen oder aufgrund der Ausdehnung als inoperabel angesehen werden muss, könnte sachfremd beeinflusst werden.

Die Rechtsprechung hat sich bisher nur vereinzelt mit dieser Problematik der Kosten und ihre Auswirkungen auf den medizinischen Standard befasst.

Erstmals sah der BGH im Jahre 1975 die Notwendigkeit, wirtschaftliche Überlegungen in ärztliches Denken durch eine Risikoabwägung einfließen zu lassen[329]. In diesem konkreten Fall ging es darum, ob vor jeder Narkose eine Röntgenuntersuchung zur Feststellung so genannter Halsrippen durchzuführen ist, um die bei einem Prozent, möglicherweise sogar weit darunter liegende Wahrscheinlichkeit von Narkoselähmungen zu erkennen. Für den BGH war hier eine Abwägung aller relevanten Faktoren maßgeblich, zu dem vor allem die statistische Häufigkeit der Gefahr drohender Anomalie, das Gewicht des möglicherweise eintretenden Schadens, aber auch der wirtschaftliche und allgemeine Aufwand für die erforderlichen Feststellungen gehörten.

Auf diesem Grundsatzurteil basiert die neuere Rechtsprechung des OLG Köln, wonach bei der Beurteilung, welcher Sorgfaltsmaßstab im Einzelfall anzusetzen ist, die allgemeinen Grenzen im System der Krankenversorgung, selbst wenn es Grenzen der Finanzierbarkeit und der Wirtschaftlichkeit sind, nicht völlig vernachlässigt werden dürfen[330]. So liegt kein Behandlungsfehler vor, wenn die Möglichkeiten für herzchirurgische Eingriffe unter Einsatz der Herz-Lungen-Maschine so bemessen sind, dass vordringliche und Noteingriffe sofort oder kurzfristig durchführbar sind, während elektive Eingriffe, die bei Zuständen ohne akute Bedrohung planmäßig erfolgen können, hinausgeschoben werden müssen.

Haftungsrechtlich ist, von absoluten Notfällen abgesehen, die angemessene medizinische Versorgung der Patienten von vornherein sicherzustellen. Personelle ärztliche Unterversorgung, die den erreichbaren medizinischen Standard einer sorgfältigen und optimalen Behandlung des Patienten gefährdet, führt zur Haftung des Krankenhausträgers.

Der BGH hat hierzu ausgeführt:

„Um seinen vertraglichen Pflichten nachzukommen und zum Schutze der Patienten hätte der Krankenhausträger, solange er nicht genügend Anästhesisten für seine Klinik bekommen konnte, notfalls auf eine Ausweitung der chirurgischen Abteilung verzichten und weiter anordnen müssen, nach Erschöpfen der jeweils vorhandenen Kapazität die Patienten an andere Krankenhäuser zu verweisen[331]."

Dieses Urteil ist außerordentlich bedeutsam: Strukturdefizite, die auch mit allen möglichen Bemühungen nicht zu beheben sind, rechtfertigen keine Abstriche an der ärztlichen Sorgfalt. Damit sind die Ärzte, der Pflegedienst und der Krankenhausträger auch bei Defiziten aufgrund des Kostendrucks zur Leistung des ärztlichen Standards verpflichtet. Entscheidend ist für die Betroffenen, abgesehen von unaufschiebbaren Behandlungen, nur so viele Patienten anzunehmen, wie mit den vorhandenen Ressourcen ohne Sorgfaltsabstriche behandelt werden können. Ohne geeignete Gegenmaßnahmen des Gesamtsystems drohen deshalb zukünftig erhebliche Verlängerungen der schon heute teilweise vorhandenen Wartezeiten.

Die Vorgehensweise stellt einen Baustein im anzuratenden und erforderlichen Risikomanagement dar. Risikomanagement ermöglicht die Früh-

---

[328] Ulsenheimer 1995b
[329] BGH, VersR 1975, 43ff.; Laufs, in: Laufs/Uhlenbruck §99 Rdnr. 26
[330] OLG Köln, VersR 1993, 52ff.
[331] BGHZ 95, 83ff.

erkennung von Gefahrenzuständen durch systematische Fehlersuche und Schadensuntersuchung, die sich nicht nur auf medizinische, sondern insbesondere auf juristische, organisatorische, technische, bauliche und sonstige haftungsrelevante Aspekte erstreckt[332].

7. Risikomanagement und Qualitätssicherung

Risikomanagement ergänzt im Rahmen einer Fremdkontrolle das Qualitätsmanagement, welches auf eine innere Kontrolle setzt. Nur im Rahmen dieser Fremdkontrolle können Fehler aufgedeckt werden, z.B. im Bereich der Dokumentation oder auch Delegation, die im Rahmen der festen Struktur im Krankenhaus von der Selbstkontrolle nicht entdeckt werden. Riskmanagement kann in Zukunft eine Qualitätssicherung, die nicht unter dem Kostendruck zu leiden hat, sichern[333]. Wegen der gesetzlich vorgesehenen Verstärkung der Kompetenz der Krankenkasse wird die zunehmend fremdbestimmte Qualitätssicherung befürchtet[334]. Risikomanagement bietet demgegenüber für den Risikomanager die Möglichkeit, gemeinsam mit den jeweiligen Ärzten Empfehlungen, Richtlinien, Dienstanweisungen überprüfen zu können und die medizinischen Anforderungen mit den rechtlichen Anforderungen zu vereinen. So können ganzheitlich die Haftung von Arzt und Krankenhaus und gleichzeitig eine Qualitätssicherung und kontinuierliche Qualitätsverbesserung erreicht werden.

---

[332] s. Punkt I., S. 10; Ulsenheimer 1995b
[333] so z.B. auch Bergmann/Kienzle, Krankenhaushaftung Rdnr. 732 ff.; Ulsenheimer 1995b; s. hierzu auch das Kap. 14.
[334] Schneider 1998

8. Checkliste Sorgfaltsmaßstab, Wirtschaftlichkeit, Leitlinien und Qualitätssicherung

1 Trotz Kostendämpfung und Rationierung wird unverändert der medizinische Standard, auch jedem Kassenpatienten, geschuldet.

2 Das sozialrechtliche Wirtschaftlichkeitsgebot erfordert eine ärztliche Versorgung, die ausreichend, zweckmäßig und wirtschaftlich ist und das Maß des Notwendigen nicht überschreitet.

3 Im Konflikt zwischen Wirtschaftlichkeitsgebot und notwendigem ärztlichem Standard ist besondere Vorsicht geboten, weil noch nicht absehbar ist, wie sich die Rechtsprechung im konkreten Einzelfall entscheiden wird.
Kann die erforderliche Sorgfalt aus Mangel an Ressourcen nicht sichergestellt werden, sollte der Patient an andere Behandler verwiesen werden.

4 Die Qualitätssicherung wird in erster Linie Kollektive überprüfen und Standards z. B. bei Komplikationsdichten ausbilden.
Externe Qualitätssicherungsmaßnahmen zielen vor allem auf Beratung ab. Sanktionsmechanismen drohen aber bei nachweisbar unverändert schlechter Qualität oder/und prinzipieller Teilnahmeverweigerung.
Kann die dann geforderte Qualität nicht erbracht werden, eröffnen sich im Schadensfall vor allem neue Angriffspunkte für den Patienten und damit Haftungsrisiken für den Arzt, weil der Patient nun Mängel erkennen und beweisen kann, die nur anhand eines Kollektivs zu erheben sind.

5 Systematisch angelegte Qualitätssicherungsmaßnahmen gehen in der Regel über die patientenorientierte Routinearbeit hinaus. Dies bedingt einen Mehraufwand, der nicht zu Lasten der Leistungserbringer gehen kann.

6 Der Arzt ist durch die Berufsordnung verpflichtet, an von der Ärztekammer durchgeführten Maßnahmen zur Sicherung der Qualität der ärztlichen Tätigkeit teilzunehmen und die hierzu erforderlichen Auskünfte zu erteilen.

7 Systematisch entwickelte Leitlinien können eine Entscheidungshilfe über die angemessene ärztliche Vorgehensweise sein. Sie sind eine Empfehlung, schon weil sie häufig nicht einer evidenzbasierten Medizin genügen. Den für ein Gericht konkret gebotenen ärztlichen Maßstab legen sie nicht dar.

8 Lücken und mangelnde Aktualität von Richtlinien entlasten den Arzt ebensowenig, wie wenn Richtlinien noch nicht aufgestellt worden sind. Er muss in diesen Fällen selbst anhand des wissenschaftlichen Erkenntnisstandes prüfen, welche Sorgfalt zu beachten ist.

9 Zwar bleibt dem Arzt ein Beurteilungs- und Entscheidungsraum für Diagnose und Therapie, er darf sich aber nicht über die Regeln der medizinischen Wissenschaft hinwegsetzen. Dies zwingt ihn zu einer fortlaufenden Fortbildung.

10 Kostendruck und Qualitätsanforderungen laufen Gefahr, eine defensive Medizin zu fördern, die sowohl die Patienten als auch die Wirtschaftlichkeit belastet.

11 Risikomanagement hilft durch eine nicht fremdbestimmte externe Kontrolle, Schwachstellen aufzudecken, die von der internen Kontrolle nicht erkannt werden.

9 Auswirkungen des Arbeitsrechts auf das Haftungsrecht, insbesondere das Arbeitszeitgesetz[335]

Ein Kläger ließ sich in einem Universitätsklinikum der Beklagten wegen eines Bandscheibenschadens operieren. Weil der für diese Operation vorgesehene Anästhesist am Operationstag erkrankt war, musste ein anderer Anästhesist hierfür kurzfristig einspringen, der erst seit kurzer Zeit approbiert war und erst an 55 Narkoseeinleitungen mitgewirkt hatte. Im Verlauf der Narkose kam es zu einer Beatmungsblockade, die der Anästhesist nicht meistern konnte. Der Kläger erlitt aufgrund der unterbrochenen Sauerstoffzufuhr einen schweren Hirnschaden. Der Bundesgerichtshof führte hier zunächst aus, dass sich die Haftung des Krankenhausträgers dem Kläger gegenüber aus der schuldhaften Verletzung der zum Schutze der Patienten allgemeinen und des Klägers insbesondere erforderlichen Organisation der Anästhesieversorgung (§§ 823 Abs. 1, 847, 31 BGB) ergibt[336]. Der BGH führte weiter aus, dass die Anästhesieabteilung an der Universitätsklinik personell unterbesetzt war. Der Operationsbetrieb war vonseiten der Anästhesie nur durch vermehrten Einsatz der Ärzte (also durch Ableistung zahlreicher Überstunden mit der Folge einer zusätzlichen Gefährdung der Patienten wegen Übermüdung der Ärzte) durchzuführen. Die Oberärzte mussten unter Hintanstellung ihrer Aufgaben der Überwachung und Anleitung, von der Wahrnehmung von Forschungsaufgaben ganz zu schweigen, immer wieder selbst einspringen. Dieser Sachverhalt lasse nur den Schluss zu, dass im Verhältnis zur Anzahl der in der Universitätsklinik eingesetzten Operateure nicht genügend Anästhesisten zur Verfügung standen, sodass eine ordnungsgemäße anästhesiologische Versorgung der Patienten auch unter Ausnutzung aller Reserven nicht in jedem Fall gesichert war. Diese Rechtsprechung bestätigte der BGH in einem weiteren Urteil 1985[337]: Der Schutz des Patienten erfordere, dafür Sorge zu tragen, dass keine durch vorangegangenen Nachtdienst übermüdeten Ärzte zum Operationsdienst eingeteilt werden. Eine personelle ärztliche Unterversorgung, die den erreichbaren medizinischen Standard einer sorgfältigen und optimalen Behandlung des Patienten gefährdet, führt bei Verwirklichung dieser Gefahr zu einer Haftung des Krankenhausträgers. Der Krankenhausträger muss organisatorisch gewährleisten, dass er mit dem vorhandenen ärztlichen Personal seine Aufgaben auch standardgerecht erfüllen kann.

Das neue Arbeitszeitgesetz (ArbZG) vom 06.06.1994 greift an dieser Stelle ein und dürfte das Spannungsfeld zwischen Patientenversorgung, Kostenbegrenzung und auch Haftungsrecht weiter vergrößern. Für Ärzte und das Pflegepersonal in Krankenhäusern und anderen Einrichtungen zur Behandlung, Pflege und Betreuung von Personen gilt es gem. § 26 ArbZG ab 1.1.1996.

Der Zweck des Arbeitszeitgesetzes ist nach § 1 ArbZG die Gewährleistung der Sicherheit und des Gesundheitsschutzes der Arbeitnehmer bei der Arbeitszeitgestaltung sowie die Verbesserung der Rahmenbedingung für flexible Arbeitszeiten.

1. Inhalt des Arbeitszeitgesetzes

Das Arbeitszeitgesetz gilt für alle Beschäftigten im Gesundheitswesen. Hierzu gehört das ärztliche Personal, das Pflegepersonal, Beschäftigte der Verwaltung sowie Beschäftigte des Hausdienstes. Ausgenommen von den Regelungen des Arbeitszeitgesetzes sind Dienststellenleiter, leitende Angestellte sowie Chefärzte[338].

Es regelt die werktägliche Arbeitszeit, Ruhepausen, Bereitschaftsdienst und Ruhepausen, arbeitsfreie Zeiten sowie Sonn- und Feiertagsruhe und

---
[335] s. hierzu auch Teichner, Arbeitszeitgesetz und Arzthaftung, MedR 1999, 255–259
[336] BGH, Urteil v. 18.06.1985, BGHZ 95, 63 (67)
[337] BGH, Urt. v. 29.10.1985, NJW 1986, 776
[338] BGH, Urt. v. 29.10.1985, NJW 1986, 776

beeinflusst damit letztlich die zeitlichen ärztlichen und pflegerischen Arbeitsabläufe.

▪ Höchstarbeitszeit gemäß § 3 ArbZG

Die werktägliche Arbeitszeit darf nach dem Arbeitszeitgesetz 8 Stunden nicht überschreiten. Sie kann auf 10 Stunden verlängert werden, wenn innerhalb von 6 Kalendermonaten oder 24 Wochen ein Ausgleich auf durchschnittlich 8 Stunden gewährleistet ist. Damit ergibt sich eine gesetzlich höchstzulässige wöchentliche Arbeitszeit von (10 Stunden × 6 Werktage =) 60 Stunden. Die tarifliche Wochenarbeitszeit von 38,5 Stunden muss durch den entsprechenden Freizeitausgleich gewährleistet sein. Urlaubs- und Krankheitstage sind, soweit es sich um Werktage handelt, zum Ausgleich für Mehrarbeit über 8 Stunden berücksichtigungsfähig. Werktage sind alle Tage von Montag bis Samstag mit Ausnahme der gesetzlichen Feiertage.

Diese Grundsätze gelten für alle Krankenhäuser der Regelversorgung, wie der Maximalversorgung.

▪ Ruhepausen gemäß § 4 ArbZG

Jedem Arbeitnehmer ist gemäß § 4 ArbZG bei einer Arbeitszeit von mehr als 6 bis zu 9 Stunden eine Ruhepause von 30 Minuten zu gewähren, die in 2 Zeitabschnitte à 15 Minuten aufgeteilt werden kann. Ferner dürfen Arbeitnehmer nicht länger als 6 Stunden hintereinander ohne Pause beschäftigt werden[339]. Unter einer Ruhepause wird die Unterbrechung der Arbeitszeit von vorbestimmter Dauer verstanden, die der Erholung des Arbeitnehmers dient[340].Während dieser Ruhepausen ist der Beschäftigte von jeder Arbeit, auch von jeder Verpflichtung zur Bereithaltung zur Arbeit, freizustellen.

▪ Ruhezeit, Bereitschaftsdienst und Rufbereitschaft

Die Beschäftigten müssen nach Beendigung der täglichen Arbeitszeit i. d. R. eine ununterbrochene Ruhezeit von 11 Stunden haben (§ 5 Abs. 1). In Krankenhäusern kann die 11-stündige Ruhezeit um 1 Stunde, also auf 10 Stunden, verkürzt werden, sofern innerhalb eines Kalendermonats oder innerhalb von 4 Wochen diese Stunde durch die Verlängerung einer anderen Ruhezeit auf mindestens 12 Stunden ausgeglichen wird (§ 5 Abs. 2 ArbZG).

Bereitschaftsdienst und Rufbereitschaft stellen i. d. R. keine Arbeitszeiten im Sinne des Arbeitszeitgesetzes dar[341]. Somit stellen diese Zeiten Ruhezeiten dar. Wird der Arbeitnehmer und damit der Arzt oder auch das Pflegepersonal innerhalb dieser Dienste zur Beschäftigung abgerufen, ist die Inanspruchnahme als Arbeitszeit zu werten und im Anschluss an die Beschäftigung eine volle Ruhezeit von mindestens 10 Stunden zu gewähren.

Es gelten jedoch besondere Ruhezeitregelungen für Krankenhäuser und andere Einrichtungen zur Behandlung, Pflege und Betreuung von Personen. Nach § 5 Abs. 3 ArbZG können Kürzungen der Ruhezeit durch Inanspruchnahmen während des Bereitschaftsdienstes oder der Rufbereitschaft, die nicht mehr als die Hälfte der Ruhezeit betragen, zu anderen Zeiten ausgeglichen werden.

Damit können in Krankenhäusern beschäftigte Personen trotz Arbeitsleistung während des Bereitschaftsdienstes oder der Rufbereitschaft, die nicht über die Hälfte, d.h. 5,5 Stunden, hinausgeht, planmäßig im Anschluss an diesen Dienst ihre Tätigkeit wieder aufnehmen. Vertreten wird dazu einerseits das Verbleiben einer 5,5-stündigen Ruhezeit insgesamt, wie auch das Verbleiben einer ununterbrochenen Ruhezeit von 5,5 Stunden. Ein Zeitraum, innerhalb dessen der Ausgleich dieser Tätigkeit zu erfolgen hat, wird gesetzlich nicht festgelegt. Der Ausgleich kann auch während anderer Bereitschaftsdienste oder Rufbereitschaften erfolgen, soweit zu diesen Zeiten keine Arbeitsleistung erbracht wird[342].

Bei einer Arbeitsleistung während des Bereitschaftsdienstes oder der Rufbereitschaft über 5,5 Stunden ist eine erneute Ruhezeit erforderlich.

▪ Nachtarbeit

Das neue Arbeitsgesetz hat nun erstmals im § 6 ArbZG die Nachtarbeit stark reglementiert. Außer Frage steht, dass Nachtarbeit zu Störungen im Befinden des Nachtarbeitnehmers führen kann. Dieser starken Reglementierung der Nachtarbeit steht entgegen, dass in einer modernen Industriegesellschaft nicht generell auf Nachtarbeit verzichtet werden kann. Dies gilt gerade in einem Krankenhausbetrieb.

---

[339] siehe hierzu auch Dobberahn 1994, Rdnr. 49
[340] BAG, Urt. v. 27.2. 1992, BB 1992, 2247 (2248)
[341] Dobberahn, a.a.O, Rdnr. 47, 63
[342] so auch die Regierungsbegründung zu dem Arbeitszeitgesetz, BT-Drucks. 12/5888, S.25

Als Nachtzeit im Sinne des Arbeitszeitgesetzes wird durch § 2 Abs. 3 ArbZG die Zeit von 23.00 Uhr bis 6.00 Uhr festgelegt. Die Dauer der Arbeitszeit der Nachtarbeitnehmer entspricht der Arbeitszeit der anderen Arbeitnehmer. Somit beträgt die Arbeitszeit 8 Stunden werktäglich, sie kann bis zu 10 Stunden verlängert werden. Der Ausgleichszeitraum für Nachtarbeitnehmer ist jedoch auf einen Kalendermonat oder auf 4 Wochen herabgesetzt.

Die kurze Darstellung des Arbeitszeitgesetzes zeigt, dass die Umsetzung des Gesetzes für den Klinikbetrieb nicht unproblematisch sein kann. Vor allem die finanzielle Lage der Kliniken lässt eine für alle Beteiligten zufriedenstellende Lösung häufig nicht zu.

Hier sei am Rande vermerkt, dass der leitende Arzt der Einzige ist, der ohne Einschränkung einsetzbar ist (Chefarzt, § 18 ArbZG).

2. Haftungsrechtliche Problematik

Die Qualifikation der einzelnen Mitarbeiter auf den Stationen und in den Funktionsbereichen in einem Krankenhaus ist sehr unterschiedlich. Sie reicht vom Arzt im Praktikum über den Assistenten in Weiterbildung bis zum erfahrenen Facharzt und schließlich zum Oberarzt.

Der verantwortlich visitierende Arzt kann durch notwendig werdende Ruhezeiten öfter als früher wechseln. Damit kommt es mehr auf eine ausführliche schriftliche Dokumentation an, wenngleich nicht alle Nuancen, die sich aus dem jeweiligen Arzt-Patient-Verhältnis ergeben berücksichtigt werden können. Besondere Bedeutung hat deshalb eine ausführliche und verantwortungsvolle Übergabe am nächsten Morgen. Es muss vermieden werden, dass durch häufiger wechselnde Visitenärzte die Anordnungen zum Teil inkonsequent oder nicht geradlinig genug getroffen werden (gehäufte Schnittstellenproblematik).

Organisatorisch muss sichergestellt werden, dass z.B. bei fehlendem Stations- oder Oberarzt aufgrund des Arbeitszeitgesetzes die lückenlose Betreuung der Patienten sichergestellt ist. Situationen, in denen einer Station oder einem Funktionsbereich sowohl der erstverantwortliche Arzt als auch der Oberarzt fehlen, müssen durch entsprechende Dienstplangestaltung ausgeschlossen werden.

Fehlt ein geeigneter Oberarztersatz, müssen ggf. geplante Operationen um einen Tag auf den nächsten verschoben werden, obwohl der Patient vorbereitet ist. Die Belastung, u.U. bis hin zu psychischen Auswirkungen, die eine Operationsverschiebung für Patienten und Angehörige bedeuten kann, muss hingenommen werden, wenngleich dies für Außenstehende schwer nachvollziehbar sein mag.

Haftungsrechtliche Folgen können eintreten durch lückenhafte bzw. fehlerhafte Dokumentationen, zeitgleiche Verzögerungen in Diagnostik und Therapie, sowie Fehler, die aus organisatorischen Missverständnissen oder Fehleinschätzungen resultieren. Problematisch ist das Fehlen eines kompetenten Arztes, der krankhafte Veränderungen kontrollieren und kompetent beurteilen kann.

Fehler durch Informationslücken sind schwerwiegender und in einem großen Krankenhausbetrieb eher denkbar als die hypothetischen Fehler durch Übermüdung. Fehler sind jedoch auch möglich, wenn unerfahrenere Mitarbeiter eingesetzt werden müssen, weil erfahrenere Mitarbeiter an bestimmten Tagen fehlen. Der Beginn eines Wundinfekts oder diskrete Zeichen einer Gesamtverschlechterung im Verlauf, z.B. eine beginnende Pneumonie, werden im ungünstigsten Fall u.U. zu spät erkannt, weil der Unerfahrene nicht sieht, wann er einen Oberarzt hinzuziehen muss.

Damit liegt nahe, dass das Arbeitszeitgesetz einen direkten Einfluss auf die zivilrechtliche Haftung von Ärzten und Krankenhausträgern haben wird. Haftungsrechtlich gilt das Postulat des Bundesgerichtshofs, dass eine personelle Unterversorgung, die den erreichbaren medizinischen Standard einer sorgfältigen fachärztlichen Behandlung des Patienten gefährdet, bei Verwirklichung dieser Gefahr zu einer Haftung des Krankenhausträgers führen kann[343]. Es ist Aufgabe des Krankenhausträgers, organisatorisch zu gewährleisten, dass er mit dem vorhandenen ärztlichen Personal seine Aufgaben auch erfüllen kann, und zwar nicht nur durch ausreichend erfahrene geübte Operateure, sondern auch durch Ärzte, die im Einzelfall mit der erforderlichen Konzentration und Sorgfalt operieren können. Die Beurteilung der Frage, ob der Arzt

---

[343] BGH, Urteil vom 18.6. 1985, BGHZ 95, 63 = NJW 1985, 2189; BGH, Urteil vom 29.10. 1985, NJW 1986, 776 = MDR 1986, 306 = VersR 1986, 295

noch den erforderlichen Standard wahren kann, darf nicht dem Arzt selbst überlassen bleiben. Sie gehört zu den Organisations- und Überwachungspflichten, die das Krankenhaus durch seine Chefärzte wahrzunehmen hat[344].

3. Verhältnis BAT/Arbeitszeitgesetz

Es ist umstritten, ob tarifvertragliche Sonderregelungen zulässig sind, die die aufgezeigten Schwierigkeiten des Arbeitszeitgesetzes vermeiden.

Nach den Regelungen der §§ 7 und 25 ArbZG wird die Möglichkeit eröffnet, in den wesentlichen Bereichen, so bei der Arbeitszeit, Verlängerung der Arbeitszeit über 10 Stunden werktäglich, der Ruhepause usw. eine tarifliche Sonderregelung zu treffen. Das für das Arbeitszeitgesetz innerhalb der Bundesregierung federführende Bundesarbeitsministerium hat in einer Stellungnahme vom Januar 1996 geäußert, dass die Bestimmungen des § 15 Abs. 6a und 6b BAT und die SR 2a und SR 2c zum BAT als abweichende tarifliche Bestimmungen anzusehen sind, die insoweit dem ArbZG vorgehen. Dieser Auffassung haben sich die Deutsche Krankenhausgesellschaft (DKG) und die Kommunalen Arbeitgeberverbände (KAV) angeschlossen, während der Marburger Bund und die ÖTV gegenteiliger Meinung sind[345]. Hierbei bildete einen besonderen Streitpunkt die Frage, ob die Verweisung auf das vorgehende Tarifrecht in § 7 ArbZG auf § 5 Abs. 1 ArbZG auch die Regelung des Bereitschaftsdienstes und der Rufbereitschaften in § 5 Abs. 3 ArbZG erfasst. Da § 5 Abs. 3 ArbZG keine eigenständige Regelung enthält, sondern lediglich eine abmildernde Modifikation der Regelung des § 5 Abs. 1 ArbZG enthält, ist davon auszugehen, dass die Verweisung in § 7 ArbZG auf § 5 Abs. 1 ArbZG auch den Anwendungsbereich des § 5 Abs. 3 ArbZG erfasst. Eine tarifliche Sonderregelung erscheint daher zulässig. Schon deshalb erscheint es verfehlt, wenn sich Patientenanwälte im Haftungsprozess bemühen, aus der Nichteinhaltung der Vorschriften des Arbeitszeitgesetzes haftungsrechtliche Konsequenzen aufzuzeigen. Ein darauf aufbauender Schluss auf die tatsächliche Leistungsfähigkeit des Mitarbeiters erscheint unzulässig.

4. Umsetzungsmöglichkeiten des Arbeitszeitgesetzes

Es gab sicherlich in der Vergangenheit wenig Krankenhäuser, in denen Ärzte nicht klaglos Überstunden geleistet haben, um eine ausreichende Versorgung der Patienten zu gewährleisten. Nur in wenigen Fällen sind diese Überstunden bezahlt worden. Die stillschweigende Duldung zahlloser Überstunden wurde und wird seitens des leitenden Arztes und des Trägers mit der ärztlichen Aufgabe und Pflicht erklärt. Nunmehr sind mit dem Inkrafttreten des Arbeitszeitgesetzes Überstunden nicht mehr erlaubt. Fallen sie an, müssen sie dokumentiert und in Freizeit abgegolten werden.

Zur Umsetzung des Arbeitszeitgesetzes für den Bereitschaftsdienst der Assistenzärzte und die Rufbereitschaft der Oberärzte ergeben sich in erster Linie zwei Lösungsansätze:
1. Genereller Freizeitausgleich, damit aber auch Wegfall oder Minderung der finanziellen Vergütung der Dienste für den jeweiligen Mitarbeiter.
2. Durch Inanspruchnahme der zulässigen Verlängerung der täglichen Arbeitszeit im Rahmen des § 3 des Arbeitszeitgesetzes werden freie Tage angespart. Durch die angesparte verlängerte tägliche Arbeitszeit kann nach dem Nachtdienst Freizeit gewährt werden, ohne dass Lohneinbußen entstehen.

Die Umsetzung des ersten Lösungsansatzes führt ohne Stellenausgleich für die durch Freizeitausgleich entfallende Arbeitsleistung zu einer Reduzierung der ärztlichen Kapazität, die zu Versorgungsproblemen führen muss. Ein Ausgleich durch zusätzliche Überstunden scheidet als Lösungsansatz wiederum wegen des Arbeitszeitgesetzes aus. Ohne Stellenausgleich kann nur eine Anpassung der Patientenzahl an die ärztlichen Versorgungsmöglichkeiten vor Haftpflichtproblemen bewahren.

---

[344] BGH, Urteil vom 18.06. 1985, BGHZ 95, 63 = NJW 1985, 2189
[345] Die DKG hat eine ausführliche Synopse über die einschlägigen Bestimmungen von ArbZG und BAT erarbeitet, vgl. DKG (Hrsg.), Hinweise zum ArbZG, Düsseldorf 1996, S. 40 ff.

5. Checkliste Bereitschafts- und Rufbereitschaftsdienst gemäß Arbeitszeitgesetz

[1] Bereitschafts- und Rufbereitschaftsdienste sind im Anschluss an die normale tägliche Arbeitszeit nach wie vor zulässig, da sie grundsätzlich als Ruhezeit anzusehen sind.

[2] Bei Inanspruchnahme während des Bereitschafts- und Rufbereitschaftsdienstes ist eine verbleibende Ruhezeit von mindestens 5,5 Stunden erforderlich.

[3] Die Inanspruchnahme während der Bereitschafts- und Rufbereitschaftsdienste sind zwar Arbeitszeiten, jedoch nicht auf die täglich zulässige Höchstarbeitszeit anzurechnen.

[4] Kommt die Ruhezeit von 5,5 Stunden während des Bereitschafts- und Rufbereitschaftsdienstes nicht zustande, ist der Beginn des folgenden Regeldienstes so zu verschieben, dass eine mindestens 10-stündige Ruhezeit eingehalten wird.

[5] Bereitschaftsdienste der Stufen C und D erlauben in der Regel die Einhaltung der 5,5-stündigen Ruhezeit nicht.

10 Dokumentation der Behandlung

Die ärztliche und pflegerische Dokumentation hat – auch unter dem Aspekt der Beweislastverteilung – im zivilrechtlichen Haftungsprozess in den letzten Jahren an Bedeutung gewonnen.

Bis Mitte der 70er-Jahre bewertete die Rechtsprechung ärztliche Aufzeichnungen als interne Gedächtnisstützen, die der Patient auch nicht einsehen durfte. Von dieser Rechtsprechung erfolgte eine endgültige Abkehr durch ein Urteil des Bundesgerichtshofes im Jahre 1978[346]. Seit diesem Zeitpunkt ist anerkannt, dass die Dokumentation von Patientendaten zu den dem Patienten geschuldeten vertraglichen Nebenpflichten aus dem Behandlungsvertrag zählt. Inzwischen ist sie auch standesrechtlich durch die ärztliche Musterberufsordnung festgeschrieben[347]. Danach zählt es zu den Pflichten eines jeden Arztes, „über die in Ausübung seines Berufes gemachten Feststellungen und getroffenen Maßnahmen die erforderlichen Aufzeichnungen zu machen"[348].

Die Gerichte haben in der Folgezeit häufig unter dem Gesichtspunkt der Beweislastverteilung immer wieder neue Orientierungspunkte für die Dokumentationspflichten gesetzt, wobei zu beachten ist, dass sämtliche Entscheidungen durch ärztliche Sachverständige mitgeprägt wurden[349].

1. Inhalt und Umfang der Dokumentation[350]

Grundsätzlich sind die wichtigsten diagnostischen und therapeutischen Maßnahmen zu dokumentieren. Aus den Krankenhausunterlagen müssen sich alle bedeutsamen Punkte der Anamnese, Diagnose, Therapie und alle sonstigen Behandlungsmaßnahmen ergeben. Es reicht hier eine Beschreibung mit schlagwortartigen Abkürzungen oder auch zeichnerischen Darstellungen – etwa bei der Patientenlagerung auf dem Operationstisch [351] – völlig aus. Die Dokumentation von Routinemaßnahmen ist nicht notwendig. Somit sind nur die wichtigsten Maßnahmen und Daten so zu dokumentieren, dass für den Nachbehandler das Vorgeschehen ausreichend an Klarheit gewinnt. Die Pflicht zur Krankenaufzeichnung ist somit ausschließlich der medizinischen Seite der Behandlung verhaftet[352]. Beispielsweise obliegen Bagatelluntersuchungen in der Notfallambulanz i. d. R. keiner Dokumentationspflicht. Ebenso ist die Weigerung des Patienten, einen Aids-Test vornehmen zu lassen, nicht dokumentationspflichtig[353].

Die Aufzeichnungen haben so zu erfolgen, dass der Aufzeichnende selbst oder ein nach ihm mit dem Fall befasster Fachmann (Arzt, Sachverständiger) die Dokumentation sinnvoll verwerten kann. Somit kommt es also nicht darauf an, dass der Patient selbst oder ein Jurist als medizinischer Laie die Aufzeichnungen verstehen kann[354]. Im Streitfall bedürfen sie dann aber umso mehr der „Übersetzung" und Erläuterung.

Bestehen für eine Vielzahl von stets wiederkehrenden Handlungssituationen schriftliche Anweisungen, ist die Dokumentationspflicht eingeschränkt[355]. Eine weitere Grenze der Aufzeichnungspflicht ist auch dann anzunehmen, wenn – in der Nachbetrachtung – für den Arzt im Zeitpunkt der Behandlung die Notwendigkeit der Dokumentation nicht erkennbar war[356].

---

[346] BGH, NJW 1978, 2237
[347] § 10 Musterberufsordnung für die Deutschen Ärztinnen und Ärzte – MBO-Ä 1997, NJW 1997, 3076
[348] siehe hierzu auch BGH, NJW 1983, 328.
[349] siehe hierzu auch Kap. 12, Abschnitt Dokumentationsversäumnisse; BGH, NJW 1989, 2330
[350] siehe hierzu ausführlich Bergmann/Kienzle, a.a.O., Rdnr. 161–163
[351] BGH, NJW 1984, 1403
[352] OLG Oldenburg, MedR 1991, 203; BGH, ArztR 1984, 238; BGH NJW 1985, 2193; BGH, NJW 1989, 2330; siehe auch hierzu bei Steffen/Dressler, a.a.O., Rdnr. 458
[353] OLG Düsseldorf, MedR 1996, 79
[354] BGH, NJW 1984, 1403; BGH NJW 1989, 2330
[355] BGH, MedR 1986, 324
[356] BGH, NJW 1973, 1520

2. Rechtzeitigkeit der Dokumentation

Die Dokumentation in den Krankenunterlagen hat in einem unmittelbaren Zusammenhang mit der Behandlung oder dem Eingriff zu erfolgen, also ohne schuldhaftes Verzögern[357]. Die Dokumentation ist nicht beliebig nachholbar. Ein beispielsweise 7 Jahre nach der Operation verfasster Bericht genügt nicht der Pflicht, eine Krankengeschichte des Patienten zu führen[358]. Erfolgt die Dokumentation ärztlicher Behandlungen oder Eingriffe erst Wochen oder gar Monate später, kann sich in einem Arzthaftungsprozess die Beweislast ebenso umkehren wie in den Fällen einer unterlassenen oder auch lückenhaften Dokumentation. Eine nachträgliche Dokumentation kann jedoch auch in Einzelfällen genügen, wenn diese als eine nachträgliche kenntlich gemacht worden ist[359].

Die Einordnung einer Dokumentation als rechtzeitig kann nur im Einzelfall beurteilt werden. Als rechtzeitig wird man bei einfachen und unkomplizierten Eingriffen oder Behandlungen eine Dokumentation ansehen, wenn vom Arzt nachträglich eine ordnungsgemäße Dokumentation aus dem Gedächtnis erstellt wird[360]. Bei komplizierten oder sogar gefährlichen Eingriffen kann jedoch schon aufgrund der Art eines solchen Eingriffs eine begleitende Dokumentation nicht erfolgen. Ein Operationsprotokoll bzw. ein Operationsbericht kann demnach erst nach Beendigung der Operation erstellt werden.

3. Ärztliche bzw. pflegerische Dokumentation

Bei der Dokumentation ist zwischen der ärztlichen und der pflegerischen Dokumentation zu unterscheiden.

▪ Ärztliche Dokumentation

Die ärztliche Dokumentation umfasst die Sachverhalte, die den ärztlichen Verantwortungsbereich betreffen, wie die diagnostischen und therapeutischen Maßnahmen. Im Wesentlichen besteht die ärztliche Dokumentation aus 3 Bestandteilen:

1. dem Krankenblatt (Anamnese, Aufnahmebefund),
2. der chronologisch geordneten Sammlung aller schriftlichen Befunde (z.B. eingehende apparativ-technische, bakteriologische, histologische Befunde),
3. den Verlaufskurven (Fieberkurve, ärztliche Verlaufsdokumentation).

Krankenblatt

Im Krankenblatt des niedergelassenen Arztes oder des Krankenhauses werden die vom Patienten und seinen Angehörigen gemachten Angaben – die Anamnese –, die Befunde der körperlichen Erstuntersuchung, weitere persönlich vom behandelnden Arzt gemachte Feststellungen und alle sonstigen für den Krankheitsverlauf wichtigen Angaben verzeichnet. Hierzu gehören auch die ärztlichen Beurteilungen, Diagnosen, Verdachtsdiagnosen, Hinweise zur Prognose und vieles mehr. Der Krankheitsverlauf ist durch zeitnahe chronologische Vermerke festzuhalten, falls dies nicht durch detailliert geführte Verlaufskurven entbehrlich ist. Abgeschlossen wird das Krankenblatt mit einer Epikrise oder einem Arztbrief und es wird durch den behandelnden Arzt unterzeichnet. Bei einer Verlegung eines Patienten innerhalb des Krankenhauses ist jeder Behandlungsabschnitt mit einem kurzen Resümee und der ärztlichen Unterschrift abzuschließen.

Die Dokumentation muss nicht zwingend eigenhändig erfolgen, sie kann auch der Mitarbeiterin diktiert oder per Computer umgesetzt werden.

Chronologisch geordnete Sammlung

Zu dieser chronologisch geordneten Sammlung zählen alle während der Behandlung anfallenden Befundberichte, Untersuchungsergebnisse, Laborbefunde, Berichte über Röntgen-, EKG-, EEG-, Ul-

---

[357] siehe hierzu auch Uhlenbruck, in: Laufs/Uhlenbruck, a.a.O., § 59 Rdnr. 12
[358] so jedoch das Schweizerische Bundesgericht BGE 113 II, 429
[359] so Bergmann/Kienzle, a.a.O, Rdnr. 163 mit dem Hinweis auf Dierks, in: Praxis des Arzthaftungsrecht 1994, 266; als zuweitgehend wird dies von Uhlenbruck, in: Laufs/Uhlenbruck, a.a.O, § 59 Rdnr. 12 gesehen.
[360] so auch Wasserburg, NJW 1980, 617 (619)

traschall- und andere Untersuchungen, Histologiebefunde, Berichte von Konsiliarien, Operationsberichte, Anästhesieprotokolle und vieles mehr sowie ärztlich gegengezeichnete Anordnungen.

Verlaufskurven (Fieberkurve)

Bei den Verlaufskurven handelt es sich um die Dokumentation der bei dem jeweiligen Patienten ermittelten Parameter wie Körpertemperatur, Pulsfrequenz, Blutdruck und anderes, richtungweisender Labor- und Röntgenbefunde und anderer Untersuchungsergebnisse. Im Rahmen dieser Kurven soll dem Arzt direkt am Patientenbett ein rascher Überblick über das Krankheitsgeschehen ermöglicht werden. Diese Verlaufskurven können jedoch bei detaillierter lückenloser Führung einen Verlaufsbericht im Krankenblatt ganz oder zumindest teilweise ersetzen.

Dies kann nur gelingen, wenn der Behandlungsverlauf, bei stationärer Behandlung durch die üblicherweise täglich zumindest bei der Visite erhobenen Befunde, bei ambulanten Patienten der bei der Vorstellung festzustellende Befund, Eingang in die Dokumentation gefunden hat. Es muss dringend angeraten werden, um Beweisschwierigkeiten zu vermeiden, täglich einen kurzen Vermerk zum Verlauf datumsbezogen anzubringen. Eine handschriftliche Dokumentation anlässlich der täglichen Visite führt nach eigener Erfahrung praktisch zu keinem spürbaren Mehraufwand.

Zum Standard gehört inzwischen auch die schriftliche Dokumentation von ärztlichen Anordnungen z.B. für die Pflegekräfte. Sie dient nicht nur der Dokumentation, sondern vor allem zur Sicherstellung der Umsetzung der Anordnungen durch schriftliches Gegenzeichnen bei der Ausführung. Häufig wird hierfür ein eigenes Anordnungsblatt verwendet.

Eine ausschließlich computergestützte Dokumentation, wie sie von einem Großteil der niedergelassenen Chirurgen und Orthopäden eingesetzt wird, aber auch in der Klinik denkbar ist, kann dann problematisch werden, wenn der Arzt ohne große Mühen die Dokumentation jederzeit ändern kann. Bei einem späteren Rechtsstreit droht eine Beweislastumkehr zulasten des Arztes, weil der Beweiswert der Originaldokumentation durch die jederzeitige Änderungsmöglichkeit verloren gehen kann.

■ Pflegerische Dokumentation

Die Dokumentationspflicht im Krankenhaus wirft zwangsläufig auch die Frage nach der Verantwortlichkeit hinsichtlich der Dokumentationspflicht des Pflegepersonals auf. Verschiedentlich wird noch die Auffassung angetroffen, dass für die allgemeine Pflege (früher: Grundpflege) das Pflegepersonal ausschließlich zuständig sei und für den Bereich der speziellen Pflege (früher: Behandlungspflege) eine autonome Pflegedokumentation der ärztlichen Dokumentation gegenüberstehe. Demgegenüber gilt: Unter dem Begriff der Allgemeinpflege[361] werden alle Maßnahmen zusammengefasst, die der unmittelbaren körperlichen Pflege und Versorgung des Patienten dienen, aber auch seine menschlich-psychologische Betreuung sowie die damit unmittelbar verbundene Patientenbeobachtung und -überwachung. Unter spezieller Pflege[362] werden diejenigen Maßnahmen zusammengefasst, die aufgrund ärztlicher Anordnung der Behandlung des Patienten dienen und nicht vom Arzt höchstpersönlich ausgeführt werden müssen. Zu nennen ist hier beispielsweise die Tablettengabe ebenso wie die Bedienung des Respirators in der Intensivmedizin, die Pflege eines Blasenkatheters, die Ernährung über eine Magensonde und die Überwachung einer Infusionsbehandlung. Da die Maßnahmen im Rahmen der speziellen Pflege Weisungs- und Kontrollpflichten des für die Behandlung zuständigen Arztes unterliegen, sind diese entsprechenden Aufzeichnungen notwendigerweise Teil der ärztlichen Dokumentation.

Für den Bereich der allgemeinen Pflege gilt Ähnliches. Die Maßnahmen in der allgemeinen Pflege sind zwar in der Regel weit weniger durch ärztliche Einzelanordnungen bestimmt als Maßnahmen in der speziellen Pflege. Es gibt jedoch keinen Bereich der Krankenversorgung, welcher der ärztlichen Aufsichts- und Weisungspflicht gänzlich entzogen wäre. Übersieht ein Arzt pflegerische Mängel, setzt er sich dem Vorwurf eines ärztlichen Sorgfaltsmangels aus. Der Arzt kann sich nicht mit dem Einwand entlasten, die allgemein pflegerische Versorgung des Patienten falle nicht in seinen Verantwortungsbereich. Eine stationäre Krankenversorgung gliedert sich zwar in verschiedene Arbeitsbereiche, trotzdem stellt sie in ihrer Gesamtheit eine *ärztliche* Behandlung dar, die in allen ih-

---
[361] so die Pflegepersonalregelung, während § 37 SGB XI weiterhin von Grundpflege spricht
[362] so die Pflegepersonalregelung, während § 37 SGB XI weiterhin von Behandlungspflege spricht

ren Teilen letztlich der ärztlichen Zuständigkeit und Verantwortung unterworfen ist. Auch der Bundesgerichtshof[363] geht in dem bekannten Dekubitus-Fall von einer *ärztlichen Gesamtverantwortung* für die Patientenversorgung aus. In dem Urteil heißt es:

> „Es sind auch Maßnahmen zu dokumentieren, die die Krankenpflege betreffen. Ebenso wie die vom Arzt angeordnete Medikation in das Krankenblatt aufzunehmen ist, sind auch derartige besondere Pflegebedürfnisse und die aus diesem Anlass erforderlichen Maßnahmen zu dokumentieren. Die Unterlassung der erforderlichen Dokumentation ist ein Indiz dafür, dass im Krankenhaus der Beklagten die ernste Gefahr der Entstehung eines Durchliegegeschwürs nicht erkannt und die Durchführung vorbeugender Maßnahmen nicht in ausreichender Form angeordnet wurde. Die Gesamtverantwortung für die Patientenvorsorge liegt beim Arzt."

Folglich müssen die ärztlichen Anordnungen durchzuführender besonderer Pflegemaßnahmen im Krankenblatt enthalten sein. Medikation und deren Wirkung, Fieber-, Puls-, Blutdruck- und sonstige Kontrollen, gleichfalls Aufzeichnungen von besonderen Hygienemaßnahmen unmittelbar nach Erkennen von Auffälligkeiten auf der Station und beim Patienten gehören ebenso wie besondere Pflegebedürfnisse zu den Dokumentationsinhalten einer Krankenakte, schließlich aus dem Bereich der allgemeinen Pflege Ermahnungen an die Patienten, die ärztliche Anweisungen wie Bettruhe, Diät etc. einzuhalten, nicht einhalten. Zu den ärztlichen zu dokumentierenden Anordnungen gehören ferner die Injektion, die Vorbereitung und Überwachung von Infusionen, das Anlegen von Verbänden, Bestrahlungen und medizinische Bäder.

Mit der vom Pflegepersonal geführten Pflegedokumentation steht ein kontinuierliches, den Krankheitsverlauf des Patienten begleitendes Kontrollverfahren zur Verfügung, mit dem der gesamte Krankenpflegeprozess nachvollziehbar und transparent wird. Ziel dieser Pflegedokumentation ist zum einen, den Ausgangszustand des Patienten bei Einlieferung mit dem durch die Pflege erreichten Zustand vergleichen zu können. Zum anderen können die getroffenen Behandlungsmaßnahmen besser beurteilt und überprüft werden. Die Pflegedokumentation kann auch dazu dienen, notwendig werdende Veränderungen von Pflegemaßnahmen im Pflegeprozess zu empfehlen, ggf. auch die Qualität des Pflegeprozesses zu erhöhen und schließlich auch unter Kostengesichtspunkten den notwendigen Personalbedarf zu ermitteln.

Die Organisation der Pflegedokumentation obliegt der Pflegedienstleitung in enger Abstimmung mit dem ärztlichen Dienst.

4. Auswirkungen der Dokumentationspflicht

Die Auswirkungen der Dokumentationspflicht sind vielschichtig und bergen zahlreiche Haftungsrisiken für den Arzt aber auch für den Träger des Krankenhauses[364].

■ Aufbewahrungspflicht

Die Krankenunterlagen müssen ordnungsgemäß aufbewahrt werden. Dies gilt auch für Röntgenaufnahmen[365]. Infolge der zivilrechtlichen Verjährungsfrist von 30 Jahren empfiehlt sich eine Aufbewahrungszeit von 30 Jahren, wie sie im Übrigen teilweise auch gesetzlich vorgeschrieben ist, z.B. durch die Strahlenschutz- und Röntgenverordnung[366], teilweise auch durch landesgesetzliche Vorschriften zur Aufbewahrung von Krankenakten[367].

Die Musterberufsordnung schreibt in § 10 Abs. 3[368] eine Aufbewahrungspflicht für die Dauer von 10 Jahren nach Abschluss der Behandlung vor, soweit nicht nach gesetzlichen Vorschriften eine längere Aufbewahrungspflicht besteht. Wir empfehlen im Hinblick auf die zivilrechtliche Verjährungsfrist von 30 Jahren eine Aufbewahrungszeit

---

[363] BGH, MedR 1986, 324
[364] Haftung des Krankenhauses für Pflegepersonal aufgrund Dokumentationsmängel BGH, VersR 1997, 977; Haftung aufgrund Dokumentationsmängel des Klinikträgers BGH, NJW-RR 1992, 417; BGH, MedR 1998, 25
[365] zur Aufbewahrungspflicht siehe ausführlich bei Bergmann/Kienzle, a.a.O., Rdnr. 166
[366] § 29 Abs. 4 Röntgenverordnung, § 49 Abs. 3 Strahlenschutzverordnung
[367] so zum Beispiel die 30-jährige Aufbewahrungsfrist für Krankenunterlagen im Hochschulbereich des Landes Nordrhein-Westfalen nach einem Erlass des Ministers für Wissenschaft und Forschung des Landes Nordrhein-Westfalen
[368] abgedruckt in NJW 1997, 3076

für diesen Zeitraum. Gerichte bestehen im Streitfall grundsätzlich auf der Vorlage der Originalunterlagen[369]. Allerdings sind auch mikroverfilmte Unterlagen zulässige Beweismittel.

Möglich ist dies durch eine Mikroverfilmung der Krankenunterlagen, die eine Platz sparende Archivierung ermöglicht. Hierbei muss jedoch die Mikroverfilmung so ausgereift sein, dass die Einsichtnahme Unbefugter verhindert wird und bei einer Rückverfilmung die Erkennbarkeit entsprechend dem Original gesichert ist[370].

Elektronische Krankenakten bedürfen besonderer Technik und müssen unter Wahrung des Datenschutzrechtes erfolgen.

Nur die ordnungsgemäße Aufbewahrung und Sicherung der Krankenunterlagen kann einen Vorwurf der Beweisvereitelung verhindern, den der Patient erheben kann, wenn das Krankenhaus oder der Arzt in einem Rechtsstreit nicht in der Lage ist, die Dokumentation der Krankenunterlagen vollständig vorzulegen[371].

■ Einsichtsrecht des Patienten in die Krankenunterlagen

Dem Patienten steht ein Recht auf Einsicht in die ihn betreffenden vollständigen Behandlungsunterlagen zu[372]. Das Recht des Patienten auf Einsichtnahme folgt aus dem Behandlungsvertrag und dient gleichzeitig der Wahrung des Persönlichkeitsrechtes des Patienten[373].

Das Einsichtsrecht umfasst grundsätzlich alle Aufzeichnungen und erstreckt sich grundsätzlich auch auf solche Aufzeichnungen, an deren Zurückhaltung der Arzt ein begründetes Interesse hat (z.B. heikle Aufzeichnungen wie persönliche Bemerkungen zum querulatorischen Verhalten des Patienten)[374].

Dieses Recht der Einsichtnahme umfasst auch die Einsichtnahme der Krankenunterlagen durch einen beauftragten Rechtsanwalt sowie die Überlassung der Krankenunterlagen in Fotokopie gegen Unkostenerstattung[375].

Besondere Probleme ergeben sich bei der Einsichtnahme verstorbener minderjähriger Patienten[376] sowie bei der Einsichtnahme im Rahmen einer psychiatrischen Behandlung[377]. Das Einsichtsrecht steht auch grundsätzlich den Erben des Patienten zu, soweit der Arzt nicht einen entgegenstehenden Willen des verstorbenen Patienten darlegen kann[378]. Die Verwirklichung des Einsichtsrechtes müssen die Erben im Rahmen eines vermögensrechtlichen Interesses nachweisen[379].

■ Dokumentationsmängel

Eine mangelhafte oder fehlende Dokumentation kann – je nach Einzelfall – zugunsten des Patienten eine Beweiserleichterung bis hin zur Beweislastumkehr zur Folge haben, wenn die gebotene ärztliche Dokumentation lückenhaft bzw. untauglich ist[380] und so dem Patienten die Aufklärung des Behandlungsgeschehens unzumutbar erschwert. Eine Dokumentationspflicht setzt damit voraus, dass die – nicht dokumentierte – Maßnahme geboten war, um Ärzte und Pflegepersonal über den Verlauf der Krankheit und die bisherigen medizinischen Schritte für ihre künftigen Entscheidungen ausreichend zu informieren[381].

Die Dokumentationslücke hilft im Rahmen der Beweiserleichterung dem Patienten jedoch zunächst nur insoweit, als sie die *Vermutung* begründet, dass eine nicht dokumentierte Maßnahme vom Arzt auch nicht getroffen worden ist[382]. Diese Beweiserleichterung entbindet jedoch den Patienten nicht von der grundsätzlichen Pflicht darzulegen und auch ggf. zu beweisen, dass ein vom Arzt zu vertretender Fehler als Ursache des eingetretenen Schadens ernstlich in Betracht kommt[383]. Wenn aber der wegen des Fehlens der gebotenen Aufzeichnung indizierte Behandlungs-

---

[369] siehe Bergmann/Kienzle, a.a.O., Rdnr. 166
[370] siehe hierzu Uhlenbruck, in: Laufs/Uhlenbruck, a.a.O., §60 Rdnr. 17; Bergmann/Kienzle, a.a.O., Rdnr. 166, Seite 86
[371] siehe hierzu ausführlich Bergmann/Kienzle, a.a.O., Rdnr. 167; siehe zur Dokumentation bei ambulanten Operationen Uhlenbruck, in: Laufs/Uhlenbruck, a.a.O., §60 Rdnr. 16, Bergmann/Kienzle, a.a.O., Rdnr. 176
[372] BGH, NJW 1978, 2337; BGH, NJW 1983, 328; Bergmann/Kienzle, a.a.O., Rdnr. 168
[373] BGH, NJW 1989, 764
[374] siehe Bergmann/Kienzle, a.a.O., Rdnr. 168; Steffen/Dressler, a.a.O., Rdnr. 474
[375] BGH, NJW 1983, 330; BGH, NJW 1983, 2627; Steffen/Dressler, a.a.O., Rdnr. 473
[376] v. Hirschfeld/Stampehl, in: Ehlers/Broglie, Praxis des Arzthaftungsrechts 1994, Kapital 2 Rdnr. 50ff.
[377] BVerfG, MedR 1993, 232; BGH, NJW 1989, 764; Steffen/Dressler, a.a.O., Rdnr. 475
[378] BGH, VersR 1983, 834; Steffen/Dressler, a.a.O., Rdnr. 478
[379] Uhlenbruck, in: Laufs/Uhlenbruck, a.a.O., §60 Rdnr. 12; Bergmann/Kienzle, a.a.O., Rdnr. 168
[380] BGH, MedR 1986, 324; BGH, MedR 1988, 96; OLG Zweibrücken, VersR 1997, 1103
[381] BGH, VersR 1978, 1022; BGH, NJW 1995, 1611
[382] OLG Zweibrücken, VersR 1997, 1103; Bergmann/Kienzle, a.a.O., Rdnr. 164
[383] BGH, NJW 1983, 332

fehler als grob zu bewerten wäre oder sich als Verstoß des Arztes gegen eine besondere Befundsicherungspflicht darstellte, kann dieses Dokumentationsversäumnis zu einer vollen Beweislastumkehr führen, sodass dem Patienten der Kausalitätsnachweis abgenommen wird[384]. Damit kann eine lückenhafte bzw. unterlassene Dokumentation zu derselben Haftung führen, gleich ob die gebotene Maßnahme durchgeführt worden ist oder nicht.

Allerdings kann eine solche Dokumentationslücke auch noch im Prozess durch die Behandlungsseite geschlossen werden. Der Arzt kann den Nachweis einer durchgeführten Maßnahme auch außerhalb der Krankenunterlagen etwa im Wege des Zeugenbeweises führen[385].

5. Dokumentation in Chirurgie und Orthopädie

Was ein Chirurg oder Orthopäde im Einzelfall dokumentieren muss, hängt vom Behandlungsauftrag und der medizinischen Relevanz der einzelnen Maßnahmen und Eingriffe ab.

▪ Aufnahmebefund

Zunächst sollte ein allgemeiner Aufnahmebefund dokumentiert werden und häufig vorkommende Krankheitsbilder, die üblicherweise eine besondere Berücksichtigung erfordern, z.B. Diabetes oder bestehende Allergien, konkret abgefragt werden. Es hat sich bewährt, dem Patienten einen Fragebogen vorzulegen, den dieser ausfüllt und unterschreibt (Tab. 1). Neben der rationellen Datenerhebung sichert der Bogen die Vollständigkeit der Befragung, Vergessen beim abfragenden Arzt scheidet aus, und dient als Nachweis, wenn er dem Krankenblatt beigefügt wird.

Im Weiteren kommt es darauf an, die Befunde zu erheben, die für die geplante Behandlung und deren weiteren Verlauf von Bedeutung sein können. Es sollte dabei eine vollständige Dokumentation aller derjenigen Befunde vorgenommen werden, die erhoben bzw. überprüft worden sind. Hierbei ist darauf zu achten, dass nicht nur die pathologischen Befunde dokumentiert werden.

So kann sich bei Durchblutungsproblemen an der unteren Extremität postoperativ die Frage stellen, ob diese bereits präoperativ bestanden bzw. ob eine weitere präoperative Abklärung erforderlich gewesen wäre. Dies ist jedoch nur bei einer präoperativen Untersuchung und auch Dokumentation der Fußpulse möglich[386].

Dass trotz der Haftpflichtgefahren diese Dokumentation nicht selbstverständlich ist, zeigt eine Untersuchung zum Dokumentationsverhalten vor geplanten Hüftendoprothesen in drei verschiedenen Kliniken[387]. Die Fußpulse hatten in zwei Kliniken nur bei ca. jedem Vierten, in einer Klinik immerhin bei etwa zwei von drei Patienten in die Krankenakte Eingang gefunden. Eine personenbezogene Mängelanalyse belegte die altbekannte Tatsache, dass es bessere und schlechtere Untersucher gibt, aber auch dass die Zugehörigkeit zu einer Klinik erheblichen Einfluss auf die Durchschnittsqualität des einzelnen Mitarbeiters hat. Hier machen sich Qualität der Weiterbildung und Überwachung bezahlt. Daneben hing es von den individuellen Schwerpunkten des einzelnen Untersuchers ab, was er untersuchte und auch dokumentierte. So hatten einige Ärzte grundsätzlich die Dokumentation der Fußpulse unterlassen, wohingegen nur ein Untersucher diese in allen Fällen dokumentiert hatte.

Nach Unfällen gehört die Feststellung und Dokumentation der Durchblutungsverhältnisse und Nervenfunktionen an den Extremitäten zu den elementaren Anforderungen. Fehlt in der Krankenakte die Eintragung über eine nach Lage der Sache naheliegende Untersuchungsmaßnahme, hier Untersuchung des peripheren Arterienpulses zum Ausschluss eines Gefäßverschlusses, kommen dem Patienten hinsichtlich des Unterlassens der Untersuchung Beweiserleichterungen zugute[388].

▪ Operationsbericht

Der Operationsbericht muss, wie auch jeder andere Behandlungsbericht, zunächst die beteiligten Personen benennen. Fehlt die Dokumentation, welcher Arzt, bei Feststellung einer fehlerhaften

---

[384] BGH, NJW 1993, 2375; Bergmann/Kienzle, a.a.O., Rdnr. 164
[385] BGH, NJW 1989, 2330; BGH, NJW 1995, 1618; Bergmann/Kienzle, a.a.O., Rdnr. 165
[386] OLG Hamm, VersR 1989, 292; OLG Celle, VersR 1994, 1237
[387] Müller 1992
[388] OLG Oldenburg, AHRS 6450/17

Tabelle 1 Patientenfragebogen, wie er in der hiesigen Klinik zur Erfassung wichtiger Informationen bei der Patientenaufnahme eingesetzt wird. Neben der Zeitersparnis durch das Entfallen einer handschriftlichen Dokumentation im Krankenblatt sichert der Bogen die Vollständigkeit der Befragung

Name: _____   Datum: _____

Vorname: _____   Station: _____

Geburtsdatum: _____

– Befanden Sie sich in letzter Zeit außer aufgrund der Erkrankung, wegen der Sie jetzt operiert werden sollen in ärztlicher Behandlung?	O nein	O ja
– Wegen welcher Erkrankung? _____		
_____		
– Nehmen Sie regelmäßig Medikamente ein?	O nein	O ja
– Welche? (Geben Sie auch Schmerz-, Schlaf-, Beruhigungs-, Abführmittel, Ovulationshemmer („Antibabypille") an.)		
_____		
_____		
_____		

Ist Ihnen bekannt, dass Sie an einer der folgenden Krankheiten leiden oder litten?

– **Herzerkrankungen, z.B.** – **Herzinfarkt?**	**O nein**	**O ja**
– Herzschmerzen oder Angina pectoris?	O nein	O ja
– Herzfehler?	O nein	O ja
– Herzmuskelentzündungen?	O nein	O ja
– Herzstolpern oder Rhythmusstörungen?	O nein	O ja
– Atemnot beim Treppensteigen?	O nein	O ja
– andere Erkrankungen: _____ _____	O nein	O ja
– **Kreislauf- oder Gefäßkrankheiten, z.B.**		
– Durchblutungsstörungen?	O nein	O ja
– Krampfadern?	O nein	O ja
– Thrombose?	O nein	O ja
– Lungenembolie?	O nein	O ja
– zu hoher Blutdruck?	O nein	O ja
– zu niedriger Blutdruck?	O nein	O ja
– andere Erkrankungen: _____ _____	O nein	O ja
– **Lungen- oder Atemwegserkrankungen, z.B.**		
– Tuberkulose?	O nein	O ja
– Lungenentzündung?	O nein	O ja
– Staublunge?	O nein	O ja
– Lungenblähung bzw. Emphysem?	O nein	O ja
– Asthma?	O nein	O ja

→

- – Chronische Bronchitis? O nein O ja
- – „Raucherhusten"? O nein O ja
- – andere Erkrankungen: _____
  _____ O nein O ja

- **Erkrankungen des Verdauungssystems, z.B.**
  - – Schluckbeschwerden? O nein O ja
  - – Sodbrennen? O nein O ja
  - – Magenschmerzen? O nein O ja
  - – Magenschleimhautentzündung? O nein O ja
  - – Magengeschwüre bzw. -ulkus? O nein O ja
  - – Zwölffingerdarmgeschwüre? O nein O ja
  - – Darmpolypen? O nein O ja
  - – Darmaussackungen (Divertikel)? O nein O ja
  - – Hämorrhoiden? O nein O ja
  - – Häufiger Durchfall (Diarrhoe)? O nein O ja
  - – Häufige Verstopfung (Obstipation)? O nein O ja
  - – andere Erkrankungen: _____
    _____ O nein O ja

- **Erkrankungen der Leber oder Gallenwege, z.B.**
  - – Gelbsucht bzw. Ikterus? O nein O ja
  - – Leberentzündung bzw. Hepatitis? O nein O ja
  - – Lebervergrößerung bzw. Fettleber? O nein O ja
  - – Leberverhärtung bzw. Zirrhose? O nein O ja
  - – Gallenblasenentzündung? O nein O ja
  - – Gallensteine? O nein O ja
  - – andere Erkrankungen: _____
    _____ O nein O ja

- **Erkrankungen der Bauchspeicheldrüse, z.B.**
  - – Pankreatitis bzw Bauchspeicheldrüsenentzündung? O nein O ja
  - – andere Erkrankungen: _____
    _____ O nein O ja

- **Erkrankungen der Niere, z.B.**
  - – Nieren- bzw. Nierenbeckenentzündungen? O nein O ja
  - – Nierensteine? O nein O ja
  - – Nierenzysten? O nein O ja
  - – andere Erkrankungen: _____
    _____ O nein O ja

- **Stoffwechselerkrankungen, z.B.**
  - – Zuckerkrankheit? O nein O ja
  - – Gicht? O nein O ja
  - – andere Erkrankungen: _____
    _____ O nein O ja

- **Schilddrüsenerkrankungen, z. B.**
  - Kropf? O nein   O ja
  - Über- oder Unterfunktion? O nein   O ja
  - andere Erkrankungen: _____
    _____ O nein   O ja

- **Erkrankungen der Augen, z. B.**
  - Grüner Star bzw. Glaukom? O nein   O ja
  - Grauer Star bzw. Linsentrübung? O nein   O ja
  - Kurzsichtigkeit? O nein   O ja
  - Weitsichtigkeit? O nein   O ja
  - andere Erkrankungen: _____
    _____ O nein   O ja

- **Nervenerkrankungen, z. B.**
  - Lähmungen? O nein   O ja
  - Epilepsien bzw. Krampfanfälle? O nein   O ja
  - andere Erkrankungen: _____
    _____ O nein   O ja

- Wurden Sie wegen **Gemütsleiden (z. B. Depressionen) ärztlich behandelt?** O nein   O ja

- **Bluterkrankungen oder Blutgerinnungsstörungen, z. B.**
  - Neigung zu Blutergüssen? O nein   O ja
  - Neigung zu Nasenbluten? O nein   O ja
  - andere Erkrankungen: _____
    _____ O nein   O ja

- **Überempfindlichkeiten (Allergien) gegen**
  - Nahrungsmittel? O nein   O ja
  - Medikamente? O nein   O ja
  - Pflaster? O nein   O ja
  - Metalle (z. B. Schmuck, Uhren)? O nein   O ja
  - andere Stoffe: _____
    _____ O nein   O ja

- **Heuschnupfen?** **O nein**   **O ja**
- **Hauterkrankungen:** _____ O nein   O ja
- **Ansteckende Erkrankungen:** _____ O nein   O ja
- Hatten oder haben Sie eine Krebserkrankung? O nein   O ja
- Leiden Sie an einer anderen nicht aufgeführten Erkrankung? O nein   O ja
  Welche?: _____
  _____

- Hatten Sie in letzter Zeit Fieber? O nein   O ja
- Haben Sie nächtliche Schweißausbrüche? O nein   O ja
- Haben Sie in letzter Zeit ungewollt erheblich an Gewicht verloren? O nein   O ja
- Hatten Sie in den letzten Monaten über mehrere Tage anhaltende Durchfälle? O nein   O ja
- Haben Sie lockere oder schmerzende Zähne? O nein   O ja
- Trinken Sie regelmäßig Alkohol? O nein   O ja

→

– Rauchen Sie regelmäßig? O nein O ja
Wieviel pro Tag? _____
– Haben Sie über einen längeren Zeitraum geraucht? O nein O ja

– Durch welchen Arzt wurden Sie in unsere Klinik überwiesen?
Name: _____
Adresse (wenn bekannt): _____
_____

– Soweit es sich nicht um den überweisenden Arzt handelt: Wer ist Ihr Hausarzt?
Name: _____
Adresse (wenn bekannt): _____
_____

– Seit wann sind Sie mit der Erkrankung, wegen der Sie in unsere Klinik kommen, bereits in ärztlicher Behandlung? _____

– Wann wurde zum letzten Mal ein Röntgenbild der Körperregion angefertigt, wegen der Sie in unsere Behandlung kommen? _____
Wo bzw. bei welchem Arzt? _____

_____   _____
Ort, Datum   Unterschrift des Patienten/der Patientin

Behandlung, gehandelt hat, geht dies zulasten des Krankenhausträgers[389].

Bei dem Operationsbericht genügt eine Beschreibung, aus welcher der Fachmann unzweifelhaft erkennen kann, wie gelagert und wie operiert worden ist. Hierbei müssen die wesentlichen medizinischen Fakten wiedergegeben werden. Im Detail müssen diese nur dann angegeben werden, wenn der Operationsverlauf und die dabei angewandte Technik nicht aus sich heraus verständlich sind. So muss die Prüfung der Durchgängigkeit des Leistenkanals bei einer Operation nach Bassini nicht dokumentiert werden, weil die Dokumentation dieser Maßnahme keine weiteren Erkenntnisse erbringt, als sich aus der gewählten Operationsmethode ohnehin ergibt[390]. Dagegen sollten Lagerung und deren Kontrolle Aufnahme im Operationsbericht finden[391].

Intraoperativ auftretende Komplikationen sind genau zu dokumentieren. Anderenfalls kann der Arzt durch Umkehr der Beweislast zum Nachweis verpflichtet werden, dass eben diese intraoperative Komplikation nicht für spätere Probleme des Patienten verantwortlich ist[392].

Kommt es bei Auftreten von Komplikationen zu einem Wechsel des Operateurs, sind im Operationsbericht die Verhältnisse zum Zeitpunkt der Übernahme festzuhalten. Für die Dokumentation sind beide Ärzte verantwortlich. Fehlt es an entsprechenden Angaben, so haben im Falle eines Behandlungsfehlervorwurfs beide Ärzte nachzuweisen, dass ihnen insoweit kein Fehler unterlaufen ist[393].

---

[389] OLG Köln, AHRS 6450/74
[390] OLG Karlsruhe AHRS 6450/60
[391] OLG Hamm, VersR 1998, 1243, OLG Oldenburg, NJWE-VHR 1998, 138; OLG Schleswig, VersR 1987, 419; BGH, NJW 1984, 1403; siehe hierzu den Aufsatz von Eberhardt, MedR 1986, 117
[392] BGH, NJW 1985, 2192; OLG Düsseldorf, VersR 1992, 1230, Eberhardt, MedR 1986, 117
[393] OLG Düsseldorf, AHRS 6450/56

> Der spärliche Operationsbericht über eine Küntscher-Marknagelung einer Humerusschaftfraktur enthielt keine Auffälligkeiten. Postoperativ musste eine Schaftsprengung festgestellt werden. Obwohl es geboten gewesen wäre, Auffälligkeiten im Operationsbericht zu beschreiben, wurde weder ein auffälliges Geräusch beim Aufbohren noch das verdächtige Fehlen eines Widerstandes beim Einschlagen des Nagels vermerkt. Dies lässt den Schluss zu, dass die postoperativ bemerkte Schaftsprengung auf fehlerhaftem ärztlichem Vorgehen beruht[394]

Höhere Anforderungen werden an die Dokumentation eines Berufsanfängers gestellt. Bei ihm ist es nicht selbstverständlich, dass er von vornherein die medizinisch richtige und übliche Operationstechnik anwendet und beherrscht. Um wenigstens eine gewisse Kontrolle im Interesse seiner Ausbildung und vor allem im Interesse des Patienten zu gewährleisten, muss von ihm verlangt werden, dass er den Gang der Operation genau aufzeichnet[395].

Eine unzureichende Dokumentation spricht für unsorgfältiges Vorgehen[396].

■ Sonstige Dokumentationsformen

Je nach Verfahren eignen sich Fotografien oder eine Videoaufzeichnung besonders gut zur Dokumentation. Sie sind den Krankenakten beizufügen. Werden solche angefertigten Dokumente vernichtet und kann deshalb der Sachverständige keine sichere Beurteilung zu einem Behandlungsfehlervorwurf abgeben, dann ist zugunsten des Patienten eine Erleichterung der Beweisführung gerechtfertigt[397].

■ Verlaufsdokumentation

Wegen der Bedeutung sei nochmals darauf hingewiesen, dass Krankenblätter fortlaufend möglichst umfassend und genau den Krankheitsverlauf, die erhobenen Befunde und die im Zusammenhang mit der Behandlung stehenden Maßnahmen und Erklärungen des behandelnden Arztes sowie des Patienten wiederzugeben haben.

---

[394] OLG Düsseldorf, AHRS 6450/61
[395] BGH, NJW 1985, 2193
[396] OLG Hamm, AHRS 6450/74
[397] OLG Frankfurt, AHRS 6450/67

> Wird z.B. auf Wunsch des Patienten ein Stellgips, der zur Vermeidung einer Hüftgelenkreluxation nach Prothesenstielwechsel angebracht worden war, entfernt, muss über die möglichen Folgen (Luxation, Notwendigkeit einer neuerlichen Reposition, ggf. auch in Narkose) aufgeklärt werden. Der Wille des Patienten, die weitere Behandlung ohne den Gips durchzuführen, und die dazu gegebene Aufklärung sollten dem Inhalt nach im Krankenblatt dokumentiert werden.

> Drei Tage nach Implantation einer Totalendoprothese kam es in einem Fall abends beim Hochstellen des Bettkopfteils durch den Pfleger ruckartig zum Hochschnellen desselben. Das Bettteil schlug gegen den Rücken der Patientin und hatte unmittelbar einen starken Schmerz im Hüftgelenk ausgelöst. Die Schmerzen ließen nicht nach, sodass der Dienst habende Arzt gerufen wurde. Dieser konnte nach einer ausführlichen Untersuchung angeblich nichts feststellen und behandelte die Schmerzen mittels Medikation. Am anderen Morgen wurde eine Röntgenuntersuchung durchgeführt, die eine Luxation des Kunstgelenks zeigte. Im weiteren Verlauf musste eine komplette Parese des N. femoralis diagnostiziert werden.

Mangels postoperativer Dokumentation der Nervenfunktion konnte nicht geklärt werden, ob der Nervenschaden intra- oder postoperativ oder erst durch die Luxation entstanden war. Der ärztliche Befund, der von dem zugezogenen Kollegen erhoben wurde, war nicht dokumentiert worden. Nur das akute, angegebene Ereignis konnte aus dem Pflegebericht entnommen werden. Aufgrund dieser Dokumentationsmängel konnte der Sachverhalt nicht weiter aufgeklärt werden.

Das Erfordernis einer sofortigen Röntgenuntersuchung nach dem Schmerzereignis hängt entscheidend von dem Untersuchungsbefund ab. Demzufolge war nicht zu klären, wann die Luxation in diesem Fall eingetreten war und ob sie den Nervenschaden verursacht hatte. Aufgrund der Aufklärungshindernisse, die eine Erschwernis für die Patientin bei Klärung des Ablaufs darstellen, droht dem Arzt, dass eine teilweise oder sogar vollständige Umkehr der Beweislast in Betracht kommt.

Neurologische Läsionen gehören zu den häufigen intra- oder postoperativ eintretenden Komplikationen. Entscheidend für die Beurteilung, vermeidbarer Fehler oder schicksalhafter Eintritt, ist die Dokumentation der unabdingbaren Kontrollen der Nervenfunktion. Ebenso sind die im Falle eines festzustellenden Nervenschadens getroffenen Maßnahmen zu dokumentieren (z.B. Veranlassung einer neurologischen Konsiliaruntersuchung, sonographischer Ausschluss einer hämatombedingten Kompression).

6. Dokumentation bei ambulanten Operationen, vor- und nachstationärer Behandlung

Nach Angaben der Versicherungswirtschaft sind etwa 50% der Schadensfälle im Krankenhaus auf mangelnde Aufklärung und unzureichende Dokumentation zurückzuführen. Demnach ließe sich ein erheblicher Teil der Schadensfälle durch gewissenhafte (Pflege-)Dokumentation vermeiden.

Auch die neuen sozialgesetzlichen Versorgungsformen des ambulanten Operierens sowie der vor- und nachstationären Behandlung (§§ 115a, b SGB V) bergen Haftungspotenziale, denen nur bei optimaler Kooperation – etwa zwischen Hausarzt, Krankenhaus und Pflegedienst –, mündlicher wie schriftlicher Absprache sowie wechselseitiger Beratung wirksam begegnet werden kann. Diese gesplittete Verantwortlichkeit erfordert ein funktionierendes Management und eine sehr gute Organisation, die unter haftungsrechtlichen Gesichtspunkten einer ständigen Überprüfung, möglicherweise auch Ergänzung und Anpassung an die Rechtsprechung bedarf. Der Dokumentation kommt damit in diesem Rahmen – auch prozessrechtlich – eine herausragende Bedeutung zu.

7. Checkliste Dokumentation

[1] Der Krankenhausbehandlungsvertrag umfasst als Pflicht gegenüber dem Patienten die Dokumentation. Sie muss alle für die Behandlung der Krankheit wesentlichen und tatsächlichen Feststellungen, der getroffenen therapeutischen und aller sonstigen Maßnahmen, die für die Versorgung des Patienten von Bedeutung sind, umfassen. Dies schließt eine Dokumentation der patientenorientierten Pflege ein.

[2] Fehlende bzw. mangel- oder lückenhafte ärztliche Dokumentation kann zugunsten des Patienten eine Beweiserleichterung bis hin zur Beweislastumkehr zur Folge haben, wenn der Dokumentationsmangel dem Patienten die Aufklärung des Behandlungsgeschehens unzumutbar erschwert.

[3] Die Dokumentation ist zeitlich und fachlich geordnet sowie schriftlich so niederzulegen, dass sie für das Fachpersonal nachvollziehbar ist. Sie sollte zur Minimierung des Zeitaufwandes und zur Vermeidung von Übertragungs- bzw. Dokumentationsfehlern zeitnah zum Geschehen erfolgen.

[4] Die Dokumentation stellt ein Dokument, eine Urkunde dar. Es muss deshalb immer persönlich, d.h. von demjenigen, der angeordnet oder gemessen hat, dokumentiert werden. Eintragungen sollten niemals überklebt, mit Korrekturstiften überstrichen oder mit Bleistift gemacht werden. Falsche Eintragungen müssen so gestrichen werden, dass noch erkennbar ist, was gestrichen wurde.

[5] Die Dokumentation unterliegt dem Datenschutz. Dies bedeutet, dass nur diejenigen, die unmittelbar am oder mit dem Patienten arbeiten, Einsicht in die Akten haben dürfen.

[6] Bei Anamnese und Aufnahmebefund kann durch systematisches Vorgehen, Unterstützung durch Fragebögen, am ehesten eine vollständige Erfassung und Dokumentation der wesentlichen Daten erreicht werden.

[7] Besondere Bedeutung für den Ablauf einer Behandlung kommt der Verlaufsdokumentation zu. Sie sollte durch tägliche datumszugeordnete Eintragungen, z.B. Eintrag in die Verlaufsspalte bei der Visite, geführt werden.

[8] Der Patient, mit Einschränkung auch der psychiatrische Patient, hat das Recht, Einsicht in die Akte zu nehmen. Der Arzt bzw. Krankenhausträger ist demnach verpflichtet, Einsicht in die Krankenakte insoweit zu gewähren, als der Patient ein ersichtliches Interesse hat und billigenswerte Gründe für die Verweigerung nicht vorliegen. Der Patient hat Anspruch auf eine vollständige Kopie der Dokumentation (im Gegensatz dazu sind die Röntgenbilder im Original zur Verfügung zu stellen).

11 Arzt und Versicherer

1. Bedeutung der Arzthaftpflichtversicherung

Orthopädie und Chirurgie gehören neben Gynäkologie, Anästhesie und Radiologie zu den schadensträchtigsten Sparten der Heilwesenversicherung. Schätzungen gehen von jährlich über 10.000 angemeldeten Arzthaftpflichtschäden aus, von denen etwa die Hälfte auf diese beiden Fachdisziplinen entfallen. Ungefähr $1/3$ aller Fälle führen zu einer teilweisen, in seltenen Fällen auch vollständigen Anspruchsregulierung. Entsprechend dem in den letzten Jahren deutlich gestiegenen Schadensaufwand haben sich die Haftpflichtversicherungsprämien in diesem Zeitraum um etwa $1/3$ erhöht[398].

In § 8 BOÄ ist die Haftpflichtversicherung als standesrechtliche Pflicht und als Berufspflicht der Ärzte deklariert. Allerdings besteht keine gesetzliche Pflicht zum Abschluss einer Berufshaftpflichtversicherung. In Anbetracht der stark gestiegenen Schadensaufkommen in der Arzthaftpflichtversicherung und der wirtschaftlichen Bedeutung für die Ärzteschaft wird zu Recht für eine gesetzliche Verpflichtung der Ärzteschaft zum Abschluss einer Berufshaftpflichtversicherung plädiert[399].

Das erhöhte Anspruchsdenken unserer Gesellschaft, der technische Fortschritt der Medizin, die komplizierte Arbeitsteilung innerhalb der medizinischen Disziplinen mit entsprechenden Fehlerquellen und die verschärfte Rechtsprechung zur Verletzung der Aufklärungs- und Dokumentationspflicht mit Beweiserleichterungen für den Patienten machen den Abschluss einer Arzthaftpflichtversicherung in der Praxis unabdingbar, will der Arzt seinen eigenen wirtschaftlichen Ruin nicht riskieren.

2. Der Versicherungsschutz für den selbst liquidierenden Arzt

Der Arzt haftet für von ihm schuldhaft verursachte Schäden in unbegrenzter Höhe. Der Versicherer gewährt für dieses Haftpflichtrisiko Deckungsschutz im Rahmen der allgemeinen Haftpflichtversicherungsbedingungen (AHB) und der besonderen Haftpflichtversicherungsbedingungen für Ärzte (BHB/Ärzte). Auch grob fahrlässiges Verhalten des Arztes ist vom Versicherungsschutz gedeckt, nur – in der Praxis zu vernachlässigen – vorsätzliches Handeln des Arztes begründet keinen Versicherungsschutz. Versichert sind alle ärztlichen Tätigkeiten im Rahmen der Zulassung, unabhängig davon, ob sie in der Heilkunde anerkannt sind. Der Arzt genießt also Versicherungsschutz auch dann, wenn er eine in der Heilkunde (der Schulmedizin) nicht anerkannte Behandlungsmethode verwendet. Mitversichert ist auch die gesetzliche Haftpflicht des Arztes aus der Vertretung eines anderen, vorübergehend verhinderten Arztes, ebenso wie umgekehrt die gesetzliche Haftpflicht des Arztes aus der Beschäftigung eines vorübergehend bestellten Vertreters vom Versicherungsschutz umfasst ist. Mit anderen Worten: Der Vertreter ist eigenverantwortlich handelnder Arzt, der seine eigene Arzthaftpflichtversicherung hat oder zumindest haben sollte, in der das Risiko aus der Vertretung eines anderen Arztes ausdrücklich mitgedeckt ist. Die Arzthaftpflichtversicherung erstreckt sich auch auf das Dienstherrenrisiko, also aus der Beschäftigung von angestellten Ärzten und sonstigem Hilfspersonal. Mitversichert ist ferner die gesetzliche Haftpflicht des Arztes aus Sachschäden an gemieteten ärztlichen Praxisräumen, allerdings mit einer üblichen Selbstbeteiligung von 20‰, mindestens 100,00 DM, höchstens 1.000,00 DM. Eine solche Klausel wird von den

---
[398] vgl. Flatten, Die Arzthaftpflichtversicherung, VersR 1994, 1019, 1022
[399] Bergmann/Kienzle, Krankenhaushaftung, Rdnr. 671

Versicherern präferiert, um typische Kleinschäden aus der Deckung herauszuhalten. Die Arzthaftpflichtpolice ist gleichzeitig Privathaftpflichtversicherung, um Abgrenzungsprobleme zwischen dem ärztlichen und privaten Bereich zu vermeiden.

Die besonderen Haftpflichtbedingungen für Ärzte erweitern den Versicherungsschutz darüber hinaus auf die gesetzliche Haftpflicht wegen Schäden durch Röntgeneinrichtungen zu Untersuchungszwecken sowie Störstrahler. Dieser Versicherungsschutz kann – je nach vorhandenen technischen Geräten – durch besondere Vereinbarung erweitert werden auf Schäden aus Besitz und Verwendung von Röntgeneinrichtungen zu Heilzwecken sowie von deckungsvorsorgefreien und deckungsvorsorgepflichtigen radioaktiven Stoffen und Beschleunigern.

3. Versicherungsschutz für das Krankenhaus und seine Mitarbeiter

Die Krankenhauspolice ist ein auf die jeweiligen Deckungsbedürfnisse dieses Hauses zugeschnittenes Vertragswerk, welches die Haftung für Personenschäden, aber auch Sachschäden und Vermögensschäden, die insbesondere auch die Verkehrssicherungspflicht des Krankenhausträgers abdeckt[400].

Der Haftpflichtdeckungsschutz erstreckt sich also auf die stationäre Behandlung nach dem Krankenhausfinanzierungsgesetz ebenso wie auf die stationäre Aufnahme des Selbstzahlers zum so genannten großen Pflegesatz. Ebenso ist der Krankenhausträger Vertragspartner und damit Versicherungsnehmer im Sinne der vor- und nachstationären Behandlung nach § 115 a SGB V und im Rahmen der Tätigkeit der Zulassung zum ambulanten Operieren nach § 115 b SGB V.

Beim gespaltenen Krankenhausvertrag hat sich der Belegarzt selbst abzudecken. Zweckmäßig ist die Abdeckung auch des Belegarztrisikos im Rahmen der Krankenhauspolice mit Prämienzahlung durch den Belegarzt. Ob selbst liquidierende Chefärzte beim gespaltenen Vertrag Deckungsschutz durch die Betriebshaftpflichtversicherung des Krankenhauses genießen, hängt von der dienstlichen oder freiberuflichen Veranlassung ihrer Tätigkeit ab[401]. Der vom Krankenhausträger mitversicherte Chefarzt benötigt also über die Versicherung des Krankenhausträgers hinaus eine private, subsidiär eingreifende Berufshaftpflichtversicherung, welche die eigene gesetzliche Haftpflicht und die persönliche gesetzliche Haftpflicht der von diesem Arzt beschäftigten ständigen Vertreter, Assistenzärzte und des sonstigen Hilfspersonals abdeckt[402].

4. Deckungsumfang

Der Deckungsumfang der Arzthaftpflichtversicherung richtet sich nach der vereinbarten Deckungssumme, die regelmäßig 2 Mio. DM für Personenschäden beträgt. Eine Anschlussdeckung auf 5 Mio. DM kann sich für den Arzt empfehlen, wenn er häufig Hochrisikoeingriffe vornimmt, die zu schweren Folgeschäden führen können, wie z.B. Querschnittslähmung. Teil des Personenschadens im Sinne von § 1 Ziff. 1 AHB ist neben Tod, Verletzung und Gesundheitsbeschädigung auch jeder andere Vermögensschaden, der durch diesen Personenschaden verursacht wird. Versicherungsschutz besteht auch in den Fällen reinen Aufklärungsmangels.

Sachschäden, die üblicherweise nach dem HUK-Verbandstarif mit 500.000,00 DM gedeckt sind, haben in der Praxis kaum Bedeutung, das Gleiche gilt für die reinen Vermögensschäden mit der üblichen Deckungssumme von 50.000,00 DM. Letztere sind denkbar zum Beispiel bei unberechtigter Krankschreibung oder falscher Berechnung des Mutterschaftsurlaubs.

---

[400] im Einzelnen Bergmann/Kienzle, Krankenhaushaftung, Rdnr. 718–728
[401] vgl. Bergmann/Kienzle, Krankenhaushaftung, Rdnr. 673
[402] vgl. auch Flatten, Die Arzhaftpflichtversicherung, VersR 1994, 1019 ff.

5. Die Obliegenheiten des Versicherungsnehmers

■ Anzeigepflicht

Der Versicherungsfall ist dem Versicherer nach § 5 Ziffer 2 AHB unverzüglich, spätestens innerhalb einer Woche, schriftlich anzuzeigen. Probleme ergeben sich, wenn sich die Falschbehandlung, wie häufig, erst viel später beim Patienten auswirkt, bisweilen auch erst nach Beendigung des Versicherungsvertrages. Zugunsten des Versicherungsnehmers stellt die Rechtsprechung auf die erste Folge eines später haftungsauslösenden Verstoßes ab, das Problem wird auch durch die Absicherung des Nachhaftungsrisikos gelöst.

In jedem Fall empfiehlt sich eine Anmeldung des – potenziellen – Versicherungsfalles bei etwaigen Ankündigungen des Patienten, seinen Anwalt einzuschalten oder die Schlichtungsstelle anzurufen. Ebenso empfiehlt es sich in diesen Fällen, dem Versicherer eine Kopie der vollständigen Krankenunterlagen zur Verfügung zu stellen, damit der Versicherer durch einen Beratungsarzt der Gesellschaft die Berechtigung der erhobenen Vorwürfe möglichst frühzeitig klären kann. Der Arzt darf den vom Patienten begonnenen Rechtsstreit nicht ohne den Versicherer führen. Der Versicherer ist leistungsfrei, wenn ihm durch die verspätete Schadensmeldung Möglichkeiten zur Feststellung des Versicherungsfalles oder zur Minderung des Schadens entgangen sind[403]. In der Praxis beruft sich der Versicherer allerdings erfreulicherweise selten auf Leistungsfreiheit infolge Obliegenheitsverletzung.

■ Mitwirkungsverpflichtung des Arztes

Der Arzt hat die Fragen des Versicherers vollständig und wahrheitsgemäß zu beantworten und ist zur umfassenden Mitwirkung verpflichtet. In diesem Umfang gehört es auch zur versicherungsrechtlichen Treuepflicht, etwaige Lücken in der Dokumentation durch Befragung der Ärzte oder des Pflegepersonals zu vervollständigen, andererseits aber auch die Krankenunterlagen unverfälscht an den Versicherer weiterzugeben[404].

■ Anerkenntnisverbot des Arztes

Der Arzt darf den Haftpflichtanspruch nicht ganz oder zum Teil vergleichsweise anerkennen oder befriedigen[405]. Daraus folgt aber nicht das Verbot, einen Behandlungsfehler zuzugestehen oder auch auf einen etwaigen Behandlungsfehler hinzuweisen, der Arzt ist nicht verpflichtet, den Haftungssachverhalt zu verschweigen oder von einem unterlaufenen Behandlungsfehler abzulenken[406]. Der Arzt darf lediglich einen Haftpflichtanspruch nicht mit rechtsgeschäftlichem Verpflichtungswillen anerkennen.

Es empfiehlt sich aber dringend, bei eigenen Schuldzugeständnissen vorsichtig zu sein und das Gespräch mit dem Patienten auf die Erörterung des medizinischen Sachverhalts zu beschränken. Dem Arzt ist die juristische Einordnung des medizinischen Sachverhalts i. d. R. nicht möglich, er sollte deshalb abwarten, ob haftpflichtrechtliche Ansprüche überhaupt gestellt werden. Dies hindert selbstverständlich den Arzt nicht, einen schicksalhaften Verlauf der ärztlichen Behandlung zu bedauern, auch wenn Patienten selbst in einem solchen Fall dazu neigen, ärztliches Bedauern als Schuldeingeständnis auszulegen.

6. Die Regulierungsvollmacht des Versicherers

Der Versicherer hat nach § 5 Ziffer 7 AHB die Geschäftsführungsbefugnis und kann im Ernstfall den Versicherungsnehmer anweisen, sich entsprechend den Weisungen des Versicherers zu verhalten, also beispielsweise den Anspruch anzuerkennen oder einen gerichtlichen Vergleich zu schließen oder umgekehrt den Anspruch zurückzuweisen und weder außergerichtlich und gerichtlich anzuerkennen. Diese Regulierungsvollmacht kann Interessengegensätze zwischen Arzt und Versicherer bewirken, insbesondere bei Großschäden unter Einschaltung der Presse. Aber die Regulierungsvollmacht besteht auch und gerade zum Schutz des geschädigten Patienten, der ein berechtigtes Interesse an einer schnellen und korrekten Abwicklung des Versicherungsfalles hat[407], sodass

---

[403] OLG München, VersR 1982, 1089
[404] vgl. § 5 Ziffer 3 AHB
[405] vgl. § 5 Ziffer 5 AHB
[406] vgl. OLG Düsseldorf, VersR 1989, 393
[407] vgl. BGH, VersR 1963, 33

im Streitfall das Weisungsrecht des Versicherers vorgeht.

Deshalb ist es auch unbeachtlich, wenn der Arzt den ihn vertretenden Rechtsanwalt ein Regulierungsverbot erteilt oder umgekehrt sofortige Regulierung aus persönlichen Gründen wünscht. In der Praxis wird von dieser Regulierungsvollmacht des Versicherers sehr vorsichtig Gebrauch gemacht, der Versicherer bemüht sich um ständigen Kontakt mit dem Versicherungsnehmer und Anwalt; Konflikte können regelmäßig im persönlichen Gespräch beigelegt werden.

7. Strafrechtsschutzversicherung

Der Arzt hat den Versicherer auch unverzüglich zu benachrichtigen, wenn ein strafrechtliches Ermittlungsverfahren eingeleitet wird, da sich hieraus auch die Gefahr zivilrechtlicher Inanspruchnahme ergibt[408]. Allerdings schließt die Arzthaftpflichtversicherung den Strafrechtsschutz nicht von sich aus ein, sondern bedarf einer besonderen Vereinbarung. Die Berufsverbände haben aber im Hinblick auf die Belastung des Arztes mit Strafprozessen teilweise eine Strafrechtsschutzversicherung für ihre Mitglieder abgeschlossen, wie z.B. der Berufsverband der Deutschen Chirurgen im Jahre 1980[409].

8. Checkliste zur Zusammenarbeit zwischen Arzt und Versicherer

[1] Tritt ein Patient direkt oder über seinen Anwalt wegen angeblicher Behandlungsfehler an den Arzt oder einen Mitarbeiter des Krankenhauses heran, ist zunächst der Versicherer zu informieren. Das Regulierungs- und Prozessführungsrecht liegt allein bei dem Versicherer. Zweckmäßigerweise sollte die weitere Korrespondenz allein zwischen dem Anspruchssteller und der Versicherung erfolgen.

[2] Der direkte Kontakt des Patienten mit dem Arzt ist auf ein Minimum zu beschränken.

[3] Der Arzt sollte nicht vorschnell einen eigenen Rechtsanwalt einschalten. Das Recht, einen Rechtsanwalt zu bestimmen, der sich der Angelegenheit annimmt, liegt allein beim Versicherer. Erstattet der Patient allerdings gleichzeitig Strafanzeige gegen den Arzt, ist es diesem unbenommen, für das Ermittlungsverfahren einen eigenen Anwalt seines Vertrauens zu beauftragen. Zwecks Koordination sollte er hiervon ebenfalls den Versicherer unterrichten.

[4] Dem Versicherer und dem eigenen Anwalt sollte möglichst frühzeitig eine Kopie der Krankenunterlagen zur vollständigen Information vorgelegt werden.

[5] Der Arzt kann dem Versicherer kein Regulierungsverbot erteilen, er kann auch nicht die angeblichen Ansprüche des Patienten anerkennen.

[6] Der Arzt hat unbeschadet seiner Schweigepflicht das Recht, dem Versicherer vollständig und umfassend Auskunft zu erteilen.

---

[408] § 5 Ziffer 2 AHB
[409] vgl. Müller-Osten 1981, 77

12 Der Arzt im Strafverfahren und im Zivilverfahren

Der Arzt kann im Falle des Vorwurfs fehlerhafter oder eigenmächtiger Heilbehandlung sowohl einem strafrechtlichen Ermittlungsverfahren als auch zivilrechtlicher Inanspruchnahme ausgesetzt sein. Im Zivilverfahren führt der Haftpflichtversicherer des Arztes den Prozess, im Rahmen eines strafrechtlichen Ermittlungsverfahrens kann allenfalls die vielfach abgeschlossene Strafrechtschutzversicherung die Kosten des Strafverfahrens abdecken, eine etwaige Geldbuße oder Strafe hat der Arzt selbst zu zahlen. Es gibt auch keine rechtliche Verpflichtung des Dienstherren, die Kosten des Strafverfahrens zu übernehmen.

Dem Zivilverfahren kommt zahlenmäßig eine weitaus größere Bedeutung als das Arztstrafverfahren zu. Den etwa 15.000 zivilrechtlichen Verfahren stehen lediglich etwa 1.500 bis 3.000 strafrechtliche Ermittlungsverfahren gegenüber[410]. Diese Zahl ist im Verhältnis zu Strafverfahren gegen andere Berufsgruppen wie z.B. Berufskraftfahrer gering, verdeutlicht man sich die Zahl von etwa 7 Millionen Eingriffen im Jahr, 300.000 Ärzten und Zahnärzten in 3.800 Kliniken und 110.000 Praxen. Von den bis zu 3.000 Strafverfahren wird ein großer Teil mangels hinreichenden Tatverdachts gemäß § 170 Abs. 2 StPO eingestellt oder wegen geringer Schuld gemäß § 153 a StPO verbunden mit einer Auflage ebenfalls eingestellt. Es bleiben etwa 10% der Strafsachen für eine öffentliche Hauptverhandlung übrig, etwa 150 Strafverfahren enden mit einer Verurteilung[411].

Demgegenüber ist eine zivilrechtliche Verurteilung auch bei strafrechtlichem Freispruch kein Ausnahmefall[412]. Das Zivilverfahren wird auch nicht etwa wegen eines laufenden Strafverfahrens ausgesetzt, von einer Aussetzung nach § 149 ZPO wird praktisch kein Gebrauch gemacht. Denn das Zivilverfahren unterliegt insbesondere anderen Beweisgrundsätzen. Dem das Strafverfahren beherrschenden Grundsatz „in dubio pro reo" stehen diffizile Beweislastfragen mit Beweiserleichterungen für den Patienten bis hin zur Beweislastumkehr zulasten des Arztes im Zivilverfahren gegenüber. Gleichwohl darf nicht verkannt werden, dass ein Strafverfahren für den betroffenen Arzt eine schwere Bürde mit persönlichen Belastungen darstellt und zudem durch die Gefahr arbeitsrechtlicher Konsequenzen und eines berufsgerichtlichen Verfahrens tiefe Einschnitte in den privaten Lebensbereich bewirken kann[413].

1. Das Strafverfahren

Die Zahl der durch Patientenanwälte eingeleiteten strafrechtlichen Ermittlungsverfahren hat in den letzten Jahren abgenommen. Die Verfahren vor den Gutachterkommissionen und Schlichtungsstellen haben die frühere Funktion von Strafverfahren, den Patienten kostenfreie Ermittlungen und ein kostenfreies ärztliches Gutachten zu ermöglichen, übernommen. Da Strafverfahren regelmäßig zu einer Konfliktverschärfung und mangelnder Bereitschaft des Arztes und des Haftpflichtversicherers führen, in Verhandlungen mit dem Patienten über die Durchsetzung seiner zivilrechtlichen Ansprüche einzutreten, wird heute die Einleitung eines Ermittlungsverfahrens von den Medizinrechtlern als „juristischer Kunstfehler" bewertet[414].

Die Staatsanwaltschaft kann zwar auch von Amts wegen Ermittlungen einleiten, macht hiervon regelmäßig aber nur bei öffentlichkeitswirksamen Behandlungsfehlervorwürfen Gebrauch, wie z.B. im Chirurgenskandal Barmbeck-Uhlen-

---
[410] vgl. Dierks, in Ehlers/Broglie, Praxis des Arzthaftungsrechts, S. 260; Ulsenheimer 1995a
[411] Ulsenheimer, a.a.O., S. 562
[412] vgl. OLG Köln, NJW 1990, 778
[413] Bergmann/Kienzle 1996, Rdnr. 656
[414] vgl. Bergmann/Schwarz-Schilling 1995, S. 222

horst oder Herzklappenskandal. Es würde das Verhältnis der Ärzteschaft zu der Staatsanwaltschaft weiter erheblich verbessern, wenn die Staatsanwaltschaft von der Möglichkeit der Anklageerhebung ohne Strafantrag auch bei einfacher fahrlässiger Körperverletzung im Falle „öffentlichen Interesses"[415] nur bei groben ärztlichen Behandlungsfehlervorwürfen Gebrauch macht, bei leichten ärztlichen Fehlern dürfte richtigerweise nur in Ausnahmefällen ein besonderes öffentliches Interesse zu bejahen sein[416].

2. Die Straftatbestände

Das strafrechtliche ärztliche Risiko steht in erster Linie unter dem Verdikt der fahrlässigen Körperverletzung[417] oder der fahrlässigen Tötung[418]. Leistet der Arzt vorsätzlich nicht die erforderliche und zumutbare Hilfe, steht er unter der Strafandrohung des §323 c StGB wegen unterlassener Hilfeleistung. Die Vorschrift des §203 Abs.1 Nr.1 StGB bestraft den Bruch der ärztlichen Schweigepflicht.

Beschränkt man sich auf diese wichtigsten Strafvorschriften, steht die fahrlässige Körperverletzung im Mittelpunkt, und zwar in Form der ärztlichen Falschbehandlung und der eigenmächtigen Heilbehandlung. Denn nach der Rechtsprechung stellt jeder ärztliche Heileingriff, also Operation, Injektion, Bestrahlung oder Medikation, eine tatbestandsmäßige fahrlässige Körperverletzung im Sinne des §229 StGB dar. Von dieser gesetzlichen Regelung ist auch für die Zukunft auszugehen, der Entwurf eines Strafrechtsänderungsgesetzes, der die eigenmächtige Heilbehandlung in einer gesonderten Vorschrift erfasst, ist – überraschenderweise auch am Widerstand der Ärzteschaft – gescheitert. Der ärztliche Heileingriff wird durch die Einwilligung des Patienten gerechtfertigt. Die wirksame Einwilligung setzt auch strafrechtlich die vorherige vollständige Aufklärung des Patienten oder einen Aufklärungsverzicht voraus. Anders als im Zivilrecht trägt aber nicht der Arzt die Beweislast für die notwendige Aufklärung, vielmehr erfordert der Grundsatz „in dubio pro reo" den Nachweis, dass der Arzt nicht hinreichend aufgeklärt hat. Gerade in den operativen Fächern kommt neben dem Rechtfertigungsgrund der mutmaßlichen Einwilligung etwa bei Bewusstlosigkeit oder in der Situation eines Unfalls große Bedeutung zu, sie wird ähnlich wie der rechtfertigende Notstand von der Rechtsprechung als eigenständiger Rechtfertigungsgrund anerkannt[419]. Dabei ist der mutmaßliche Wille des Patienten aus den persönlichen Umständen des Betroffenen, aus seinen individuellen Interessen, Bedürfnissen und Wertvorstellungen zu ermitteln, nur hilfsweise aus objektiven Kriterien und Wertvorstellungen, also aus dem, was vernünftig und üblicherweise den Interessen eines verständigen Patienten entspricht.

Fahrlässigkeit im Sinne fahrlässiger Tötung und Körperverletzung liegt vor, wenn der Arzt die objektiv nach den Umständen gebotene Sorgfalt außer Acht lässt, zu der er auch nach seinen subjektiven Fähigkeiten und Kenntnissen in der Lage ist. Zum objektiven Maßstab der Verletzung des ärztlichen Standards muss also die persönliche Vorwerfbarkeit der Sorgfaltsverletzung hinzukommen. Indes ist die Verletzung „guter ärztlicher Übung" regelmäßig auch subjektiv fahrlässigkeitsbegründend. Denn Fahrlässigkeit kann auch in einem Übernahmeverschulden liegen, wenn ein Arzt eine Tätigkeit übernimmt, die er nach seinen persönlichen Fähigkeiten oder der apparativen Ausstattung seiner Praxis oder des Krankenhauses oder aufgrund persönlicher Schwächen nicht übernehmen durfte. Die in Kapitel 6 angestellten Erwägungen zur Fahrlässigkeit und erforderlichen Sorgfalt gelten also auch im Strafrecht.

Für die schwierigen Abgrenzungsfragen im Rahmen der arbeitsteiligen Medizin hat die Rechtsprechung darüber hinaus im Strafrecht den Vertrauensgrundsatz entwickelt, wonach sich jeder der beteiligten Ärzte grundsätzlich auf die fehlerfreie Mitwirkung der anderen Ärzte verlassen darf, insbesondere also auch auf die von verschiedenen Berufsverbänden entwickelten Grundsätze der Zusammenarbeit, z.B. zwischen Chirurgen und Anästhesisten[420]. In strafrechtlicher Hinsicht darf sich also auch der Orthopäde oder Chirurg darauf verlassen, dass der Röntgenarzt die Aufnahmen

---

[415] §232 StGB
[416] zutreffend Ulsenheimer, in: Laufs/Uhlenbruck, Handbuch des Arztrechts, §339 Rdnr. 645
[417] §229 StGB
[418] §222 StGB
[419] BGHSt 35, 294
[420] vgl. die Dokumentation in Anästhesiologie und Intensivmedizin 1989, S.308ff.

ordnungsgemäß herstellt und auswertet oder dass die erhobenen Laborbefunde verlässlich sind. Bestehen aber Anhaltspunkte für Fehler anderer Beteiligter im Rahmen der vertikalen oder horizontalen Arbeitsteilung, so wenn z.B. widersprechende oder lückenhafte Befunde vorliegen oder bekannte persönliche Inkompetenz des Konsiliarius ein Vertrauen nicht rechtfertigt, bleibt der strafrechtliche Vorwurf der Fahrlässigkeit[421].

Der Vertrauensgrundsatz gilt auch bei der Delegation von Aufgaben an nicht ärztliche Mitarbeiter, soweit sie nicht dem Arzt vorbehalten bleiben müssen. Die Rechtsprechung hat bisher nicht hinreichend beantwortet, wieweit intramuskuläre Injektionen an Krankenpflegekräfte übertragen werden dürfen, eine Übertragung an bewährte und verantwortungsbewusste Krankenpfleger wird überwiegend für zulässig erachtet[422]. Unstreitig delegiert werden darf beispielsweise die intravenöse Injektion von Röntgenkontrastmitteln und die Blutübertragung[423].

Die Berufung auf den strafschützenden Vertrauensgrundsatz setzt Wirksamkeit und ständige Übung von Kontrollmaßnahmen voraus, so um beispielsweise Irrtümer in der Dosierung oder die Übertragung von Aufgaben an unerfahrene Assistenzärzte zu vermeiden. So kommt bei der Anfängeroperation nicht nur eine Strafbarkeit des Anfängers, sondern auch des Facharztes in Betracht, wenn die Kontrolle der konkreten Erfahrung des Anfängers oder die Überwachung bei der Durchführung des Eingriffs selbst verletzt werden[424].

Der Grundsatz „in dubio pro reo" gilt insbesondere auch für die tatrichterliche Feststellung der Ursächlichkeit zwischen Pflichtverletzung und Gesundheitsschaden. Der Strafrichter hat zur sicheren Überzeugung den Kausalzusammenhang zwischen pflichtwidrigem Tun oder Unterlassen des Arztes und dem Schaden festzustellen. Auch bei grobem Verschulden des Arztes entfällt eine Strafbarkeit, wenn der Tod oder der Gesundheitsschaden bei pflichtgemäßem Verhalten des Arztes ebenfalls eingetreten wäre. Auch die hohe Wahrscheinlichkeit des Erfolgseintritts reicht für die Feststellung der Kausalität nicht aus[425]. Deshalb werden strafrechtliche Ermittlungsverfahren nach Einholung eines medizinischen Gutachtens trotz erheblicher Sorgfaltspflichtverletzungen des Arztes häufig eingestellt, weil der medizinische Sachverständige nicht ausschließen konnte, dass der Tod oder Gesundheitsschaden des Patienten auch bei sachgemäßer Behandlung nicht vermieden worden wäre. Allerdings reicht es für die Feststellung der Kausalität aus, wenn das Leben des Patienten bei pflichtgemäßer Behandlung – sei es Tun oder Unterlassen – wenigstens kurzfristig, wenn auch nur um einige Stunden verlängert worden wäre[426].

Unerheblich für die strafrechtliche Bewertung ist es, ob die fahrlässige Körperverletzung oder Tötung durch Handeln oder Unterlassen begangen wird. Das Unterlassen ist dem positiven Tun gleichgestellt, da der die Behandlung übernehmende Arzt eine Garantenstellung für die körperliche Integrität des Patienten hat[427]. Deshalb kommt die missglückte Operation ebenso wie die unterlassene Operation oder Therapiemaßnahme als strafrechtlicher Anknüpfungspunkt in Betracht. Dagegen begründet die allgemeine Hilfspflicht nach § 323 c StGB keine Garantenstellung. Sie betrifft lediglich die Untätigkeit bei Unglücksfällen trotz erforderlicher, möglicher und auch zumutbarer Hilfeleistung[428].

---

[421] Ulsenheimer 1998, Rdnr. 162 ff.
[422] Laufs, in: Laufs/Uhlenbruck, § 101 Rdnr. 12
[423] Bergmann/Kienzle, Krankenhaushaftung, Rdnr. 643
[424] Laufs, in: Laufs/Uhlenbruck, § 101 Rdnr. 15, 18
[425] BGHSt 11, 1 ff.; BGH, MDR 1988, 100
[426] BGH, NStZ 1985, S. 26 ff.
[427] § 13 StGB
[428] hierzu näher Bergmann/Kienzle 1996, Rdnr. 651 ff.

3. Checkliste im Strafverfahren

Die nachfolgende Checkliste soll dem Arzt die notwendige Zusammenarbeit mit den Strafverfolgungsbehörden, Versicherer und Krankenhausträger erleichtern.

[1] Sobald der Patient, gleichgültig ob anwaltlich beraten, mit einer Strafanzeige oder einem Strafantrag droht, sollte der Versicherer im Falle des Krankenhausarztes Abteilungsleiter und Verwaltungsleiter benachrichtigt werden.

[2] Da die Beschlagnahme der Original-Krankenunterlagen droht, müssen die Krankenunterlagen vorsorglich kopiert werden.

[3] Beginnt das Ermittlungsverfahren mit der Beschlagnahme der Krankenunterlagen, sollten sie im Einverständnis und im Beisein der Hilfsbeamten der Staatsanwaltschaft kopiert werden.

[4] Die Krankenunterlagen müssen durchgearbeitet werden. Ergeben sich Lücken in der Dokumentation, sollten sie nicht verändert werden. Nachträgliche Ergänzungen sollten gekennzeichnet sein. Lücken müssen durch gesonderte Aktenvermerke geschlossen werden. Hierzu müssen die zuständigen Mitarbeiter eingehend befragt werden.

[5] Vor Einsicht in die Krankenunterlagen sollte jegliche Einlassung vermieden werden, nach Abstimmung mit dem Verteidiger unter Umständen während des gesamten Ermittlungsverfahrens. Regelmäßig empfiehlt sich im Hinblick auf das von der Staatsanwaltschaft eingeholte Sachverständigengutachten eine eingehende schriftliche Stellungnahme.

[6] In geeigneten Fällen sollte selbst ein Privatgutachten in Auftrag gegeben werden, welches dem Verteidiger ermöglicht, den Privatgutachter gemäß § 220 StPO zur mündlichen Verhandlung zu laden und als präsentes Beweismittel gemäß § 245 StPO einzuführen.

[7] Beauftragt die Staatsanwaltschaft, wie häufig, einen Rechtsmediziner mit der Gutachtenerstattung, ist zu prüfen, ob ergänzend fachkompetente Privatgutachter hinzugezogen werden müssen.

[8] Der Arzt hat den Verteidiger anhand der Krankenunterlagen, die erforderlichenfalls „in Reinschrift zu übersetzen sind", den medizinischen Ablauf eingehend zu erläutern, „Schwachstellen" abzuklopfen und erforderlichenfalls einen Fragenkatalog für die mündliche Verhandlung zu erarbeiten.

[9] Nach Einleitung des strafrechtlichen Ermittlungsverfahrens sollte grundsätzlich jeder Kontakt mit dem Patienten vermieden werden.

4. Das Zivilverfahren

■ Bedeutung des Zivilrechtsstreits

Das zivilgerichtliche Verfahren dient der Durchsetzung bzw. der Abwehr der Ansprüche des Patienten auf Schadensersatz und Schmerzensgeld aus einer ärztlichen Fehlbehandlung oder eigenmächtigen Heilbehandlung. Die Schadenshöhe im Bereich der Orthopädie und Chirurgie erreichen zwar selten den Bereich der Gynäkologie und Geburtshilfe, sind aber auch im Hinblick auf die Risiken dauernder schwerer Folgen wie Querschnittslähmung, Lungenembolie etc. beträchtlich, die übliche versicherungsrechtliche Deckungssumme von 2 Mio. DM kann nicht selten in Schwerstschadensfällen überschritten werden. Hinzu kommt, dass die Schadensfolgen – anders als im Bereich der Inneren Medizin oder anderer Sparten – für die Beteiligten schnell evident werden und Aufklärungs- sowie Dokumentationsmängel gerade in den Bereichen Chirurgie und Orthopädie häufig gerügt werden müssen[429]. Umso notwendiger ist

---

[429] vgl. auch Kap. 10

es, schon bei drohendem Rechtsstreit den Haftpflichtversicherer einzuschalten und ihm die diesem nach § 10 AHB zustehende Prozessführungsbefugnis zu überlassen.

▪ Ablauf des gerichtlichen Verfahrens

Scheitert eine außergerichtliche Schadensregulierung oder verläuft auch das Verfahren vor der Gutachterkommission nicht streitbefriedigend, führt der Versicherer bedingungsgemäß im Namen des Arztes den Prozess und bestellt ihm einen Rechtsanwalt als Prozessvertreter, mit dem der Versicherer regelmäßig seit langem zusammenarbeitet und dessen Sachkunde in Arzthaftungssachen er kennt. Deshalb ist der Versicherer unverzüglich nach Klagezustellung über den aufzunehmenden Rechtsstreit zu unterrichten.

Mit Zustellung der Klageerwiderung setzt das Gericht, bis zu einem Streitwert von 10.000,00 DM das Amtsgericht, darüber – wie regelmäßig – das Landgericht, bereits eine Frist zur Verteidigungsanzeige und eine weitere Frist zur Klageerwiderung. Auch diese Fristen sind vom Arzt zu notieren und sofort dem Versicherer – ggf. über den Versicherungsmakler – mitzuteilen.

Teils bittet das Gericht bereits mit der Klageerwiderung, spätestens in der ersten mündlichen Verhandlung, um Übersendung der Krankenunterlagen an das Gericht. Die meisten Gerichte verlangen die Original-Krankenunterlagen, damit der vom Gericht zu bestellende Sachverständige vollständige Beurteilungsmöglichkeit anhand der Krankenunterlagen einschließlich aller Befunde, Röntgenaufnahmen, CT etc. hat.

Auf eine Klage hat der Arzt in der vorbezeichneten Weise auch dann zu reagieren, wenn er mit dem Behandlungsfehlervorwurf aus seiner Sicht überhaupt nichts zu tun hat. Wegen des für den Patienten schwer durchschaubaren Behandlungsgeschehens werden auch oft Ärzte mitverklagt, die mit dem eigentlichen Behandlungsfehlervorwurf nicht befasst gewesen sind. Auch diese sind so lange Partei des Rechtsstreits, bis das Verfahren gegen sie durch Klagerücknahme beendet ist. Bis zu diesem Zeitpunkt können sie auch nicht als Zeugen fungieren, ein Grund, der bisweilen zu einer mutwilligen Klage gegen einen nicht beteiligten Arzt führt.

Anders als in strafrechtlichen Ermittlungsverfahren findet in dem Arzthaftungsprozess regelmäßig eine mündliche Verhandlung statt. Die vom Gericht für diese mündliche Verhandlung angeordnete Beweisaufnahme ist das Kernstück des Arzthaftungsprozesses.

5. Beweisaufnahme und Sachverständigengutachten

In der Beweisaufnahme, einer oft mehrstündigen Verhandlung hat das Gericht, schon in erster Instanz oft eine auf Arzthaftungssachen spezialisierte Kammer, in zweiter Instanz einen spezialisierten Senat, den Patienten, die behandelnden Ärzte und die Zeugen umfassend anzuhören und zu vernehmen, und zwar zweckmäßigerweise in Gegenwart des Sachverständigen[430]. Ein zuvor schriftliches Gutachten ist auf Antrag der Parteien in der mündlichen Verhandlung durch den Sachverständigen zu erläutern[431]. Kläger und Beklagter haben erforderlichenfalls einen prozessualen Anspruch darauf, nach mündlicher Verhandlung zum Beweisergebnis schriftlich Stellung zu nehmen[432].

Der Sachverständige hat als Helfer des Gerichts im Arzthaftungsprozess eine überragende Rolle. Er hat zu begutachten:

- ob ein Behandlungsfehler, also ein Abweichen vom Standard, von guter ärztlicher Übung vorliegt,
- ob der Behandlungsfehler als grob[433] zu bewerten ist,
- wie der ärztliche Standard zum Zeitpunkt des Eingriffs beschaffen war,
- ob Behandlungsalternativen bestanden, die aufklärungspflichtig waren,
- ob das verwirklichte Risiko zwar selten, aber für den Eingriff typisch war,
- ob es guter ärztlicher Übung entspricht, über dieses Risiko aufzuklären,
- ob der Facharztstandard gewahrt ist,

---

[430] BGH, VersR 1979, 939
[431] BGH, VersR 1986, 1079
[432] BGH, VersR 1988, 914
[433] Bei der Beurteilung eines Behandlungsfehlers als „grob" handelt es sich um eine juristische Entscheidung, die dem Tatrichter obliegt. Trotzdem muss diese wertende Entscheidung auf tatsächlichen Anhaltspunkten beruhen, für welche die Würdigung des medizinischen Sachverständigen nicht außer Acht gelassen werden kann, BGH, NJW 1997, 798; vgl. auch Ehlers/Schlund, Praxis des medizinischen Gutachtens im Prozess, Kapitel 2 Rdnr. 37

- ob der Anfänger bei der Operation ordnungsgemäß überwacht worden ist,
- ob die Dokumentation guter ärztlicher Übung entspricht,
- ob die Dokumentation dem Sachverständigen die vollständige Bewertung des Behandlungsgeschehens ermöglicht,
- ob der eingetretene Gesundheitsschaden mit an Sicherheit grenzender Wahrscheinlichkeit auf der Behandlung bzw. dem Eingriff beruht oder mit welchem Wahrscheinlichkeitsgrad andere Schadensursachen in Betracht kommen,
- oder ob der ärztliche Behandlungsfehler generell geeignet ist, den Schaden herbeizuführen,
- oder der Schaden schon nach dem Beweis des ersten Anscheins auf dem Behandlungsfehler beruht,
- ob eine Falschdiagnose auf dem Nichterheben von Kontrollbefunden beruht oder die Diagnose sogar ärztlich vertretbar ist oder andererseits als fundamentaler Irrtum bewertet werden muss,
- ob der Schaden auf einen vom Arzt „voll beherrschbaren Risiko" beruht,
- wie bei der Sicherungsaufklärung der Umfang der Beratungspflichten zu bestimmen ist,
- wie die Zukunftsprognose des Gesundheitsschadens einzuschätzen ist.

Kurzum: Ärztlicher Behandlungsfehler, Schaden des Patienten und Kausalität bedürfen umfassender Bewertung des medizinischen Sachverständigen. Deshalb sind bei der Auswahl des Sachverständigen eingehend Fachkompetenz, Spezialwissen, Kritikfähigkeit und Integrität zu prüfen. Die Unterschiede zwischen juristischer und medizinischer Terminologie erfordern im Verfahren ständige Überprüfung auch durch den Arzt und seinen Prozessanwalt. Dies gilt besonders für das Verständnis der juristischen Systematik von Beweislast und Beweiserleichterungen. Hier werden regelmäßig die „Weichen" im Prozess gestellt. Denn selten kann der Sachverständige eine absolut gesicherte Kausalität zwischen der ärztlichen Behandlung und dem Gesundheitsschaden des Patienten positiv feststellen, sodass Beweislast und Beweiserleichterungen den Ausgang des Rechtsstreits entscheiden. Die überragende Bedeutung der Beweislast im Arzthaftungsprozess verkennt der medizinische Sachverständige in der Praxis nicht selten[434].

6. Die Beweislast, insbesondere bei orthopädischen und chirurgischen Einzelfällen

■ Beweislast des Patienten

Der Patient hat grundsätzlich die schuldhaft erfolgte ärztliche Fehlleistung (den fahrlässig begangenen Fehler des Arztes) und die haftungsbegründende Kausalität (den ursächlichen Zusammenhang des Schadens mit dem begangenen Fehler) zu beweisen[435].

Der Beweis muss nicht mit absoluter oder unumstößlicher Gewissheit bzw. Sicherheit im Sinne der Wissenschaft geführt werden. Es bedarf auch keiner Beweisführung mit „an Sicherheit grenzender Wahrscheinlichkeit". Es reicht aus, den Beweis mit einem für das praktische Leben brauchbaren Grad an Gewissheit zu führen, der Zweifel zwar nicht völlig ausschließt, aber diese doch in den Hintergrund treten lässt, um den Richter zu überzeugen. So reicht die Beurteilung des Sachverständigen „mit an Sicherheit grenzender Wahrscheinlichkeit" aus, auch wenn eine andere weitere Ursache für die Beschwerden grundsätzlich infrage käme[436].

Beispiel:

Eine Patientin erhielt im Krankenhaus A sechs Blutkonserven. 9 Tage später waren zwei weitere Bluttransfusionen im Krankenhaus L erforderlich. Im weiteren Verlauf musste eine anikterische Transfusionshepatitis C diagnostiziert werden. Der Patient hat zu beweisen, dass die eingetretene Virustransmission mit nachfolgender Hepatitis auf die Blutübertragung zurückzuführen ist, die er in dem beklagten Krankenhaus erhalten hat[437]. Da aus der Inkubationszeit keine Schlüsse für die Verursachung durch das eine oder andere Krankenhaus gezogen werden können, konnte die Patientin den Beweis nicht führen.

---

[434] eingehend zum medizinischen Sachverständigen im Haftungsprozess: Bergmann/Kienzle, Krankenhaushaftung, Rdnr. 620–635; Der medizinische Sachverständige, Herausgeber Rechtsanwälte im Medizinrecht e.V. Köln 1995, jeweils mit weiteren Literaturnachweisen

[435] st. Rspr.; vgl. BGH, NJW 1980, 1333; BGH, NJW 1995, 1618

[436] BGH, NJW 1989, 2948; BGH, NJW 1994, 801

[437] OLG Oldenburg, Urteil vom 01.12.1992 – 5 U 104/92, n.v.

Beweiserleichterungen für den Patienten

Wegen beweisrechtlicher Schwierigkeiten aufseiten des Patienten hat der BGH Beweiserleichterungen zugunsten des Patienten zugelassen. Diese können z.B. bei groben Fehlern, Unterlassen von Diagnose- und Kontrollbefunden in erheblichem Ausmaß, bei Operationen von Berufsanfängern ohne Facharztassistenz, bei lückenhafter bzw. unzugänglicher ärztlicher Dokumentation und deswegen unzumutbar erschwerter Aufklärung[438] greifen.

Anscheinsbeweis

Der Anscheinsbeweis ist nur selten möglich[439]. Dieser setzt einen typischen Geschehensablauf voraus, der nach der allgemeinen Lebenserfahrung auf eine bestimmte Ursache für den eingetretenen Erfolg hinweist[440].

Der Anscheinsbeweis für die Kausalität zwischen einer Bluttransfusion und einer anschließenden Hepatitisinfektion ist erschüttert, wenn bereits am Tag der Bluttransfusion bei dem Patienten die Serumtransaminasen GOT, GPT und γ-GT über dem Normbereich liegen[441].

Die Rechtsprechung hat den Anscheinsbeweis z.B. auch in folgenden Fällen bejaht:

(1) HIV-Infizierung bei Bluttransfusionen eines AIDS-erkrankten Spenders[442]
(2) zeitlicher Zusammenhang von 2 Tagen zwischen Kniegelenkpunktion und Entzündungsausbruch[443]
(3) in die Schwellung vorgenommene Injektion nach Sprunggelenkfraktur und Entzündung[444]
(4) Verbrennungen nach Einsatz eines Hochfrequenzchirurgiegerätes[445]

Wegen der Kompliziertheit des menschlichen Organismus und potenzieller Kausalzusammenhänge wurde häufiger ein Anscheinsbeweis verneint, so z.B. für:

(1) Fehler bei Nahtinsuffizienz nach Appendektomie[446]
(2) unsterile Injektion in das Knie und spätere Sepsis[447]
(3) Entstehen eines Sudeck-Syndroms[448]
(4) Massenprolaps im HWS-Bereich bei Operation der LWS in Häschenstellung[449]
(5) Gelenkpunktion und Infektion[450]
(6) Fehler bei Darmspiegelung und Darmperforation[451]

Voll beherrschbares Risiko

Ärztliches Verschulden wird vermutet, wenn feststeht, dass die Schädigung aus der Risikosphäre des Arztes im Bereich der Organisation und Koordination und Apparatetechnik stammt. Ein solche Verschuldensvermutung hat die Rechtsprechung z.B. bejaht bei:

(1) Zurücklassen des Tupfers[452]
(2) unsteriler Injektion und Infusion[453]
(3) in begrenzten Fällen Lagerungsschäden[454]
(4) verunreinigtem Desinfektionsmittel[455]
(5) Sturz von der Liege oder bei Transport[456].

Grober Behandlungsfehler (Einzelfälle s. Kap. 6, Der grobe Behandlungsfehler)

Dem Patienten kommen hinsichtlich des Nachweises des Ursachenzusammenhanges zwischen Behandlungsfehler und Schadenseintritt Beweiserleichterungen bis hin zur Beweislastumkehr zugute, wenn dieser als grob zu qualifizieren ist[457]. Der Fehler muss nicht unbedingt die Schädigung nahelegen. Es genügt die Eignung, den Schaden herbeizuführen[458]. Der Kausalzusammenhang ist

---

[438] BGH, Urteil vom 18.03. 1986, VI ZR 215/84, NJW 1986, 2365
[439] Steffen/Dressler, Artzhaftungsrecht, Rdnr. 495
[440] BGH, NJW 1991, 1948
[441] OLG München, Urt. v. 30.10. 1986, AHRS 6510/21
[442] BGH, NJW 1991, 1948
[443] OLG Düsseldorf, VersR 1991, 1136
[444] OLG Hamm, VersR 1988, 807
[445] OLG Saarbrücken, VersR 1991, 1289
[446] BGH, NJW 1992, 1560
[447] OLG Oldenburg, VersR 1987, 390
[448] OLG Düsseldorf, VersR 1989, 705
[449] OLG Düsseldorf, VersR 1992, 1230
[450] OLG Oldenburg, VersR 1995, 786
[451] OLG Oldenburg, VersR 1994, 54
[452] OLG Köln, VersR 1988, 140
[453] BGH, VersR 1982, 161
[454] BGH, VersR 1991, 467
[455] BGH, VersR 1978, 764
[456] OLG Köln, VersR 1990, 1240; BGH, VersR 1991, 310
[457] BGH, VersR 1982, 1193; st. Rspr. vgl. auch BGH, VersR 1996, 796
[458] BGH, VersR 1997, 796

nur dann nicht bewiesen, wenn er ganz unwahrscheinlich ist[459]. Auch mehrere für sich nicht schwerwiegende Fehler können zusammen als grob fehlerhaftes ärztliches Verhalten die Beweislastumkehr rechtfertigen[460]. Ein Diagnoseirrtum rechtfertigt die Beweislastumkehr nur bei einem fundamentalen Irrtum[461].

Unterlassen von Kontrollbefunden

Ebenso verschafft das Nichterheben von Kontrollbefunden, die zu falscher Diagnose und Therapie führen, dem Patienten Beweiserleichterungen, weil der Arzt hierdurch das Spektrum der für die Schädigung in Betracht kommenden Ursachen durch diesen Unterlassungsfehler besonders verbreitert[462]. Gerade im Bereich von Orthopädie und Chirurgie werden durch diese Beweislastregel häufig Rechtsstreite zum Nachteil des Arztes entschieden, so z.B.

(1) bei unterlassener Phlebographie zum Ausschluss einer Thrombose[463]
(2) bei unterlassener Differenzialdiagnostik nach Geschwulst in der Halsregion[464]
(3) bei unterlassener Diagnostik im Falle wiederholter Darmlähmung[465]
(4) bei unterlassener Wundinspektion trotz starkem Temperaturanstieg nach einer Fraktur[466]
(5) bei unterlassener „gehaltener" Röntgenaufnahme trotz Verdachts einer Schultereckgelenkabsprengung[467]
(6) bei unterlassener Prüfung von Nervverletzungen im Falle einer Schnittwunde an verdächtiger Stelle[468]
(7) bei unterlassener manueller Prüfung auf Gefäßverschluss bei Lähmungserscheinungen[469]
(8) bei Behandlung auf Venenentzündung ohne Prüfung des Verdachts auf Durchblutungsstörung durch Embolie und Gefäßverschluss[470].

In allen Fällen dieser mangelnden Differenzialdiagnostik und des Unterlassens gebotener Kontrollen kann sich der Arzt also nicht darauf berufen, der Gesundheitsschaden wäre im Zweifel auch bei Vornahme dieser Kontrollen in gleicher Weise eingetreten.

Wird also z.B. die bakteriologische Untersuchung eines trüben Gelenkpunktats unterlassen, so obliegt dem Arzt der Beweis, dass auch eine solche Untersuchung nicht den Nachweis einer bakteriellen Kontamination erbracht hätte oder dass die therapeutische Reaktion auf ein positives Ergebnis am weiteren Krankheitsverlauf nichts geändert hätte[471].

Dieselben Beweiserleichterungen erhält der Patient, wenn der Arzt auf eindeutige Befunde nicht reagiert und jegliche Kontrolle in der Therapie unterläßt, so z.B. bei:

(1) Arthrographie und Meniskusoperation am selben Tage[472]
(2) Bewegungsübungen nach Humerus-Trümmerfraktur trotz wandernder Kirschner-Drähte[473]
(3) unterlassener täglicher Wundkontrolle bei infektionsgefährdeter Fingerknocheneinrichtung[474]
(4) Unterlassen gebotener Antibiotikatherapie bei Nagelbettentzündung[475]
(5) Übertragung einer Operation auf einen dazu nicht qualifizierten Auszubildenden[476]
(6) Unterlassen der Sicherung durch Röntgenaufnahmen[477].

Dokumentationsversäumnisse

Die Beweiserleichterungen aus Dokumentationsversäumnissen (zur Dokumentationspflicht eingehend Kap. 10) führen zur Annahme von Behandlungsfehlern, wenn der Arzt gebotene und aufzeichnungspflichtige diagnostische oder therapeutische Maßnahmen nicht dokumentiert. Der Dokumentationsmangel wirkt sich dann nicht selten auch auf die Annahme des Ursachenzusammenhanges zwischen angenommenem Behandlungsfehler und Schaden aus, wenn dieser als

---

[459] BGH, NJW 1997, 796
[460] BGH, NJW 1988, 2949
[461] BGH, NJW 1996, 1589
[462] BGH, VersR 1985, 886
[463] OLG Hamm, VersR 1990, 1120
[464] OLG Stuttgart, VersR 1991, 821
[465] BGH, VersR 1982, 1193
[466] BGH, VersR 1987, 408
[467] BGH, VersR 1989, 701
[468] OLG Frankfurt, VersR 1990, 659
[469] BGH, VersR 1983, 983
[470] OLG Hamm, VersR 1989, 292
[471] vgl. OLG Celle, VersR 1985, 1047 und OLG Köln, VersR 1992, 1003
[472] OLG Hamm, VersR 1989, 293
[473] BGH, VersR 1986, 366
[474] OLG Köln, VersR 1997, 366
[475] KG, VersR 1991, 928
[476] BGH, VersR 1993, 1231
[477] BGH, NJW 1996, 779

"grob" zu beurteilen ist oder gegen die Befunderhebungspflicht im Sinne von Unterlassen von Kontrollbefunden (S. 79) verstößt[478].

Zusammengefasst lässt sich feststellen, dass die Rechtsprechung zwar daran festhält, dass der Patient grundsätzlich die Beweislast für den Nachweis eines Behandlungsfehlers und seiner Ursächlichkeit für den eingetretenen Schaden zu tragen hat, aber in allen Fällen, in denen sich gewissermaßen Gefahren aus der „arzteigenen Risikosphäre" verwirklichen, eine Fülle von Beweiserleichterungen zur Verfügung stellt, die spezielle und insbesondere für den Arzt in den operativen Fächern oft überraschende Haftpflichtgefahren schafft.

7. Die Verjährung der Haftungsansprüche[479]

Die Verjährungsfrist für Anspüche aus dem Arztvertrag beträgt 30 Jahre gem. § 195 BGB. Ansprüche aus einer unerlaubten Handlung verjähren gem. § 852 BGB nach 3 Jahren, von dem Zeitpunkt an gerechnet, in welchem der Verletzte von dem Schaden und der Person des Ersatzpflichtigen Kenntnis erlangt. Dabei kommt es nur auf die Kenntnis der anspruchsbegründenden Tatsachen an, der Patient muss so viel wissen, dass er ohne Ermittlung ihm etwa verborgener Fakten eine Einschätzung der Prozessaussichten vornehmen kann. Fehlen die dazu erforderlichen Kenntnisse, muss der Patient versuchen, sich sachkundig zu machen. Auf die zu- oder nicht zutreffende Einschätzung durch den Patienten kommt es nicht an[480].

§ 852 BGB verlangt aber positive Kenntnis, Kennenmüssen reicht nicht aus. Auch wenn der Patient Einsicht in die Krankenunterlagen genommen hat, fehlt es regelmäßig an der Kenntnis des konkreten Behandlungsfehlers eines bestimmten Arztes und der Ursächlichkeit für den Gesundheitsschaden[481]. Im Allgemeinen erlangt der Patient erst positive Kenntnis durch die Stellungnahme eines Sachverständigen. Die Verjährungseinrede greift deshalb trotz oft langen Zeitablaufs selten durch.

Während des Verfahrens vor der Schlichtungsstelle oder während Regulierungsverhandlungen mit dem Versicherer wird die Verjährung so lange gehemmt[482], bis eine Partei ein Scheitern der Verhandlungen – auch konkludent – erklärt.

---

[478] Steffen/Dressler 1999, Rdnr. 558
[479] eingehend Bergmann/Kienzle 1996, Rdnr. 3, 81 ff., 601, 610; Steffen/Dressler, 1999, Rdnr. 480–490
[480] BGH, Urt. v. 20.9.1983, AHRS 600/16 = ArztR 1984, 186 = MedR 1984, 104 = NJW 1984, 611 = VersR 1983, 1158
[481] BGH, VersR 1995, 659
[482] § 852 Abs. 2 BGB

8. Checkliste im Zivilverfahren

Die nachfolgende Checkliste soll dem Arzt die Führung und Unterstützung des Zivilverfahrens erleichtern:

1️⃣ Beauftragt der entsprechend in Anspruch genommene Arzt für das Zivilverfahren persönlich einen eigenen Rechtsanwalt, so kann der Versicherer, wenn keine vorherige Absprache erfolgt ist, die Erstattung der Kosten dieses Rechtsanwalts verweigern. Der Arzt muss erst den Versicherer unterrichten.

2️⃣ Der Patient hat ein Recht auf Einsichtnahme in seine Krankenunterlagen. Die Einsichtnahme in die Krankenunterlagen durch Anfertigung von Kopien darf dem Patienten nicht verweigert werden.
Ist zu befürchten, dass ein Patient anfallende Kopierkosten nicht erstattet wird, so kann von der Übersendung der Krankenunterlagen in Kopie so lange abgesehen werden, bis der Patient die Kopierkosten vorschießt (§ 811 Abs. 2 Satz 2 BGB).

3️⃣ Der Arzt hat die Fragen des Patienten zu den Personen zu beantworten, die ihn behandelt haben. Deren Namen und Anschriften sind mitzuteilen ggf. auch noch deren ärztliche Qualifikation.

4️⃣ Auch bei äußerst tragischen Geschehensabläufen sollte die direkte Kontaktaufnahme des Arztes mit dem Patienten unterbleiben. Der Patient ist, dies hat die Erfahrung gezeigt, geneigt, eine direkte Kontaktaufnahme als Schuldeingeständnis zu werten, auch wenn ihm lediglich erklärt wird, dass es sich um einen schicksalhaften Behandlungsverlauf gehandelt hat.

5️⃣ Regelmäßig dürften seitens des Arztes keine Bedenken bestehen, sich an einem Schlichtungsverfahren zu beteiligen; zwingend ist dies jedoch nicht. Denkbar ist auch die sofortige Klageerhebung ohne Einschaltung der Schlichtungsstelle.

6️⃣ Die Krankenunterlagen sind spätestens bei Klageerhebung, idealerweise aber schon bei dem ersten Anhaltspunkt für einen Haftungsfall, wenn man das Gefühl hat, es könne etwas nachkommen, zu sichten und auf ihre Vollständigkeit zu prüfen.

Da Dokumentationslücken oft streitentscheidend sind, sollten festgestellte Mängel nachträglich beseitigt werden. Ergänzungen zu den Krankenunterlagen können bei Zeitnähe zur Behandlung in Form einer abschließenden Beurteilung erstellt werden, sodass sie Bestandteil der Behandlungsunterlagen sind und damit als Beweismittel zur Verfügung stehen.
Durch Kennzeichnung als nachträgliche Ergänzung wird jeder Fälschungsvorwurf von vornherein ausgeschlossen.

7️⃣ Die Aufklärungsbögen müssen im Schadensfall auf Vollständigkeit kontrolliert werden.

8️⃣ Im weiteren Prozessverlauf wird vonseiten des Gerichts oder vonseiten eines beauftragten Sachverständigen i. d. R. um Einreichung der Original-Krankenunterlagen gebeten. Eine Kopie der Krankenunterlagen sollte immer beim Arzt oder Krankenhaus verbleiben, sodass eine Sicherungskopie der Unterlagen anzufertigen ist. Die Kosten hierfür sind notwendige Kosten des Rechtsstreits im Sinne des § 91 ZPO und im Falle des Obsiegens erstattungsfähig.

9️⃣ Der Rechtsanwalt ist bei der Auswahl eines bestimmten Gutachters auf die Mithilfe der Ärzte angewiesen. Nur der Arzt kann entscheiden, ob ein Gutachter der einen oder anderen Fachrichtung zu beauftragen oder der benannte Gutachter aus den unterschiedlichsten Gründen abzulehnen ist.

🔟 Die an der Behandlung des Patienten Beteiligten müssen den Anwalt in jeder Phase des Rechtsstreits des Patienten gegen den Krankenhausträger bzw. -mitarbeiter durch ergänzende Informationen unterstützen.

13 Arzt und Gutachterkommission

1. Bedeutung

In den Jahren zwischen 1975 und 1978 haben die Landesärztekammern Gutachterkommissionen eingerichtet, die in Hessen, Rheinland-Pfalz und Saarland auch Gutachter- und Schlichtungsstelle sowie in Hannover und München Schlichtungsstellen genannt werden. Sie haben die Aufgabe, Fachgutachten zu dem Vorwurf eines ärztlichen Behandlungsfehlers zu erstellen und den an diesem freiwilligen Verfahren Beteiligten, also Arzt bzw. Krankenhausträger einerseits und Patient andererseits, einen abschließenden Vorschlag zu unterbreiten. Das Schlichtungsverfahren hat die Aufgabe, eine gütliche Regelung zwischen den Parteien zu erwirken. Unabhängig von dem Ergebnis des Schlichtungsverfahrens haben die Parteien das Recht, nach dem Entscheid der Gutachterkommission die ordentlichen Gerichte anzurufen. Das Verfahren vor der Gutachterkommission ist auch nicht notwendiges Vorschaltverfahren für eine beabsichtigte Arzthaftungsklage, der Patient kann auch unmittelbar die Gerichte anrufen.

Das Verfahren vor der Gutachterkommission wird in besonderem Maße im Bereich der Chirurgie und Orthopädie angewandt. Etwa 40% aller Verfahren betreffen einen behaupteten Behandlungsfehler im Bereich der Chirurgie, über 10% aller Fälle den Bereich der Orthopädie[483].

In den 20 Jahren seit Bestehen der Gutachterkommissionen hat sich das Verfahren bewährt und zu einer deutlichen Versachlichung des Arzt-Patient-Verhältnisses beigetragen. Da das Verfahren vor der Gutachterkommission für den Patienten kostenlos ist und ihm die Möglichkeit verschafft, ein fachkundiges Gutachten zu erhalten, hat es erfreulicherweise teils die frühere Aufgabe eines staatsanwaltschaftlichen Ermittlungsverfahrens, „Belastungsmaterial" zu beschaffen und damit die Durchsetzung zivilrechtlicher Ansprüche vorzubereiten, ersetzt. Nach einer Untersuchung der Ärztekammer Nordrhein-Westfalen führt der Bescheid der Gutachterkommission in 85,2% aller Fälle zu einer endgültigen Erledigung, in 14,8% aller Fälle schloss sich ein Zivilprozess an. Die gerichtliche Entscheidung wich lediglich in 1,1% aller Fälle von dem Bescheid der Gutachterkommission ab. In etwa 35% aller entschiedenen Fälle haben die Gutachterkommissionen einen Behandlungsfehler anerkannt. Damit kommt dem Verfahren vor der Gutachterkommission eine starke Befriedungsfunktion zu.

2. Das Verfahren

Die Schlichtungsstelle ist keine gerichtliche Instanz, welche nach prozessrechtlichen Vorschriften über geltend gemachte Ansprüche des Patienten Entscheidungen trifft. Der Patient benötigt zur Anrufung der Schlichtungsstelle keinen Anwalt, gleichwohl sind in etwa 50% aller Fälle die Patienten durch Anwälte vertreten. Auch dies hat zu einer deutlichen Qualitätsverbesserung des Verfahrens geführt.

Es gehört zu den Berufspflichten eines Arztes, Anfragen der Gutachterkommission oder der Schlichtungsstelle unverzüglich zu beantworten. Es gehört allerdings nicht zu den Berufspflichten, der Durchführung des Schlichtungsverfahrens zuzustimmen. Hier kann der Arzt durchaus berücksichtigen, dass sich bestimmte Sachverhalte nicht zur Begutachtung durch die Gutachterkommission eignen. Dazu gehören insbesondere Streitfälle mit mehreren, teils zahlreichen Beteiligten einer Klinik, z.B. die Inanspruchnahme des Operateurs, des Anästhesisten, des Konsiliarius, des postope-

---

[483] Bergmann/Kienzle 1996, Rdnr. 593

rativ tätigen Stationsarztes und des Pflegepersonals gleichzeitig. Dazu gehören auch Schadensfälle mit hoch streitigem Sachverhalt, mit dem Schwerpunkt einer behaupteten Aufklärungspflichtverletzung oder behaupteten lückenhaften Dokumentation. Für den Normalfall bestehen jedoch hinsichtlich der Beteiligung am Verfahren vor der Gutachterkommission keinerlei Bedenken.

Allerdings ist zu berücksichtigen, dass die länderweise unterschiedlichen Verfahrensordnungen teilweise an gravierenden Mängeln leiden, so am mangelnden Recht auf Akteneinsicht, welches das Äußerungsrecht der Beteiligten verletzt, zu Tatsachen, Beweisergebnissen und zur Rechtslage Stellung zu nehmen. Es lässt sich manchmal auch nicht hinreichend feststellen, ob das Gutachten in bestimmten Punkten nicht von einem falschen Sachverhalt ausgeht. Noch gravierender ist der Mangel bei vereinzelten Gutachterkommissionen, wonach der Gutachter anonym bleiben soll und die Auffassung des Gutachtens in einem Bescheid „verarbeitet" wird, ohne dass erkennbar ist, ob sich der einzelne anonyme Gutachter mit allen wesentlichen Streitfragen auseinandergesetzt hat[484]. In einem solchen Fall ist es dringend geboten, in einem sich anschließenden gerichtlichen Verfahren die Anonymität des Gutachters, die mangelnde Sachkunde, die unzureichende Sachverhaltserfassung und die sich daraus ergebenden Mängel zu rügen und das Gericht um Beauftragung eines fachkompetenten Gutachters zu bitten[485].

Das Gutachten der Gutachterkommission kann im späteren Rechtsstreit urkundsbeweismäßig verwertet werden, es kann auch in den Fällen, in denen nunmehr ein gerichtlicher Gutachter beauftragt wird, Anlass sein, sich mit der etwa abweichenden Auffassung des gerichtlichen Gutachters auseinander zu setzen und den Grund für die unterschiedliche Begutachtung zu ermitteln.

Die bisherigen Erfahrungen mit der Arbeit der Gutachterkommissionen zeigen, dass die Verfahren regelmäßig in einer vertretbaren Zeit – die durchschnittliche Dauer liegt bei 10–12 Monaten – mit hoher Erfolgs- und Erledigungsquote eine Befriedungsfunktion zwischen Arzt und Patient erreicht haben.

---

[484] vgl. im einzelnen Bergmann/Kienzle 1990, Kuiii. 002, 003
[485] Hier ist auf ein Urteil des OVG Nordrhein-Westfalen vom 13.08.1998 aufmerksam zu machen, nachdem nunmehr eine Pflicht der Ärztekammer zur Auskunftserteilung über die Zusammensetzung der Gutachterkommission besteht, MedR 1998, 575

14 Risikomanagement in Orthopädie und Chirurgie

Die Schadensaufwendungen der Arzthaftpflichtversicherer sind in den letzten Jahren stark angestiegen. Einen hohen Anstieg der Schadensfälle hatten hierbei die High-Risk-Bereiche der Chirurgie und der Orthopädie zu verzeichnen[486]. Aufgrund der erheblichen Steigerung der Schadensfälle konnten die deutschen Haftpflichtversicherer diesem Trend nur mit stetig bzw. teilweise auch unproportional steigenden Versicherungsbeiträgen oder aber mit der Bekanntgabe des Ausstiegs aus der Zeichnungsgemeinschaft begegnen[487]. Allein durch die weiterhin ansteigende Zahl der Schadensfälle und die damit kongruent einhergehende Steigerung der Versicherungsbeiträge ändert sich nichts an dem Risiken- und Gefahrenpotenzial einer Arztpraxis oder eines Krankenhauses.

Risikomanagement soll ein Ansatz sein, der zugleich einen weiteren Anstieg der Versicherungsbeiträge verhindert und die Schadensmöglichkeiten in einem Krankenhaus präventiv aufdeckt[488].

Was bedeutet nun Risikomanagement? Unter einem Risikomanagement bzw. Risk-Management versteht man die Früherkennung von Gefahrenzuständen durch eine systematische Fehlersuche und Schadensuntersuchung, die sich nicht nur auf medizinische, sondern insbesondere auf juristische, organisatorische, technische, bauliche und sonstige haftungsrelevante Aspekte erstreckt[489]. Ein Risikomanagement soll künftigen Haftpflichtgefahren vorbeugen, in dem möglichst viele erkannte haftpflichtträchtige Situationen analysiert werden[490].

1. Abgrenzung

Risikomanagement ist von Qualitätssicherung abzugrenzen[491]. Die Qualitätssicherung ist im Gegensatz zum Risikomanagement gesetzlich in den §§ 137, 137 a i.V.m. § 112 SGB V normiert. Danach sind die Ärzte, Krankenhäuser und Krankenhausträger zur Qualitätssicherung in der stationären Versorgung verpflichtet. Die Qualitätssicherung unterscheidet sich vom Risikomanagement einmal dadurch, dass die Qualitätssicherung keine haftungsrechtliche Zielsetzung hat. Es geht bei der Qualitätssicherung vielmehr darum, dass die Qualität der Krankenhausbehandlung unter Beachtung des Wirtschaftlichkeitsgebots im Rahmen der gesetzlichen Krankenversicherung sichergestellt wird[492]. Allerdings sind diese beiden eng miteinander verwoben. Nur im Rahmen eines Risikomanagements lässt sich eine Qualitätssicherung mit steigendem medizinischen Standard und mit geichzeitig haftungsvermindernden Grundzügen durchführen[493].

---

[486] Weitere High-Risk-Bereiche sind Gynäkologie/Geburtshilfe, Anästhesie, Unfallambulanz, vgl. hierzu Bergmann/Kienzle a.a.O., Rndr. 739
[487] Siehe hierzu Bergmann/Kienzle, a.a.O., Rndr. 733
[488] Siehe zur Herkunft des Risk-Managements bei Bruns, ArztR 1999, 121 (122)
[489] Siehe hierzu bereits Kap. I; Ulsenheimer 1995b, (441); Stegers 1997, 390 (395); Sandvoß 1999, 144 (147)
[490] vgl. Andreas 1999, 127
[491] vgl. hierzu Kap. 8
[492] Debong, Gibt es eine Rechtspflicht, Risk-Management zu betreiben?, ArztR 1999, 130; Stegers, a.a.O., MedR 1997, 390 (395)
[493] vgl. Stegers, a.a.O. 1997, 390 (395)

2. Notwendigkeit des Risikomanagements

Risikomanagement erscheint in Zukunft bei steigenden Versicherungsprämien, neueren und geplanten gesetzgeberischen Initiativen, der Entwicklung der Rechtsprechung und des Patientenschutzes unentbehrlich.

▪ Steigende Versicherungsprämien

Die Arzthaftpflichtprozesse sind sprunghaft angestiegen. Hierbei erfolgte nicht nur ein sprunghafter Anstieg der Zahl der Prozesse, sondern auch ein Anstieg der Höhe der Schadensersatz- und Schmerzensgeldsummen[494]. Ein Ende ist nicht abzusehen. Kongruent sind die Versicherungsprämien angestiegen, mit der Folge, dass diese Entwicklung einen Einfluss auf die jeweilige Leistungsstruktur der Krankenhäuser gewinnen dürfte.

Der Negativeffekt eines sog. „Kunstfehlerprozesses", der sich schnell in der Öffentlichkeit verbreitet, Patientenverluste und als weitere Folge Bettenverluste für das Krankenhaus zur Folge hat, darf nicht vernachlässigt werden.

Allein durch ein effektives Risikomanagement kann somit auch einer Prämienexplosion Einhalt geboten werden[495].

▪ Gesetzgeberische Initiativen

Durch die Einführung der gesetzlichen Qualitätssicherung im Rahmen der stationären Versorgung gem. §§ 137ff. SGB V entwickelt sich eine ärztliche Selbstkontrolle. Sie kann jedoch nie so effektiv, da nicht objektiv durchgeführt, werden, wenn nicht eine Fremdkontrolle hinzukommt. Nur Fremdkontrolle, die Praxis und Krankenhaus von außen betrachtet und damit nicht in das Krankenhaus eingebunden ist, ermöglicht eine Risikominimierung[496]. Somit ist indirekt durch die gesetzliche Qualitätssicherung auch das Risikomanagement miteinbezogen[497].

▪ Entwicklung der Rechtsprechung

Der ärztliche Heileingriff stellt nach ständiger Rechtsprechung tatbestandlich eine unerlaubte Handlung im Sinne der §§ 823ff. BGB dar. Dies gilt selbst dann, wenn er lege artis vorgenommen wird und am Ende sogar der erstrebte Heilerfolg eintritt[498]. Nach der Rechtsprechung gibt es somit nur zwei wichtige Ansatzpunkte für eine Haftung des Arztes: Die Vornahme, eines ärztlichen Eingriffs in die körperliche Integrität des Patienten ohne dessen Einwilligung sowie die Verletzung des ärztlichen Standards (sog. Kunstfehlerhaftung). Da der Arzt rechtlich nicht für den Erfolg seiner Behandlung einzustehen hat[499], vermag der Misserfolg allein eine Haftung nicht zu begründen. Erforderlich ist hierfür vielmehr ein Behandlungsfehler, d.h. eine schuldhafte Verletzung spezifischer Berufspflichten des Arztes. Die Rechtsprechung hat jedoch aufgrund der steigenden Arzthaftungsprozesse einen in einigen Bereichen sehr strengen Behandlungs- und Sorgfaltsmaßstab sowie umfassende Dokumentations- und Aufklärungspflichten festgelegt, die zulasten von Arzt und Krankenhaus haftungsauslösend wirken können.

Nur im Rahmen eines umfangreichen Risikomanagements kann der Arzt und Krankenhausmitarbeiter für diese Anforderungen der Rechtsprechung sensibilisiert werden.

▪ Patientenschutz

Der Patient wird heute insbesondere durch die Medien auf die Arbeitsweisen im Krankenhaus und mögliche Behandlungsfehlerquellen hingewiesen. Immer weniger Patienten sind bereit, einen ärztlichen Misserfolg als schicksalhaft hinzunehmen. Der Patient geht mit dem Wissen ins Krankenhaus, geheilt aus diesem wieder herauszukommen. Ist dies jedoch nicht so, nimmt er es nicht als ein Unglück hin, sondern empfindet dies als Unrecht, für das ihm ein materieller Ausgleich zusteht[500].

---

[494] Erstmalig wurde ein Krankenhaus auf eine Schmerzensgeld- und Schadensersatzforderung in Höhe von weit über 1 Mio. DM bei dem OLG Hamm, Urt. v. 26.05. 1999, Az.: 3 U 134/97 verurteilt; Bruns, ArztR 1999,121 (123)
[495] Bruns, ArztR 1999, 121 (123)
[496] so auch Ulsenheimer, MedR 1995, 438 (441)
[497] anderer Auffassung Debong, ArztR 1999, 130–131
[498] Staudinger/Schäfer, BGB, § 823 Rn. 21f.
[499] grundlegend BGH, VersR 1956, 499
[500] so auch Bruns, ArztR 1999, 121 (123)

3. Maßnahmen des Risikomanagements

Als wichtige Maßnahme für die Durchführung eines Risikomanagements ist in erster Linie eine Bewusstseinsbildung für die Risiken der Heilbehandlung im Rahmen ärztlichen Managements erforderlich.

▪ Juristische Schulung

Die Haftungsrisiken, wie sie sich im Bereich der Rechtsprechung entwickelt haben, wie z.B. Aufklärung, Einwilligung, Behandlung, Dokumentation, Arbeitsteilung und Schnittstellenproblematik, bedürfen der Aufarbeitung. Nur mit Kenntnis der juristischen Anforderungen, die an die Ärzte bei der Behandlung von Patienten angelegt werden, ist es möglich, Haftungsrisiken zu erkennen und somit auch zu vermeiden.

Interdisziplinäre Schulungen erscheinen uns unentbehrlich. Nur ein Jurist kann in enger Zusammenarbeit mit dem Arzt und Pflegepersonal die von der Rechtsprechung geforderten Maßstäbe erklären und Lösungsmöglichkeiten anbieten[501]. Es darf nicht unterschätzt werden, dass sich juristische Laien in die komplexen Denkstrukturen nicht hineinversetzen können. So fehlt es einfach am notwendigen Wissen und an der Vorstellungskraft der Ärzte und Krankenhausmitarbeiter, dass und wie über die von ihnen tagtäglich vorgenommenen Handlungen, z.B. ein Aufklärungsgespräch, Jahre später vor Gericht Beweis erhoben wird[502].

▪ Schnittstellen in den Arbeitsbereichen

Bei Durchsicht einer Vielzahl von Haftpflichtfällen zeigt sich, dass sich viele Fehler an den Schnittstellen der verschiedenen Arbeitsbereiche in der vertragsärztlichen Versorgung ereignen. Eine typische Schnittstelle, die mit Fehlern behaftet ist, befindet sich beispielsweise bei der Arbeitsteilung zwischen Ärzten und dem Pflegepersonal.

Bereits im Jahre 1975 hat der Bundesgerichtshof entschieden, dass sich die moderne medizinische Versorgung die Vorteile von Arbeitsteilung, Spezialisierung und Technisierung zunutze machen muss[503]. Mit der Vielschichtigkeit der Medizin ist eine wissenschaftliche Spezialisierung damit verbunden. Aus dieser wissenschaftlichen Spezialisierung, die eine Arbeitsteilung zur Folge hat, ergeben sich jedoch – mit dieser Teamarbeit unzertrennbar verbunden – auch Kooperationsrisiken. In der Rechtsprechung hat dieser haftungsträchtige Bereich im Krankenhaus die Einordnung unter dem Stichwort „Organisationsverschulden" gefunden[504]. Ein solches Organisationsverschulden stellt einen Behandlungsfehler dar, der aufgrund der typischen Kooperationsrisiken, wie z.B. dass

- die gegenseitige Unterrichtung nicht vollständig und klar genug ist,
- die getroffenen Maßnahmen nicht aufeinander abgestimmt sind,
- einzelne Mitarbeiter nicht den notwendigen Ausbildungs- und Erfahrungsstand haben,
- bei der Aufgabenabgrenzung Bereiche verbleiben, für die sich niemand zuständig fühlt,

haftungsbegründend wirkt.

- Kommunikationsmängel,
- Koordinationsmängel,
- Qualifikationsmängel,
- Kompetenzabgrenzungsmängel,
- Delegationsmängel

lassen die Notwendigkeit eines Risikomanagements evident werden. Die Schnittstellen müssen in interdisziplinärer Arbeit von Juristen und Medizinern gemeinsam mit den Mitarbeitern des Krankenhauses aufgedeckt und durch geeignete Maßnahmen (z.B. Dienstanweisungen für die ärztliche und pflegerische Dokumentation, Delegation von ärztlichen Aufgaben auf nichtärztliche Mitarbeiter u. v. m.) vermindert werden.

▪ Beinaheschäden

Einen wichtigen Bereich im Rahmen der Maßnahmen eines effektiven Risikomanagements bilden die sog. Beinaheschäden. Die Suche und auch die präzise Analyse von Beinaheunfällen werden mit Erfolg seit mehreren Jahren in der Luftfahrt durchgeführt. Die genaue Analyse sog. Beinahefehlbehandlungen dient dazu, Schwachpunkte zu erkennen und abzustellen[505].

---

[501] Bruns, ArztR 1999, 121 (125)
[502] so Bruns, ArztR 1999, 121 (126)
[503] BGH, VersR 1975, 952
[504] Bruns, ArztR 1999, 121 (124)
[505] Bruns, ArztR 1999, 121 (124); Andreas, ArztR 1999, 127 (128), schlägt eine Anonymisierung bei der Analyse der Beinahe-Schäden aufgrund von strafrechtlichen sowie haftungsrechtlichen Konsequenzen vor, damit nicht

In vielen Krankenhäusern und Arztpraxen sind die Schadensmeldewege nicht organisiert, teils nicht installiert. Die zuständigen Stellen erhalten von einer Beinahefehlbehandlung nur zufällig oder überhaupt nicht Kenntnis. Die Einrichtung eines strukturierten Schadensmeldesystems ermöglicht, Vorfälle und/oder Zwischenfälle, bei denen ein Schadensfall beinahe noch einmal vermieden werden konnte, zu dokumentieren und in Zukunft präventiv auf Störungen zu reagieren. Beinaheschäden haben den Vorteil, dass es nicht zu einem Personenschaden gekommen ist, sodass solche Situationen analysiert werden und somit bewusst in einen kontinuierlichen Verbesserungsprozess einbezogen werden können[506]. Die Analyse solcher Beinaheschäden erfordert eine hohe Kooperationsbereitschaft und Kritikfähigkeit, da eine kritische Unterhaltung über möglicherweise nicht optimal durchgeführte Abläufe unumgänglich ist. Deshalb empfiehlt sich auch in diesem Bereich, dass eine dritte Person hinzukommt, die im Gespräch für die Zukunft einen Änderungsprozess herbeiführen kann.

4. Beispiel eines Maßnahmenkatalogs für Orthopädie und Chirurgie

Ein abschließender Rückblick auf die wichtigsten Kapitel dieses Buches zeigt die wesentlichsten Maßnahmen eines qualitativen Risikomanagements auf:

- Der Arzt muss sich zunächst die Grundlagen der Arzt-Patient-Beziehung, somit die Art der Behandlungsverträge und die vertraglichen sowie deliktischen Haftungsgrundsätze anhand von Beispielen bewusst machen, gewissermaßen als Basisseminar eines Risikomanagements, da auf diesen Grundlagen das Haftungsrecht basiert, also die Haftpflichtgefahren systematisch erkannt werden können[507].
- Der nächste Schritt wird durch den Patienten bestimmt. Aus der Sicht des Patienten ist die Einwilligungserfordernis den Ärzten und ihren Mitarbeitern näher zu bringen. Das Selbstbestimmungsrecht des Patienten wird im Streitfall regelmäßig in seiner Bedeutung unterschätzt[508]. Ohne wirksame Einwilligung ist eine Behandlung rechtswidrig. Ein Patient kann in eine Behandlung nur einwilligen, wenn er vorher aufgeklärt worden ist. Die Patientenaufklärung bringt besonders im Bereich der Orthopädie und Chirurgie Schwierigkeiten mit sich. Die gründliche Kenntnis der Voraussetzungen einer ordnungsgemäßen Aufklärung ist unerlässlich[509].
- Die ärztliche und pflegerische Dokumentation beeinflusst in einem Arzthaftungsprozess die Beweislage entscheidend. Das Risikomanagement bietet im Bereich der Dokumentationspflichten die Erkenntnis von Ist- und Sollzustand, der von der Rechtsprechung geprägten Grundsätze der Dokumentation ärztlicher und auch pflegerischer Maßnahmen. Der Arzt und seine Mitarbeiter müssen wissen, wie, wann, was und von wem zu dokumentieren ist[510].
- Im Bereich der Fahrlässigkeit und erforderlichen Sorgfalt sind den Ärzten und ihren Mitarbeitern die Grundsätze des Sorgfaltsmaßstabes darzulegen, der in den Bereichen der neuen Methode, des Facharztstandards, des Übernahmeverschuldens, der Arbeitsteilung sowie auch im Rahmen von Organisationsstrukturen und Organisationsverschulden aktualisiert wird[511]. Für das Verständnis ist es wichtig, Fahrlässigkeit und Sorgfaltsmaßstab anhand von Beispielen wie Steuerungsfunktion der klinischen Untersuchung, klassischen Problemkreisen wie Infektion, Allergie, Thromboseprophylaxe, der Sorgfalt während des operativen Eingriffs und bei Injektionen und Punktionen zu verdeutlichen[512].
- Die arbeitsrechtlichen Grundbedingungen der Heilbehandlung müssen im Risikomanagement aufgearbeitet werden. Gerade bei der Umsetzung des Arbeitszeitgesetzes können Fehler auftreten, die nicht nur im Bereich der Schnittstellen zwischen Arzt und Pflegebereich, sondern auch bei Personalwechsel zu Fehlern führen können[513]

---

durch das Sammeln von Fällen im Beinahe-Fehlbehandlungsbereich bei der Durchführung eines Risikomanagements der Staatsanwaltschaft eine Feststellung unmöglich gemacht würde, dass derselbe Fehler, der sich aktuell verwirklicht hat, bereits Gegenstand von Risikomanagement-Untersuchungen war; Bergmann/Kienzle a.a.O., Rdnr. 741

[506] Bergmann/Kienzle, a.a.O., Rdnr. 741
[507] s. hierzu Kap. 2
[508] s. hierzu Kap. 3
[509] s. hierzu Kap. 4 und 5
[510] s. hierzu Kap. 10
[511] s. hierzu Kap. 6
[512] s. hierzu ausführlich Kap. 7
[513] s. hierzu Kap. 9

- Sowohl der Arzt als auch die nichtärztlichen Mitarbeiter müssen ihren Versicherungsschutz kennen. Die Grundzüge des Versicherungsrechts für den selbst liquidierenden Arzt, für das Krankenhaus und seine Mitarbeiter, die Bedeutung der Versicherungsbedingungen, z.B. der Mitwirkungsverpflichtung des Arztes, sind Voraussetzungen für rechtlich abgesichertes ärztliches Handeln[514].
- Wie verhält man sich im Falle eines Behandlungsfehlers, wenn der Patient die Geltendmachung seiner Ansprüche ankündigt? Der Arzt und seine Mitarbeiter sind auf ein mögliches Straf- sowie Zivilverfahren vorzubereiten[515].
- Zu diesem Bereich des Verfahrensrechts gehört auch die Kenntnis des Verfahrens vor den Gutachterkommissionen[516].

So kann ein effektives Risikomanagement Haftpflichtgefahren und -schäden durch Schulung, systematische Fehlersuche und Schadensanalyse vermeiden helfen. Dies kommt nicht nur den beteiligten Ärzten, sondern auch den Patienten zugute.

---

[514] s. hierzu Kap. 11
[515] s. hierzu Kap. 12
[516] s. hierzu Kap. 13

Literatur

Acus, R.W. The use of postoperative suction drainage in total hip arthroplasty. Orthopaedics 1992, 15 (11), 1325 ff.

Altmann, Überwachung selbstmordgefährdeter Patienten. In: BADK-Sonderheft Krankenhaushaftung 1995, 58 ff.

Ammon, Herman P.T. Arzneimittelneben- und -wechselwirkungen, 2. Aufl. Stuttgart 1986

Andreas, M. Risk-Management im Konflikt mit Arbeits- und Strafrecht. In: ArztR 1999, 127–129

Bender, Albrecht W. Zeugen Jehovas und Bluttransfusionen. MedR 1999, 260–267

Berger, W.L.J. Arthroplasty 11 (7) 1996

Bergmann, Karl Otto, Schwarz-Schilling, Gabriela. Krankheit und Recht, Frankfurt am Main 1995

Bergmann, Karl Otto, Kienzle, Hans Friedrich. Krankenhaushaftung, Düsseldorf 1996

Bergmann, Karl Otto. Begrenzt die Leistungspflicht der Krankenkassen die Leistungspflicht des Arztes? Arbeitsgemeinschaft Rechtsanwälte im Medizinrecht e. V. (Hrsg.), Die Budgetierung des Gesundheitswesens 1997, S. 45 ff.

Bergmann, Karl Otto. Bluttransfusionen bei den Zeugen Jehovas. Das Krankenhaus 1999, 315–319

Bernau, Andreas, Rompe, Gerhard, Rudolph, Hans, Werner, Hans Peter. Intraartikuläre Injektionen und Punktionen. Dtsch. Ärztebl. 1988, B 74 – 76

Bertram, R., Müller, R.T. Mittelfristige Ergebnisse der Mecronschraubpfanne, Eine follow-up Studie. Z. Orthop. 136 (1998) 317–320

Bonvie, Horst. Rechtliche Risiken des ambulanten Operierens. MedR 1993, 43–50

Bonvie, Horst. Die Umgehung des ärztlichen Werbeverbotes – Von der Rechtsprechung sanktioniert? MedR 1994, 308–313

Bohle, Thomas. Haftung des Trägers. ZaeF 1995, 609–612

Brandes, Thomas. AIDS: Test und Einwilligung. VersR 1987, 747–749

Bruns, W. Rechtliche Aspekte des Risk-Managements. ArztR 1999, 121–126

Büsken, Rainer, Klüglich, Gabriele. Die Krankenhausbehandlung: Haftungssystem und innerbetrieblicher Schadenausgleich (Freistellung – Regreß) VersR 1994, 1141–1151

Carstensen, Gert, Schreiber, M. L. Die tiefe Venenthrombose in der Rechtsprechung. Akt. Chir. 27 (1992) 149–151

Carstensen, Gert. Praktische Probleme der ärztlichen Aufklärungspflicht aus ärztlicher Sicht ZaeF 1994, 981–986

Debong, B. Gibt es eine Rechtspflicht, Risk-Management zu betreiben? ArztR 1999, 130–133

Delafuente. Influenza vaccination and warfarin anticoagulation: a comparison of subcutaneous and intramuscular routes of administration in elderly men. Pharmacotherapy 18 (3) (1998) 631–636

Derendorf, H., Möllemann, H.W., Barth, J. Pharmakokinetik von intraartikulär applizierten Glukokortikoiden. Akt. Rheumatol. (1990), 15: 145 – 153

Deutsch, Erwin. Haftung bei Suizidgefahr aus juristischer Sicht. ZaeF 1995, 653–655

Dobberahn, Peter. Das neue Arbeitsrechtsgesetz 1994, München 1994

Donzis, P.B., Factor, J.S. Visual field loss resulting from cervical chiropractic manipulation. Amer. J. Ophthalmol. 123 (1997) 851–852

Drinkwoater, C.J., Neil, M.J. Optimal timing of wound drain removal following total joint arthroplasty. Arthroplasty 10 (2) (1995)185

Eberhardt, Lothar. Ärztliche Haftpflicht bei intraoperativen Lagerungsschäden. MedR 1986, 117–121

Ehlers, Alexander. Die ärztliche Aufklärung vor medizinischen Eingriffen, Bestandsaufnahme und Kritik, Diss. iur. Köln 1987

Ehlers, Alexander, Carstensen, Gert. Praxis des Arzthaftungsrechts, München 1994

Ehlers, Alexander, Günter, Hans-Helmut. Praxis des medizinischen Gutachtens im Prozeß, München 1997

Flatten, Jörg. Die Arzthaftpflichtversicherung. VersR 1994, 1019–1023

Franzki, Harald. Aufklärung aus rechtlicher Sicht – Zweck, Grenzen und Modalitäten. Chirurgie und Recht, Rudolf Häring (Hrsg.), Berlin 1993

Garbermann et al. Mallet finger: Result of early versus delayed closed treatment. J. Hand Surg. 19 A, 5, 1994

Genzel, H. Die Neuordnung im Krankenhausbereich nach der 3. Stufe der Gesundheitsreform. ArztR 1998, 43–50

Hart, Dieter. Ärztliche Leitlinien – Definition, Funktion, rechtliche Bewertungen. MedR 1998, 8–16

Jansen, Christoph. Haftung bei ambulantem Operieren aus juristischer Sicht. ZaeF 1995, 663–666

Kasseler Kommentar. Sozialversicherungsrecht, Loseblattsammlung, 24. Ergänzungslieferung zum Grundwerk 1996, Stand: Januar 1998

Kern, Bernd-Rüdiger. Haftungsrechtliche Fragen und Probleme des ambulanten Operierens. NJW 1996, 1561–1564

Koppenhagen, Häring. Grundlagen der Chirurgie. Beilage zu den Mitteilungen der Deutschen Gesellschaft für Chirurgie 1995, 1 ff.

Kramer, Hans-Jürgen. Ärztlicher Standard unter den Gesichtspunkten Ressourcenverteilung, Wirtschaftlichkeitsgebot und Haftung. MedR 1993, 345–346

Kullmann, Hans Josef, Bischoff, Rolf, Dressler, Wolf-Dieter Arzthaftpflicht – Rechtsprechung (AHRS), Ergänzbare Rechtsprechungssammlung zur gesamten Arzthaftpflicht, Teil I, Bd. 1–4, Teil II Bd. 1–2, Stand: Juni 1999

Kun, Y.H. Drainage versus nondrainage in simultaneous bilateral total hip arthroplastics. J. Arthroplasty 13 (2) (1998)156 ff.

Laufs, Adolf. Arztrecht, 5. Aufl. München 1993

Laufs, Adolf. Grundlagen und Entwicklung der ärztlichen Aufklärungspflicht in den alten und den neuen Bundesländern. ZaeF 1994, 955–963

Laufs, Adolf Uhlenbruck, Wilhelm. Handbuch des Arztrechts, 2. Aufl. München 1999

Lichtinger, Th., Schürmann, N., Müller, R.T. Frühlockerungen eines zementierten Hüftendoprotesenstiels aus Titan. Unfallchirurg, eingereicht 1998

Müller, R.T., Konermann, H., Schöppe. Sicherung und Nachweis der einwandfreien Aufklärung. Z. Orthop. 127 (1989) 625 ff.

Müller, R.T., Konermann, H. Erfolg und Auswirkungen der präoperativen Aufklärung. MMW 132 (1990) 32–34

Müller, R.T. Analyse und Sicherung der ordnungsgemäßen ärztlichen Dokumentation. Z. Orthop. 130 (1992) 367–370

Müller, R.T., Schlegel, K.F. Zur Nervenverletzung bei der Implantation einer Totalprothese am Hüftgelenk. Chirurgie und Recht, Rudolf Häring (Hrsg.), Berlin 1993

Müller, R.T., Schürmann, N., Lichtinger, Th., Lederer, M., Bergmann, K.O. Qualität und Management der Patientenaufklärung – Ergebnisse konventioneller und computergestützter Dokumentation. Z. Orthop. 137 (1999a) 87–92

Müller, R.T., Schürmann, N., Lichtinger, Th. Nervenläsionen nach Hüftprothesenimplantationen – Schicksal oder Behandlungsfehler? Z. Orthop. 137 (1999b) 136–139

Müller-Osten (Hrsg.) Information des Berufsverbandes der Deutschen Chirurgen e. V. 1981

Nixdorf, Wolfgang. Zur ärztlichen Haftung hinsichtlich entnommener Körpersubstanzen: Körper, Persönlichkeit, Totenfürsorge. VersR 1995, 740–745

Oldenburg, M., Müller, R.T. Frequency, prognosis and importance of peripheral nerve lesions associated with total hip arthroplasty. Int. Orthop. 21 (1997) 1–2

Opderbecke, Hans Wolfgang. Die haftungsrechtliche Stellung des im Krankenhaus beschäftigten Arztes im Praktikum. MedR 1992, 205

Ovadia, M. Efficacy of closed wound drainage after total hip joint arthroplasty. A prospective randomized study. J. Arthroplasty 12 (3) (1997) 317ff.

Overgaard, S. Closed suction drainage after hip arthroplasty. Prospective study of bacterial contamination in 81 cases. Acta Orthop. Scand. 64 (4) (1993) 417f.

Palandt. Bürgerliches Gesetzbuch, 58. Aufl. München 1999

Petry, Franz-Michael. Eine Problemanalyse. GRB Gesellschaft für Risiko-Beratung-mbH, Budgetierung, haftungsrechtlicher Sorgfaltsmaßstab des Gesetzes und Handlungsbedarf des Arztes am Bett des Patienten, 1998, S. 11–20

Pingsmann, A., R.T. Müller, A. Göller. Cost analysis for total hip arthroplasty by measurement of time and material expenditure. Arch. Orthop. Trauma Surg. 177 (1998) 421–424

Raj, H. Safety of intramuscular influenza immunization among patients receiving long-term warfarin anticoagulation therapy. Arch. Intern. Med. 155 (14) (1995) 1529–1531

Rechtsanwälte im Medizinrecht e. V. (Hrsg.) Der medizinische Sachverständige, Köln 1995

Rehn, J., Harrfeldt, H.P. Behandlungsfehler und Haftpflichtschäden in der Unfallchirurgie. Berlin 1980

Reiling, Emil. Die Grundlagen der Krankenhaushaftung – eine kritische Bestandsaufnahme. MedR 1995, 443–455

Ritter, A. Closed wound drainage in total hip or total knee replacement. A prospective randomized study. J. Bone Joint Surg. Am. 76 (1) (1994) 35ff.

Robinson, Clark. J. Arthroplasty 11 (7) 1996

Rowe, S.M. Hemovac drainage after hip arthroplasty. Int. Orthop. 17 (4) (1993) 238ff.

Rumler-Detzel, P. Arbeitsteilung und Zusammenarbeit in der Chirurgie, rechtliche Verantwortlichkeit. Chirurgie und Recht, Rudolf Häring (Hrsg.), Berlin 1993

Sandvoß, G. Prophylaxe und Management von Arzthaftpflichtansprüchen. ArztR 1999, 144–145

Schmidt, Eberhard. Der Arzt im Strafrecht, Leipzig 1939

Schmitt, H.P. Risiken und Komplikationenn der Manualtherapie der Wirbelsäule aus neuropathologischer Sicht. Nervenarzt 59 (1988) 32ff.

Schneider, Günther. Konfliktlösung: Ärztliche Berufsfreiheit versus Regelungen der Qualitätssicherung – Vorschläge aus juristischer Sicht. In: Wienke/Lippert/Eisenmenger (Hrsg.), Die ärztliche Berufsausübung in den Grenzen der Qualitätssicherung 1998, S. 167–177

Schneider, Günther. Rechtliche Grundlagen der Qualitätssicherung in der vertragsärztlichen Versorgung. NZS 1997, 267–271

Schreiber, H.L. Notwendigkeit und Grenzen rechtlicher Kontrolle der Medizin. In: Kamp, Norbert (Hrsg.), Göttingen 1984

Schulze, Rothe. Qualitätssicherung ärztlichen Handelns Ärztliche Qualitätszirkel 1996, 10ff.

Staudinger. Bürgerliches Gesetzbuch, 2. Buch, Recht der Schuldverhältnisse, 13. Aufl. München 1997

Stegers, Christoph-M. Vom Organisationsmangel zum Risikomanagement. MedR 1997, 390–396

Steffen, Erich, Dressler, Wolf-Dieter. Arzthaftungsrecht, Neue Entwicklungslinien der BGH-Rechtsprechung, 8. Aufl. Köln 1999

Steer, J.H., Ma, D.T.S., Dusci, L., Garas, G., Pedersen, K.E., Joyce, D.A. Altered lincocyte trafficking and suppressed tumor necrosis factor release from peripheral glucorticoid treatment. Am. Rheum. Diss. 57 (1998) 732–737

Steinberg, M. The Hip and its Disorders. Saunders, Philadelphia 1991

Tauch, Jürgen G. Die Auswirkungen der neuen Entgeltforderungen auf die Organisations- und Therapiefreiheit der inneren Medizin. In: Arbeitsgemeinschaft Rechtsanwälte im Medizinrecht e V. (Hrsg.), Die Budgetierung des Gesundheitswesens 1997, 55–59

Teichner, Matthias. Arbeitszeitgesetz und Arzthaftung. MedR 1995, 255–259

Tempel, Otto. Inhalt, Grenzen und Durchführung der ärztlichen Aufklärungspflicht unter Zugrundelegung der höchstrichterlichen Rechtsprechung. NJW 1980, 609–617

Thomeczek, Christian, Ollenschläger, G. Qualitätssicherung und ärztliche Berufsausübung. In: Wienke/Lippert/Eisenmenger (Hrsg.), Die ärztliche Berufsausübung in den Grenzen der Qualitätssicherung, 1998, 51–74

Ulsenheimer, Klaus. Defensives Denken in der Medizin. In: Rudolf Häring (Hrsg.), Chirurgie und Recht, Berlin 1993

Ulsenheimer, Klaus. Zur strafrechtlichen Verantwortlichkeit des Arztes für Behandlungs-, Organisations- und Aufklärungsfehler. ZaeF 1995a, 562–570

Ulsenheimer, Klaus. Qualitätssicherung und Risk-management im Spannungsverhältnis zwischen Kostendruck und medizinischem Standard. MedR 1995b, 438–442

Ulsenheimer, Klaus. Arztstrafrecht in der Praxis, 2. Aufl. Heidelberg 1998

Wasserburg, Klaus. Die ärztliche Dokumentationspflicht im Interesse des Patienten. NJW 1980, 617–624

Wertenbruch, Johannes. Der Zeitpunkt der Patientenaufklärung. MedR 1995, 306–310

Westphal, Karl Christian, Troch, Michael, Heußge, Ernst Joachim. Epidemiologie von Kniegelenkempyemen. Dtsch. Ärztebl. B 1992, 1657–1659

Wienke, Albrecht. Leitlinien als Mittel der Qualitätssicherung in der medizinischen Versorgung. MedR 1998, 172–174

Abkürzungsverzeichnis

A
A. Arteria
a.a.O. am angegebenen Ort
Abb. Abbildung
Abs. Absatz
AiP Arzt im Praktikum
AHB Allgemeine Haftpflichtversicherungs-Bedingungen
AHRS Arzthaftpflichtrechtsprechung (Loseblattsammlung)
ArbZG Arbeitszeitgesetz
ArztR Arztrecht (Zeitschrift)
Aufl. Auflage
a.-p. anterior-posterior

B
BADK Bundesarbeitsgemeinschaft Deutscher Kommunalversicherer
BAG Bundesarbeitsgericht
BAT Bundesangestelltentarifvertrag
BBG Bundesbeamtengesetz
BGB Bürgerliches Gesetzbuch
BGH Bundesgerichtshof
BGHSt Entscheidungen des Bundesgerichtshofes in Strafsachen
BGHZ Entscheidungen des Bundesgerichtshofes in Zivilsachen
BOÄ Berufsordnung für Ärzte
BPflV Bundespflegesatzverordnung
BSG Bundessozialgericht/Blutkörperchensenkungsgeschwindigkeit
BT-Drucks. Drucksachen des Bundestages
BVerfG Bundesverfassungsgericht
BWK Brustwirbelkörper
bzw. beziehungsweise

C
ca. zirka
CRP C-reaktives Protein
CT Computertomographie

D
DÄBl Deutsches Ärzteblatt (Zeitschrift)
d.h. das heißt
DKG Deutsche Krankenhausgesellschaft
DM Deutsche Mark
DSA digitale Subtraktionsangiographie

E
EEG Elektroenzephalogramm
EKG Elektrokardiogramm
etc. et cetera
e.V. eingetragener Verein
evtl. eventuell

F
f./ff. folgend/folgende
Fn. Fußnote

G
ggf. gegebenenfalls
GKV Gesetzliche Krankenversicherung
GRG Gesundheitsreformgesetz
GSG Gesundheitsstrukturgesetz

H
HIV human immunodeficiency virus
Hrsg. Herausgeber
HWK Halswirbelkörper
HWS Halswirbelsäule

I
i.a. intraarteriell
i.d.R. in der Regel
i.v. intravenös

J
JZ Juristische Zeitschrift

K
Kap. Kapitel
KG Kammergericht
KV Kassenärztliche Vereinigung

L
LG Landgericht
LW Lendenwirbel
LWK Lendenwirbelkörper
LWS Lendenwirbelsäule

M
M. Morbus/Musculus
MBO-Ä Musterberufsordnung-Ärzte/Ärztinnen
MDR Monatszeitschrift für Deutsches Recht (Zeitschrift)
MedR Medizinrecht (Zeitschrift)
MIC Minimalinvasives Konzept
Mitarb. Mitarbeiter
m.w.N. mit weiteren Nachweisen
MMW Münchener Medizinische Wochenschrift (Zeitschrift)

N
N. Nervus
NA Nichtannahme (-beschluß)
NJW Neue Juristische Wochenschrift
NJW-RR Neue Juristische Wochenschrift-Rechtsprechungs-Report Zivilrecht
NJW-VHR Neue Juristische Wochenschrift-Entscheidungsdienst Versicherungs- und Haftungsrecht
Nr. Nummer
NStZ Neue Zeitschrift für Strafrecht
n.v. nicht veröffentlicht
NZS Neue Zeitschrift für Sozialrecht

O
OLG Oberlandesgericht

OP	Operation	**U**	
OVG	Oberverwaltungsgericht	u.	und
ÖTV	Öffentliche Dienste, Transport und Verkehr	u.a.	unter anderem
		u. E.	unseres Erachtens
		Urt.	Urteil
P		usw.	und so weiter
PC	Personalcomputer	u.U.	unter Umständen
		u.v.m.	und vieles mehr
R			
Rdnr.	Randnummer	**V**	
Rspr.	Rechtsprechung	v.	vom
		VersR	Versicherungsrecht (Zeitschrift)
S		vgl.	vergleiche
s.	siehe		
S.	Siehe/Satz/Seite	**Z**	
S1	sakrales spinales Segment	ZaeF	Zeitschrift für ärztliche Fortbildung
SGB	Sozialgesetzbuch	z.B.	zum Beispiel
Staph.	Staphylococcus	zit.	zitiert
StPO	Strafprozessordnung	ZPO	Zivilprozessordnung
s.u.	siehe unten		

Sachverzeichnis

A
Abbruch des Eingriffs 12
Abszess, Psoas 81
Abwehrschwächung, corticoidbedingte 93
Abwehrspannung, Appendizitisverdacht 72
AIDS 33, 106
Allergie 82
Allgemeine Haftpflichtversicherungsbedingungen 131
Allgemeinpflege 121
Alternativaufklärung 17, 45, 48, 86, 92
- Grenzen der Alternativaufklärung 19
- neue Modelle von Gelenkprothesen 19
- Patientenrisiko 19
- neue Verfahren 18
Altersgrenze, Einwilligungsfähigkeit 10
Ambulante Operationen 130
Amtsgericht 139
Anamnese, Steuerungsfunktion 67
Anerkennungsverbot, Versicherungsnehmer 133
Anfänger 129
Anfängeroperation 58
Anordnung 62
Anordnungsblatt 121
Anscheinsbeweis 141, 58, 89
Anspruchsregulierung 131
Antibiotikaprophylaxe 77
Anzeigepflicht, Versicherungsnehmer 133
Apparativ-technische Befunde, Steuerungsfunktion 67
Appendektomie, Aufklärung 35
- minimalinvasive 36
Arbeitsteiliger Klinikbetrieb 21
Arbeitsteilige Medizin 136
Arbeitsteilig 59, 149
- horizontale 59
- vertikale 60
Arbeitszeitgesetz 113
- BAT 116
- Bereitschaftsdienst 113 ff.
- Geltung 113 ff.
- haftungsrechtliche Problematik 115
- Höchstarbeitszeit 114
- Inhalt 113 ff.
- Nachtarbeit 114 ff.
- Regelung 113 ff.
- Rufbereitschaft 114
- Ruhepausen 114
- Umsetzungsmöglichkeiten 116
- zivilrechtliche Haftung 115
Arbeitsrecht 113
Arthroskopie 73
Arzt im Praktikum 60, 115
- Beaufsichtigung 61
- Nachtdienst 61

- Rufdienst 61
Arzteigene Risikosphäre 97
Ärztekammer 108
Arzthaftpflichtpolice 132
Arzthaftpflichtversicherung 131 ff., 134
Ärztliche Fürsorgepflicht 31
Ärztliche Gesamtverantwortung 122
Ärztliche Selbstkontrolle 148
Ärztlicher Standard 105, 148
Arzt-Patient-Beziehung 3, 16
Assistenzarzt 58 ff., 137
Aufbewahrungspflicht 122
Aufklärung 13 ff., 78, 92, 95
- Adressat 23
- Bedeutung, forensische 13
- - praktische 14
- bei mehreren Behandlungsschritten 21
- Beweis der ständigen Übung 27
- Beweissicherung 27
- Dokumentation 27
- Dauer 23
- entbehrliche 24 f.
- fehlerhafte 9
- Krankenblattvermerk 27
- mündliche 27
- am Vorabend einer Operation 22
- am Vortag einer Operation 22
- Operateur 21
- über den Operateur 26
- Schonung des Patienten 20
- Patientenvorkenntnisse 24 f.
- Sicherungsaufklärung 13
- Verständnis 24
- über nicht anerkanntes Vorgehen 26
- Wiederholung 23
- Wiederholungseingriff 25
Aufklärungsbogen 10, 15, 20, 27, 28, 125
Aufklärungsgespräch 20 ff.
Aufklärungspflichtverletzung 146
Aufklärungsrüge 11
Aufklärungsverzicht 11, 136
Aufnahmebedingungen 64
Aufnahmebefund 124
Aufsichtspflicht 121
Aufwachphase 62
Ausländische Patienten 10, 25

B
Bandscheibenoperation 46
BAT 116
Beatmungsblockade 113
Befundberichte 120
Befunddokumentation 124
Befunderhebung, Folgeschäden 72
Behandlungsalternativen 139
Behandlungsermessen 63
Behandlungsfehler 65, 76, 87, 90, 96, 110, 133, 145, 148

- grobe 65, 67 ff., 72, 84, 94, 100, 101, 123, 136, 139,
- grober, Beweislast 141
- Beweiserleichterung 65
- Kontrollpflichten 65
- Strafverfahren 65
Behandlungsfehlervorwurf 78
Behandlungsunterlagen 87
Behandlungsvertrag 3, 62
- ambulante Operationen 4, 85, 130, 132
- Belegarzt 4
- Charakter und Inhalt 4 f.
- gespaltener Arzt-Krankenhaus-Vertrag 4
- niedergelassener Arzt 4
- Notfallbehandlung 4, 57, 61, 80
- Parteien des Behandlungsvertrags 3
- totaler Krankenhausvertrag mit Arzt-Zusatzvertrag 4
- Überweisung 4
Beherrschbares Risiko 97
Beherrschbarkeit 62, 77
Belegarzt 132
Beratungsarzt 133
Beratungspflichten, Thrombose 84
Bereitschaftsdienst 61, 90, 116
- und AiP 61
- ArbZG 114
Berufshaftpflichtversicherung 131
Berufsordnung 108
Berufspflicht 131
Betreuer 10
Betriebshaftpflichtversicherung 132
Bettwache 64
Beurteilung von Untersuchungsergebnissen 70
Beurteilungs- und Entscheidungsspielraum 107
Beurteilungsfähigkeit 10
Beweisaufnahme 139
Beweiserleichterung 123, 131, 135, 140, 141, 142
Beweisführung 140
Beweislast 140
Beweislastumkehr 85, 123, 124, 129, 135
- bei Computerdokumentation 121
Beweislastverteilung 119
Beweisnot 78
- nicht behebbare 77
Beweissicherung 27
Beweisvereitelung 123
Bildwandlerkontrolle, intraoperative 99
Blutkonserven 33, 34
Borreliose 75
BSG-Erhöhung, präoperative 95
Budgetierung 103
Bundesärztekammer 108

Sachverzeichnis

C
Cellsaver 97
Cholezystektomie 37
– minimalinvasive 39
Computergestützte Dokumentation 121
Computergestütztes Aufklärungskonzept 28 ff.
– Corticoidinjektion 93
– Individualität 30
– Unterschrift 30
– Vorzüge 30

D
Darlegungs- und Beweislast 11, 19, 23, 58, 63, 123, 140
Deckungsschutz 131
Deckungsumfang, Versicherungsschutz 132
Defensivmedizin 110
Dekubitus 122
Delegation 21, 111, 137
Delegationsmängel 149
Diagnoseaufklärung 16
Diagnoseirrtum 68, 142
Diebstahl 64
Dienstanweisung 30, 62, 64, 111, 149
– Redon-Drainagen 79
– Verbandswechsel 79
Dienstplangestaltung 115
Dokumentation 115, 119 ff.
– ärztliche Dokumentation 64, 120
– Auswirkungen der Dokumentationspflicht 122
– sonstige Dokumentationsformen 129
– Dokumentation bei ambulanten Operationen, vor- und nachstationärer Behandlung 130
– Dokumentationsmängel 85, 123
– Hygienemaßnahmen 122
– Inhalt und Umfang 119
– Pflegemaßnahmen 121
– pflegerische Dokumentation 85, 121
– sonstige Dokumentationsformen 129
– Verlaufsdokumentation 129
– Zeitpunkt 120
Dokumentationslücke 123, 124, 146
Dokumentationsmängel 123
Dokumentationspflicht (Auswirkungen) 119, 122 f.
Dokumentationsversäumnisse 142
Dolmetscher 10, 25
Drainageabriss 100
Dupuytren, Aufklärung 51
Durchblutung 124

E
Eigenblutspende 34, 96
Eigenmächtige Heilbehandlung 136

Eingriffs- bzw. Selbstbestimmungsaufklärung 16
– Art und Weise 16
– Ziel 16
Eingriffsaufklärung 14
– Abwägungsmöglichkeit des Patienten 16
– Arten 16
Einigung 78
Einsichtnahme, Berechtigte 123
Einsichtsrecht 123
– Verstorbener 123
Einwilligung 5, 9 ff.
– bei Kindern bzw. Jugendlichen 10, 23
Einwilligungsfähigkeit 10
Elektronische Krankenakte 123
Elementare Befunde 79
Eltern 24
Endoprothetik, Hüftgelenk 43
Entbehrlichkeit der Aufklärung 24 f.
– Bildungsgrad 25
Entlassung 15
– Dokumentation 15
Entlassungsberichtfehler 91
Entlassungsbrief 70
Entlastungsbeweis 60
Entscheidungskonflikt 11
Entscheidungsspielraum d. Arztes 82
Entzündung 33
Epidurales Hämatom 71
Erfolgsaussicht 71
Ergebnisqualität 105
Ersteingriff 25
Experiment 58
Expertenfunktion 79
Expertenstellung der Klinik 91
Expertenwissen 79

F
Facharztqualifikation 59
Facharztstandard 58
– übersehene Fraktur 90
Fahrlässige Tötung 136
Fahrlässigkeit 6, 57 ff.
– im Verkehr erforderliche Sorgfalt 57
– Strafrecht 136
Fallpauschalen 104 f.
Falschbehandlung 136
Fehlstellung 99
Fieberkurve 121
Finanzierbarkeit 103, 110
Folgeeingriff, Aufklärung 25 f.
Fortbildung 109
Frakturausschluss 68
Freilegung im Halsbereich 86
Freizeitausgleich 116
Fremdblutgabe 96
Fremdkörper
– nach Arthroskopie 98
– und Infektion 82
– nach OP 100
Fusion HWS und Lähmung 89
Fuß, Aufklärung 52

G
Ganglion, Aufklärung 50
Garantenstellung 137
Gedächtnisstütze 119
Gedankenstütze 27
Geeignetheit 140
Gefährdungshaftung 6
Gefäßverschluss und Trauma 65
Gehilfen 110
Geldbuße 135
Geschäftsfähigkeit 10
Gesundheitsreform 104
Gesundheitsstrukturreform 103
Grund- und Regelversorgung 57
Gruppenaufklärungsgespräch 21
Gutachten 135, 139
Gutachterkommission 145 ff.
– Anonymität 146
– Erfolgs- und Erledigungsquote 146
– Urkundsbeweis 146
– Verfahren 145 ff.

H
Haftpflichtansprüche 77, 87
Haftpflichtversicherung, Prämien 131
Haftung 5, 135 ff.
Haftungsprozess 119
Haftungsrisiko 105
Hallux valgus, Aufklärung 52
Halsrippe 110
Hand, Aufklärung 50
Harnwegsinfekt, präoperativer 95
– – Risikoerhöhung 95
Hausarzt 79
High-Risk-Bereiche 147
Hilfeleistung, unterlassene 136
Hilfspersonal 131
Hinreichender Tatverdacht 135
HIV 18, 106
HIV-Test 46
Hochrisikoeingriffe 132
Höchstarbeitszeit, ArbZG 114
Hodentorsion 68
Horizontale Arbeitsteilung 59

I
Indikation zur OP 96
Infektion 77
– und Fremdkörper 81
– Gelenk 80
Infektionsstatistik 77
Infektionsverdacht, Erhebung elementarer Befunde 79
Injektion, intraartikuläre 33, 71, 92
– und Marcumar 94
Interdisziplinäre Zusammenarbeit 101
Intimsphäre 21
Intraartikuläre Injektion
– und Alternativaufklärung vor Corticoiden 93
– und Alternative 92
– und Hygiene 92
– und Infektion 79
Intradurale Zyste 69

J
Jugendlicher, Einwilligung 10

K
Kassenarztpraxis 103
Kausalität, Strafrecht 137
Kausalkette 77
Klageerwiderung 139
Klinikträger 60
Klinische Untersuchung, Steuerungsfunktion 67
Kniegelenk, Aufklärung 53
Knochenspende, Aufklärung 46
Knochentransplantation, allogene 106
Knochentumor 100
Knochenzyste, aneurysmatische 75
Kolonchirurgie 40
Kolonkarzinom 96
Kommunikationsmangel 149
Kompetenzabgrenzungsmängel 149
Komplikationen, Dokumentation 128
– intraoperative 14
Konservative Therapie 17
Konsiliarius 137
Kontraindikation 84, 95
Kontrazeptivum 86
Kontrastmittelstopp 89
Kontrollbefunde, Unterlassen von 142
Kontrolle der Nervenfunktion 87
Kontrollmaßnahmen 98
Kontrollpflichten
– elementare 65
– im Verlauf 79
– bei Thrombose 84
Kontrolluntersuchung 84
Koordinationsmangel 149
Kopierkosten 144
Körperverletzung 67, 136
Kostendämpfung 103
Kostendruck 110
Kosten-Nutzen-Abschätzung 104
Krankenblatt 120
Krankenhausfinanzierungsgesetz 132
Krankenhauspolice 132
Krankenhausträger 61, 64, 113, 115, 132
Kreuzbandruptur 73
Kurativ vs. palliativ 96

L
Lagerung 97, 128
– im OP 60
Lagerungsschaden 20
Landgericht 139
Leistenbruch 36
– minimalinvasiv 37
Leitlinien 107 ff.
– Empfehlung 107
– Entscheidungshilfe 108
– Gefahr 107
– Gewohnheitsrecht 107
Lohneinbuße 116

Look-back-Verfahren 97
Lungenembolie 33

M
Management, Notwendigkeit 148
Manualtherapie 83
Marknagelung, Humerus 129
Maßnahmekatalog 150
Maßnahmen des Risikomanagements 149
Maximalstandard 57
Medizinischer Standard 62, 103, 104, 106, 110
– Beweislastumkehr 62 f.
– Gewährleistung technischer Voraussetzungen 62
– Lagerungsschaden 62 f.
Meniskusschaden, Aufklärung 53
Mikroverfilmung 123
Minimalstandard 91
Mitarbeiter, nachgeordnete 60
Mitverschulden 64
Mitwirkungspflicht, Versicherungsnehmer 133
Musterberufsordnung 109, 122
Mutmaßliche Einwilligung 11
Mutmaßlicher Wille, Strafrecht 136

N
Nachhaftungsrisiko 133
Nachtarbeit, ArbZG 114
Nachtdienst 61
Negativeffekt 148
Nervenfunktion 124
Nervenläsionen 86, 129
– atypische Befunde 69
– in der Endoprothetik 87
– an der Wirbelsäule 89
Nervus accessorius 86
– femoralis 87
– peroneus 88
Neulandmethode 26, 58, 131
Neurologische Ausfälle, postoperativ 89
Notfallausrüstung 61
Notfallbehandlung, Vertrag 4
Notstand, Strafrecht 136

O
Oberarzt 72
Obliegenheit 133
Operateur 128
Operation ambulante
– Alternativaufklärung 17
– Dokumentation 130
Operationsbericht 124
– Lagerung 97
– Röntgenkontrolle 99
Operationserweiterung 11
Operationsindikation 74
Operationsrisiko 33 ff.
Operationstechnik 97
Operationstisch 63
Operationsverschiebung 115
Organisations- und Überwachungspflichten 116
Organisationsaufgaben 62

Organisationsfehler 21, 60
Organisationsplan 61
Organisationsverschulden 61, 149
Originalunterlagen 123
Osteoklastom 101
Ovulationshemmer und Thrombose 86

P
Parteiengutachten 94
Patientenanwälte 135
Patienteneigentum 64
Patientenfragebogen 125
Patientenschutz 148
Patientenwillen 11
Person des Aufklärenden 20
Personenschaden 150
Pflegedienstleitung 62, 122
Pflegedokumentation 121 ff.
Pflicht zur Gefahrenabwehr 14
Präoperative Planung 98
Privathaftpflichtversicherung 132
Privatpatient
– Aufklärung über den Operateur 26
– Behandlungsvertrag 3
Probeentnahme 101
Prothesenwechsel, Aufklärung 45
Prozessführungsbefugnis 139
Prozessqualität 105
Pseudarthrosenausbildung 98
Punktion, intraartikuläre 92
Pupillenreaktion, Kontrolle 72

Q
Qualifikationsmängel 59, 149
Qualitätsmanagement 111
Qualitätssicherung 105 ff., 147
– Ärztekammer 108
– ärztlicher Standard 105
– und Weiterbildung 109
Qualitätsstandard 57 f., 104
Qualitätsverbesserung 105, 145
Querschnittslähmung und HWS-OP 89

R
Rationalisierungsdruck 104
Rationierung 103
Rechtfertigungsgrund 136
Rechtmäßiges Alternativverhalten 11
Rechtsanwalt 123, 134, 140
Redon-Drainage 78
Regelarbeitszeit 61
Regulierungsvollmacht 133
Rekurrensparese 19
Religiöse Gründe 24, 33
Ressourcen 110
Richtlinien 106
Risiken, seltene, typische 20
– voll beherrschbare 63
Risikoabwägung 110
Risikoaufklärung 16 f., 19 f.
Risikoerhöhung 94
Risikomanagement 147
– Beinaheschäden 149
– Maßnahmen 149

Sachverzeichnis

– Maßnahmenkatalog 150
– und Qualitätssicherung 111
Risikopatient 110
Risikosphäre 97
Risikoverharmlosung 20
Röntgenaufnahmen
– Beurteilung vor OP 59
– nicht verwertbare 72
Röntgenkontrolle, intraoperative 99
Rufbereitschaft, ArbZG 114
Ruhepausen, ArbZG 114

S
Sachverständiger 85, 88, 107, 139
– und Leitlinien 107
– medizinischer 57
Schäden, Beinaheschäden 149
Schadensersatz 84, 138
Schadensersatzansprüche 104
Schadensersatzforderungen 80
Schadensmeldeweg 150
Schenkelhalsfraktur, eingestauchte 67
Schlichtungsstellen 145
Schmerz und Röntgendiagnostik 68
Schmerzensgeld 138
Schnittstellen in den Arbeitsbereichen 149
Schnittstellenproblematik 115, 149
Schuldeingeständnis 133
Schweigepflichtverletzung 136
Schwerstschadensfälle 138
Selbstbestimmungs- oder Eingriffsaufklärung 13
Selbstkostendeckungsprinzip 104
Selbstschädigung, Schutz vor 63
Senat 139
Sensibilitätsstörungen unklarer Genese 75
Sicherungsaufklärung 13 ff.
– Dokumentation 15
Sicherungsmaßnahmen 63, 64
Sichtkontakt 62
Sorgeberechtigte 24
Sorgfalt 95
Sorgfaltsmaßstab 57, 67, 103 ff.
– und Kostendruck 110
– bei neuen Methoden 58
Sorgfaltspflicht 103
Sorgfaltspflichtverletzung 6, 136
Sorgfaltsstandard 93, 104
Spezial- und Unikliniken 58, 113
Spezielle Pflege 121
Spinalkanalabszess 81
Sprunggelenkfraktur 97
Staatsanwaltschaft 135, 136
Staatsanwaltschaftliches Ermittlungsverfahren 104
Standard, medizinischer 106
Standesrechtliche Pflicht 131
Stellenausgleich 116
Strafantrag 136
Strafanzeige 104
Strafe 135
Strafrechtliches Ermittlungsverfahren 134, 135, 139

Strafrechtsänderungsgesetz 136
Strafrechtsschutzversicherung 134
Straftatbestände 136
Strafverfahren 135 ff.
– grober Behandlungsfehler 65
Strecksehnenausriss 99
Strukturdefizite 110
Strukturqualität 105
Strumaresektion 42
Sturz und Röntgendiagnostik 68
Subakromialsyndrom 91
Substanziierungspflicht d. Pat. 11
Suchtpatienten 64
Suizidgefahr 63

T
Therapiefreiheit 9, 17
Therapiemethode der Wahl 96
Therapieverlauf 72
Thrombose 33, 84
– Diagnosefehler 85
– und Ovulationshemmer 86
Thromboseprophylaxe 85
Tuberositasversetzung 97
Tumoren 100

U
Überaufklärung 31
Übergabe 115
Überlebenschance 101
Übermüdung 113
Übernahmeverschulden 59
– Strafrecht 136
Überstunden 113, 116
Überwachung 62
Überwachungspflichten, Übermüdung 116
Üblicher Standard 77 ff.
Umkehr der Beweislast, Anfänger 59
Uneinsichtigkeit des Patienten 14
Unerlaubte Handlung 5 f., 138 f.
Unterlassene Hilfeleistung 136
Untersuchungsbefund, klinischer 67 f.
Unterschenkelgipsverband und Lähmung 88
Unterschrift des Patienten 20
Unterversorgung, personelle 110, 113, 115
Unverträglichkeitsreaktion 82
Urkundsbeweis 146
Ursachenzusammenhang 58
Ursächlichkeit 72, 95 f., 124, 137, 141 f.

V
Verantwortung für den Pflegedienst 122
Verbandstarif 132
Verbandswechsel 78
Verdachtsdiagnose 68 ff., 70
Vergleich 135
Verhältnismäßigkeit 103
Verjährung 143
Verkalkungen, periartikuläre 100
Verkehrsgemäßer Standard 57

Verkehrssicherheit 62 f.
– Gefahrenabwehr 63
Verkehrssicherungspflicht 132
Verlaufsaufklärung 16 f.
Verlaufsdokumentation 129
Verlaufskontrollen 72
– bei atypischem Verlauf 74
Verlaufskurven (Fieberkurve) 85, 121
Vermögensschäden 132
Vermutung 123
Verschulden 6, 21, 59, 61 ff.
Versicherer und Regulierungsvollmacht 133
Versicherungsfall, Anmeldung 133
Versicherungsmakler 139
Versicherungsnehmer 133
Versicherungsprämien 148
Versicherungsschutz 132
– Arzt 131
– Krankenhaus 132
– Mitarbeiter 132
Verständigungsschwierigkeiten 10
Verteidigungsanzeige 139
Vertikale Arbeitsteilung 60
Vertragliche Nebenpflicht 119
Vertrauensgrundsatz 137
– Strafrecht 136
Vertreter 131
Verzögerung der Behandlung 90
Videoaufzeichnung 129
Virustransmission 96
Vitale Indikation 11 f.
Vorbeugung 147 ff.
Vorkenntnisse 24
Vormundschaftsgericht 10

W
Wahleingriff 110
Wallenberg-Syndrom 83
Wartezeiten 110
Weisungs- und Kontrollpflichten 121
Weisungsbefugnis 60
Weisungspflicht 121
Weisungsrecht 134
Weiterbildung 61, 109 ff.
Weiterbildungsordnung 109
Wertsachen 64
Wiederholungseingriff 25, 99
Wirbelfraktur V.a. 70
– Diagnoseirrtum 68
Wirtschaftlichkeit 57, 110, 147
Wirtschaftlichkeitsgebot 104
– sozialrechtliches 103
Wochenendsituation 80
Wundkontrolle 78

Z
Zeugenbeweis 27 f., 92, 124, 139
Zeugenvernehmung 93
Zivilrecht 104
Zivilrechtliche Verjährungsfrist 122
Zivilrechtsstreit 138
Zivilverfahren 138
Zweihöhleneingriff, Aufklärung 48